PEGASUS
Bibliothek

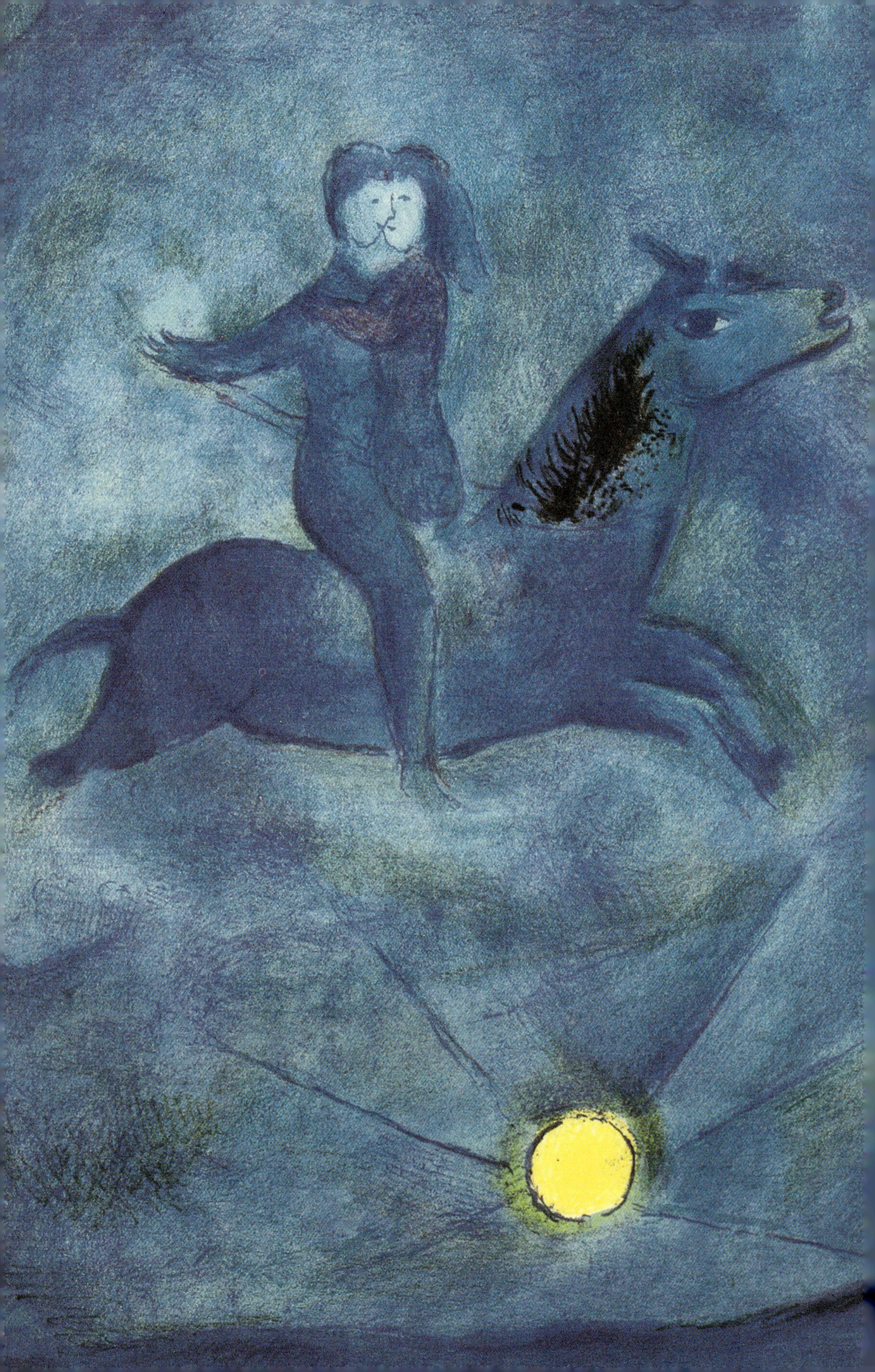

Marc Chagall

Arabische Nächte

Vier Erzählungen aus 1001 Nacht

Mit einem Vorwort von Norbert Nobis

Prestel München · London · New York

Marc Chagalls Original-Farblithographien mit den dazugehörigen klischierten Federzeichnungen »Four Tales from the Arabian Nights« erschienen 1948 bei Pantheon Books Inc., New York, in einer Auflage von 111 Exemplaren.
Original-Bildformat jeweils 37,0 x 28,0 cm (Mourlot 36–48)

Auf dem Einband:
Vorderseite: Siebenhundertsechsundfünfzigste Nacht, Ausschnitt (vgl. S. 83)
Rücken: Ebenholzpferd, Ausschnitt (vgl. S. 11)

Frontispiz: Dreihundertvierundsechzigste Nacht, Ausschnitt (vgl. S. 27)

Die Deutsche Bibliothek – CIP-Einheitsaufnahme
Arabische Nächte: vier Erzählungen aus 1001 Nacht / Marc Chagall.
Mit einem Vorwort von Norbert Nobis. - München; London; New York: Prestel, 1999
(Pegasus-Bibliothek)
ISBN 3-7913-2097-1

Prestel-Verlag, Mandlstraße 26 · D 80802 München
Telefon 089-38 17 09 0 · Telefax 089-38 17 09 35

Lektorat: Eckhard Hollmann
Lithographie: Eurocrom 4, Villorba (TV), Italien
Satz: Reinhard Amann, Aichstetten
Gesetzt aus der Centaur
Druck und Bindung: Passavia Druckerei GmbH, Passau

Printed in Germany

ISBN 3-7913-2097-1 (Deutsche Ausgabe)
ISBN 3-7913-2081-5 (Englische Ausgabe)

Inhalt

Vorwort

›Tausendundeine Nacht‹ – schon seit über zweihundert Jahren läßt allein die Erwähnung dieser Sammlung orientalischer Erzählungen in unserer Phantasie einen Akkord erklingen, der sich zusammensetzt aus blumiger, poetischer Fabulierkunst, aus teils geheimnisvoller, teils deftiger Erotik, aus der morgenländischen Farbenpracht der reichen Paläste der Sultane und dem bunten Treiben der Basare gepaart mit dem wilden Duft von Liebe und Abenteuer.

So ist es nicht weiter verwunderlich, daß diese Geschichten im Laufe der Jahre immer mehr Liebhaber gefunden haben, vor allem unter den Dichtern und Schriftstellern, die vom Reichtum an Phantasie und von der Erzählkunst verzaubert wurden So ist bei der Ringparabel in Lessings ›Nathan der Weise‹ der Geist der Erzählungen deutlich spürbar, Hauff ließ sich von der märchenhaften Poesie inspirieren, Proust und Hofmannsthal bekannten ihre Liebe zu den arabischen Märchen. Es fällt jedoch auf, daß bis zum Jahre 1945, als Marc Chagall die Illustration der ›Four Arabian Nights‹ begann, kein namhafter Künstler sich an diese Aufgabe herangetraut hatte. Zwar waren viele der in aller Welt erschienenen Ausgaben illustriert, doch kann kaum behauptet werden, daß diese hohen künstlerischen Ansprüchen genügen können.

Fast will es scheinen, als habe die Kunstwelt auf einen Künstler mit den Fähigkeiten, den Eigenschaften und der Herkunft eines Marc Chagall gewartet, um den arabischen Erzählungen eine ihnen adäquate Form der Illustration zu geben. Es war ein Maler nötig, der die Farbe so beherrschte und einsetzen konnte, daß die Bilder der Phantasie von den gemalten noch übertroffen werden konnten. Er mußte aber auch in der Lage sein, sich in die Sprache und Darstellungswelt des Orient einfühlen zu können, um sie in eine abendländische Bilderwelt zu transponieren. Schließlich mußte er auch den Sinngehalt der Erzählungen verstehen – und wirklich verstehen bedeutet, die eigene Persönlichkeit, das Erlebte und seine Erfahrungen so einzubringen, daß es zusammen mit der Dichtung zu einem Bild und zu einer gemeinsamen Aussage verschmelzen kann.

In seiner Kunst ist Marc Chagall keiner der europäischen Traditionen und Stilrichtungen verpflichtet Obwohl Farbe als Ausdrucks- und Gestaltungsmittel eingesetzt wird, ist er kein Expressionist; trotz Reduktion einzelner Formen auf strukturelle Prinzipien ist er kein Kubist, und zu den naiven oder phantastischen Künstlern kann er auch nicht gezählt werden, obwohl vielfach Menschen und Tiere in die Lüfte schwebend dargestellt oder Proportionen und Perspektiven nicht eingehalten werden. Chagall vereinigt in seinen Bildern Traditionen verschiedener Kulturen, er wandert ohne Hemmungen zwischen Orient und Okzident, und seine Poesie ist, wie er es selbst einmal ausdrückte, »... unerwartet, orientalisch, schwebend zwischen China und Europa«. Vielleicht liegt jedoch gerade hierin das Geheimnis der allgemeinen Verständlichkeit seiner Kunst, die nicht von einigen erudierten Exegeten erklärt werden muß, sondern sich in einer einfachen, der Phantasie verpflichteten Bildersprache Menschen aller Kulturen und jeglicher Herkunft mitteilt.

Die Erzählungen aus ›Tausendundeiner Nacht‹ haben gewissermaßen eine ähnliche Genese wie Marc Chagalls Bilderwelt. Es kann hier nicht im Detail auf die Provenienz und Zusammenstellung dieser Sammlung von Märchen, Geschichten und Erzählungen eingegangen werden, doch schon ein kurzer Hinweis wirft ein Licht auf die Zusammenhänge.

Im Anhang seiner Übersetzung aus dem arabischen Urtext in die deutsche Sprache gibt Enno Littmann einen kurzen, jedoch sehr präzisen Überblick über die Entstehungsgeschichte von ›Tausendundeiner Nacht‹. So wissen wir, daß die Märchen und Erzählungen aus den verschiedensten Kulturlandschaften – aus Indien und Persien, aus Ägypten und Mesopotamien, aus Syrien und Arabien – stammen und im Laufe der Jahrhunderte zu einer einheitlichen, von der arabischen Sprache und vom islamischen Glauben zusammengehaltenen Dichtung verschmolzen sind. Obwohl durch die Forschung belegt, ist es nur wenigen bekannt, daß einerseits auch eine ganze Reihe Geschichten aus dem hebräisch jüdischen Kulturkreis darin eingeflossen sind, andererseits ein weiterer Teil der Erzählungen ursprünglich auf Überlieferungen und Legenden aus dem gleichen Kulturkreis basiert, die jedoch zwischenzeitlich eine so starke Assimilation an die islamisch-arabische Welt erfahren hatten, daß man ihnen ihre Herkunft heute kaum noch anmerkt.

Arabische Märchen sind wiederum – lange bevor durch die erste Übersetzung von ›Tausendundeine Nacht‹ durch J. A. Galland Anfang des 18. Jahrhunderts diese ihren Ruhmeslauf durch die abendländische Welt antrat – durch mündliche Überlieferung in einer großen Anzahl von europäischen Märchen wiederzufinden. So gibt es beispielsweise eine ganze Reihe von parallelen Motiven zwischen den Erzählungen aus ›Tausendundeiner Nacht‹ und den Volksmärchen der Brüder Grimm.

Diese wechselseitigen Beziehungen und Verbindungen führen nun zu der belegbaren Annahme, daß die Verschmelzung von jüdisch-hebräischen mit frühen arabischen Märchen und Erzählungen zum festen Bestandteil der jüdischen Erzählkultur wurde, die durch die Ausbreitung und die verschiedenen Migrationen des jüdischen Volkes überall in die neue Heimat mitgenommen wurde.

Marc Chagall wurde 1887 in Liosno bei Witebsk geboren. In diesem kleinen Dorf bestimmte nicht nur eine strenge chassidische Erziehung die Kindheit und Jugend des späteren Künstlers, sondern auch die Wärme und Geborgenheit, die die Familie und die dörfliche Gemeinschaft ihm gerade in dieser Enge und gegenseitigen Nähe gegeben haben. In vielen Gemälden Chagalls bilden seine Familie, das Dorf und seine Einwohner den Rahmen für die phantastische Bilderwelt, die sein Œuvre charakterisiert. Doch neben die räumliche Enge gesellt sich die geistige Breite einer jahrtausendealten Tradition und Kultur, mit all ihren Riten, Gebräuchen und selbstverständlich auch den literarisch-erzählerischen Überlieferungen, die gerade in der Abgeschiedenheit des Dorfes ungebrochen und von zu vielen fremden Einflüssen verschont geblieben waren.

Aus diesem Zusammenhang ist es verständlich, daß Chagall sich zu den Erzählungen von ›Tausendundeiner Nacht‹ hingezogen fühlen mußte. Den Vorschlag, die arabische Märchensammlung zu illustrieren, hatte der Verleger Vollard ihm schon in den zwanziger Jahren gemacht, doch der Künstler wußte wohl, daß er für ein solches Unterfangen unbedingt eine der farbigen Drucktechniken beherrschen müßte, da er die Sprache der literarischen Vorlage nur so in seine Bildersprache übertragen konnte. In der Farblithographie war Chagall damals jedoch nicht geübt, und seine Versuche in der Technik der Farbradierung hatten nicht das gewünschte Resultat gebracht. Erst Jahre später, während seines Exils in den Vereinigten Staaten, lernte er mit Albert Carman einen Drucker kennen, mit dem er zusammen die für ihn neue Technik der Farblithographie mehr als erfolgreich anwenden konnte. Das Resultat waren die dreizehn Blätter mit dem Titel ›Four Tales from the Arabian Nights‹, die Kurt Wolff bei Pantheon Books 1948 als Mappe verlegte.

Natürlich können wir bei dieser graphischen Folge nicht von Illustrationen zum Gesamtwerk ›Tausendundeine Nacht‹ sprechen. Chagall hat vier der über dreihundert Erzählungen besonders sorgfältig ausgesucht und in dieser Beschränkung sein großes Interesse für den Inhalt dieser vier Märchen bekundet. Die starken Bindungen zum geliebten Menschen, das Schicksalhafte der Liebe, Trennung und Wiedervereinigung der Liebenden, aber auch die Bedeutung des Todes sind hier die wichtigsten Momente und Leitmotive für Chagall, der kurz vorher seine über alles geliebte Frau Bella verloren hatte, ein sicherlich persönlich wichtiger Aspekt. Es soll jedoch auch nicht übersehen werden, daß wenigstens zwei der vier Erzählungen – die Geschichte vom Ebenholzpferd und die Geschichte von Dschullanâr, der Meermaid, und ihrem Sohne, dem König Badr Bâsim von Persien – sich in Teilen oder im Grundgehalt auch in der jüdisch-arabischen Märchenwelt wiederfinden.

Schon einige Jahre bevor Chagall sich mit den Lithographien zu den ›Arabischen Nächten‹ zu beschäftigen begann, hatte er sich mit der Welt der Märchen auseinandergesetzt. Dies war ihm möglich geworden durch die Begegnung mit Igor Strawinsky und dem ehemaligen Ballettmeister von Diaghilews Russischem Ballett, Leonide Massine. Von diesem erhielt er den Auftrag, die Dekorationen und Kostüme für das Ballett ›Aleko‹ zu entwerfen, das die Leiterin des American Ballet Theater, Lucia Chase, produzierte. Dieses nach einer Fabel von Puschkin und mit der Musik von Tschaikowsky entstandene Stück weckte in dem Künstler seine alte Liebe zum Theater wieder auf – eine Liebe, die nicht nur in seiner Kindheit und Jugend aufgebaut wurde, sondern sich in den frühen zwanziger Jahren durch seine Mitarbeit am Jüdischen Theater und am Habima-Theater in Moskau voll entwickeln konnte.

Der große Erfolg, den Chagall mit seiner Arbeit für ›Aleko‹ hatte, führte bald zu einer erneuten Zusammenarbeit mit dem American Ballet Theater: Im Jahre 1945 ersann er für Igor Strawinskys ›Feuervogel‹ Kostümentwürfe, die in der Komposition und in vielen Motiven schon deutlich auf die nur wenig späteren Lithographien der ›Four Arabian Nights‹ hinweisen. Die dort ausgebreitete Farbenpracht, das dort verwendete mystische Licht des Ostens erfahren jedoch in den dreizehn Blättern der Folge zu den ›Arabischen Nächten‹ durch die thematische Konzentration eine weitere Steigerung, die aus Chagalls erstem Versuch in der Farblithographie ein Kleinod seines druckgraphischen Œuvres macht.

Norbert Nobis

Die Geschichte vom Ebenholzpferd

»In alten Zeiten lebte einst ein König, ein mächtiger Herr, ein Fürst von hoher Ehr; der hatte drei Töchter, wie leuchtende Vollmonde anzuschauen und wie blühende Auen, und ein Sohn beglückte ihn, der dem Monde gleich erschien. Während dieser König eines Tages auf dem Throne seiner Herrschaft saß, traten drei weise Männer zu ihm ein, von denen der eine einen goldenen Pfau, der andere ein Horn aus Messing und der dritte ein Pferd aus Elfenbein und Ebenholz bei sich hatte. Da fragte der König sie ›Was bedeuten diese Dinge? Welchen Nutzen haben sie?‹ Zuerst hub der Mann mit dem Pfau an ›Wisse, der Nutzen dieses Pfaus besteht darin, daß er jedesmal, wenn eine Stunde der Nacht oder des Tages vergangen ist, mit seinen Flügeln schlägt und ruft.‹ Dann fuhr der Mann mit dem Horne fort ›Wisse, wenn dies Horn auf das Stadttor gelegt wird, so ist es wie ein Wächter. Sooft ein Feind in die Stadt eindringt, ertönt dies Horn wider ihn; dann wird er erkannt und ergriffen.‹ Und zuletzt sprach der Mann mit dem Pferde ›Mein Gebieter, wisse, der Nutzen dieses Pferdes besteht darin, daß es einen jeden Menschen, der auf ihm reitet, in jedes Land bringt, wohin er nur will.‹ Der König aber erwiderte ›Ich werde euch meine Gunst erst bezeigen, wenn ich die Kräfte dieser Gestalten erprobt habe.‹ Darauf erprobte er den Pfau und fand, daß es so war, wie sein Werkmeister gesagt hatte; zu zweit erprobte er das Horn und erkannte in ihm die Kraft, die sein Verfertiger beschrieben hatte. Nun sprach der König zu den beiden Weisen ›Erbittet euch eine Gnade von mir!‹ Sie gaben zur Antwort ›Wir erbitten von dir die Gnade, daß du einen jeden von uns beiden mit einer deiner Töchter vermählst.‹ Und der König geruhte, den beiden je eine seiner Töchter zu geben. Zuletzt trat der Mann mit dem Pferde vor, küßte den Boden vor seinen Füßen und sprach zu ihm ›O größter König unserer Zeit, gewähre auch mir die Gunst, die du meinen Gefährten erwiesen hast!‹ Doch der König erwiderte ›Zuerst muß ich das, was du mir gebracht hast, erproben.‹ In dem Augenblicke trat der Sohn des Königs vor und sprach ›Vater, ich möchte dies Pferd besteigen und erproben und seine Kraft prüfen.‹ ›Mein lieber Sohn‹, antwortete der König, ›erprobe es, wie du willst!‹ Da bestieg der Prinz das Pferd und drückte ihm seine Fersen in die Flanken, aber das Tier rührte sich nicht vom Fleck. Drum rief er: ›O du Weiser, wo ist denn die Schnelligkeit des Pferdes, die du von ihm behauptetest?‹ Der Weise trat zu dem Prinzen heran, zeigte ihm die Schraube für den Aufstieg und sprach zu ihm: ›Dreh diesen Wirbel!‹ Als der Prinz das getan hatte, siehe, da bewegte das Pferd sich und flog mit dem Prinzen zu den Wolken des

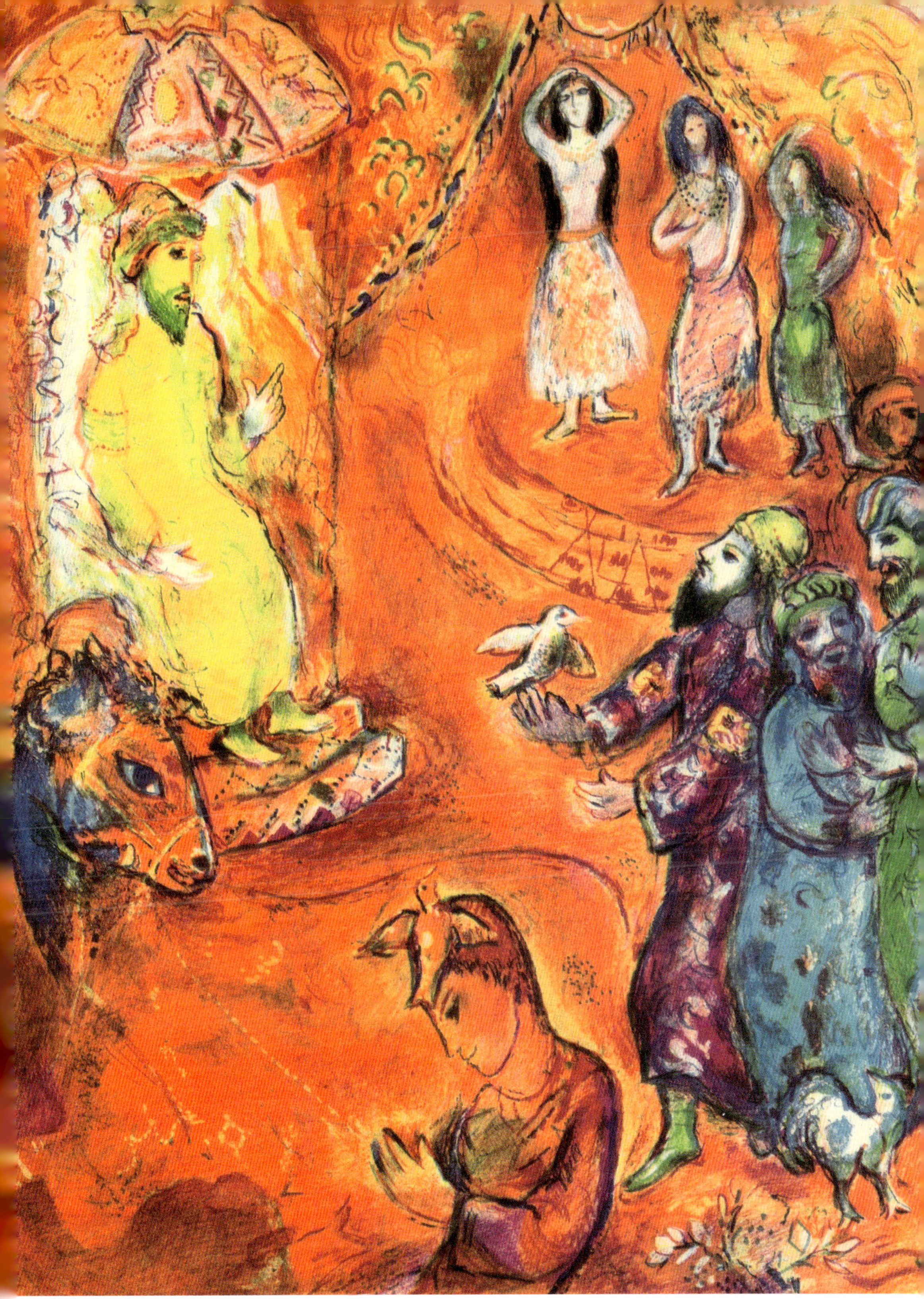

Die Geschichte vom Ebenholzpferd

Himmels empor, und es flog immer weiter, bis es den Augen entschwand. Nun ward der Prinz durch seine Fahrt beunruhigt, er bereute, daß er das Pferd bestiegen hatte, und rief: ›Der Weise hat eine List ersonnen, um mich zu verderben. Doch es gibt keine Macht und es gibt keine Majestät außer bei Allah dem Erhabenen und Allmächtigen!‹ Darauf begann er alle Glieder des Pferdes genau zu betrachten, und während er so Umschau hielt, erblickte er etwas, das einem Hahnenkopfe gleichsah, auf dem rechten Bug des Pferdes, und ebenso auch auf dem linken Bug. Da sagte er: ›Ich sehe kein besonderes Merkmal an ihm als diese beiden Knöpfe.‹ Und er drehte den Knopf, der auf dem rechten Bug war; aber nun stieg das Pferd nur noch schneller mit ihm in den Luftraum empor. Sofort wandte er sich von ihm ab und blickte nach dem linken Bug; er schaute jenen anderen Knopf an und drehte ihn, und alsbald wandelten sich die Bewegungen des Pferdes vom Aufstieg zum Abstieg. Ganz langsam ließ es sich mit ihm immer weiter zur Erde hinab, während der Prinz schon um sein Leben besorgt war.«

DREIHUNDERTACHTUNDFÜNFZIGSTE NACHT

»Sowie der Prinz dessen gewahr wurde und nun die richtigen Kräfte des Pferdes erkannte, ward sein Herz von hoher Freude erfüllt, und er dankte Allah dem Erhabenen für die Gnade, die Er ihm erwiesen hatte, als Er ihn vor dem Verderben behütete. Den ganzen Tag über stieg das Pferd hinab; denn als es aufgestiegen war, hatte es sich weit von der Erde entfernt. Dabei wandte der Prinz den Kopf des Pferdes beim Abstieg, wie es ihm beliebte; bald flog er abwärts, bald stieg er wieder auf, ganz wie er wollte. Und als er mit dem Pferde alles erreicht hatte, was er wünschte, da näherte er sich mit ihm der Oberfläche der Erde, und er schaute nach, was für Länder und Städte dort waren, die er nicht kannte, da er sie in seinem ganzen Leben noch nicht gesehen hatte. Und unter dem, was er sah, befand sich auch eine Stadt, die wunderschön gebaut war, inmitten saftig grüner Flächen, reich an Bäumen und Bächen. Er dachte nach und sprach: ›Wüßte ich doch, wie diese Stadt heißt und in welchem Lande sie liegt!‹ Dann begann er jene Stadt zu umkreisen, und er betrachtete sie von rechts und von links. Da aber der Tag bereits zur Rüste ging und die Sonne sich dem Untergange nahte, so sagte er sich: ›Ich finde doch keinen schöneren Ort zum Übernachten als diese Stadt. Drum will ich hier die Nacht zubringen; und morgen früh will ich zu den Meinen und in mein Königsschloß zurückkehren, und dann will ich den Meinen und meinem Vater berichten, was sich zugetragen hat, und ihnen alles kundtun, was meine Augen gesehen haben.‹ Alsbald suchte er nach einem Platze, an dem er für sich und sein Pferd eine sichere Unterkunft finden könnte, ohne daß ihn jemand sähe. Und wie er so umherschaute, erblickte er plötzlich mitten in der Stadt ein hochragendes Schloß; das war von einer großen Mauer mit

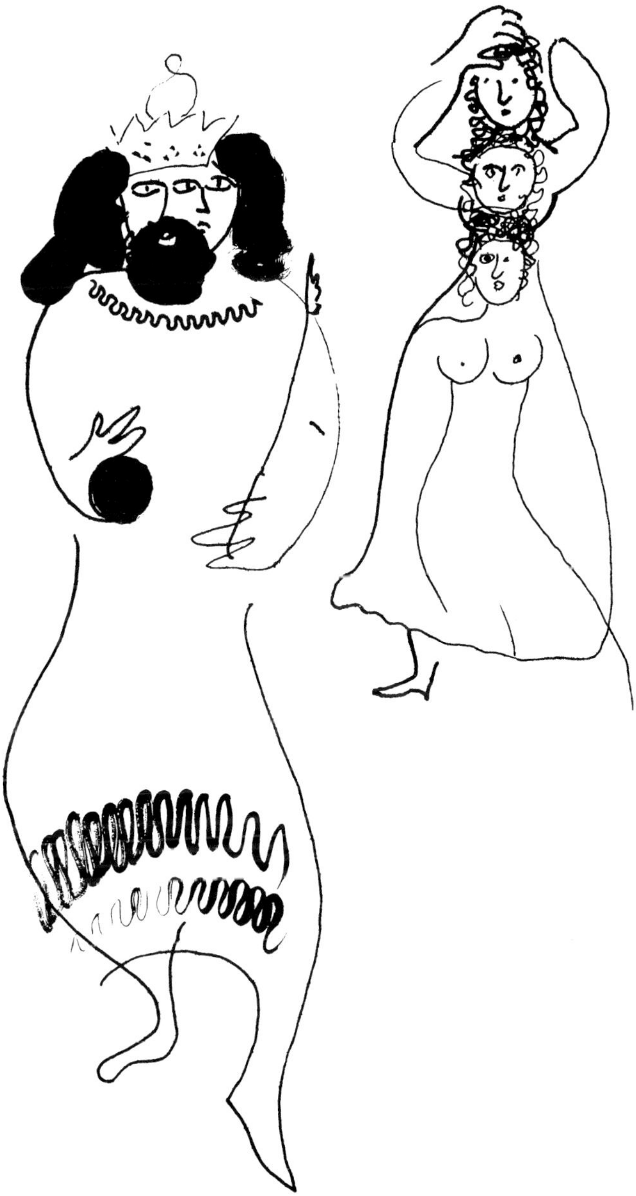

Während dieser König eines Tages auf dem Throne seiner Herrschaft saß,
traten drei weise Männer zu ihm ein . . .

hohen Zinnen umgeben. Da sagte sich der Prinz: ›Sieh da, das ist eine schöne Stätte‹, und er begann den Abstiegswirbel des Pferdes zu drehen; nun ließ es sich mit ihm ganz hinab, bis es sanft auf der Dachterrasse des Schlosses landete. Sogleich stieg er vom Pferde, dankte Allah dem Erhabenen und begann rings um das Pferd zu gehen und es genau zu betrachten; dabei sprach er: ›Bei Allah, wer dich in dieser Art erschuf, ist fürwahr ein weiser Meister! Wenn Allah der Erhabene meinem Leben noch eine Spanne Zeit gewährt und mich wohlbehalten in mein Land und zu den Meinen zurückkehren läßt und mich mit meinem Vater wieder vereint, so will ich diesem Weisen jede Wohltat gewähren und ihn durch die höchsten Gnaden ehren.‹ Dann blieb er auf der Dachterrasse des Schlosses sitzen, bis er sicher war, daß die Leute schliefen. Da aber Hunger und Durst ihn quälten, zumal er seit der Trennung von seinem Vater keine Speise gekostet hatte, so sagte er sich: ›In einem Schlosse wie diesem kann es nicht an dem fehlen, was zum Leben nötig ist‹; und er ließ das Pferd an seiner Stelle und schritt hinunter, um etwas zu suchen, das er essen könnte. Da fand er zuerst eine Treppe; die stieg er hinunter und gelangte dann in einen Hof, der ganz mit Marmor ausgelegt war. Er bewunderte diesen Raum und seine schöne Bauart; aber er hörte in jenem Schlosse keinen einzigen Laut, noch sah er ein Menschenwesen traut. Ratlos blieb er stehen und schaute nach rechts und nach links, ohne zu wissen, wohin er sich wenden sollte. Schließlich sagte er sich: ›Ich kann nichts Besseres tun als zu der Stätte zurückkehren, an der mein Pferd steht, und bei ihm die Nacht zubringen. Morgen früh will ich wieder aufsitzen und davonreiten.‹«

DREIHUNDERTNEUNUNDFÜNFZIGSTE NACHT

»Während er nun so dastand und solche Worte zu seiner Seele sagte, sah er plötzlich, wie ein Licht auf die Stätte zukam, an der er stand; und als er genauer auf jenes Licht schaute, erblickte erbei ihm eine Mädchenschar, und unter ihnen eine Maid an Schönheit reich, mit einem Wuchse dem Alif gleich; die war wie der volle Mond, wenn er strahlend am Himmel thront.

Jene Maid aber war die Tochter des Königs dieser Stadt; und ihr Vater liebte sie zärtlich und hatte ihr in seiner Liebe zu ihr dies Schloß bauen lassen. Immer, wenn ihr die Brust beklommen war, ging sie dorthin mit ihren Sklavinnen und blieb dort ein oder zwei Tage oder noch länger; danach kehrte sie dann in ihr Serail zurück. Nun hatte es sich getroffen, daß sie an jenem Abend kam, um sich zu ergehen und aufzuheitern; und so schritt sie denn dahin, inmitten ihrer Sklavinnen und begleitet von einem Eunuchen, der mit einem Schwerte umgürtet war. Als sie in das Schloß eingetreten waren, breiteten sie die Teppiche aus und zündeten das Räucherwerk an; und dann spielten sie und waren guter Dinge. Während sie sich so dem Scherz und der Freude hingaben, stürzte plötzlich der Prinz auf den Eunuchen, schlug ihm ins Angesicht und warf ihn zu Boden; dann riß er ihm das Schwert aus der Hand, eilte auf die Mädchen zu, die bei der Prinzessin waren, und trieb sie nach rechts und nach links auseinander. Als die Prinzessin ihn in seiner vollen Schönheit erblickte, rief sie: ›Bist du es etwa, der gestern bei meinem Vater um mich warb und den mein Vater abwies, indem er vorschützte, du habest ein häßliches Aussehen? Bei Allah, dann hat mein Vater gelogen, als er solche Worte sprach! Du bist in Wahrheit schön.‹ Es hatte nämlich der Sohn des Königs von Indien um sie bei ihrem Vater geworben, und der hatte ihn abgewiesen, weil er häßlich anzusehen war. Und da die Prinzessin nun glaubte, der Prinz sei jener Brautwerber, so ging sie auf ihn zu, umarmte ihn und küßte ihn und setzte sich mit ihm nieder. Aber die Sklavinnen riefen: ›Herrin, dies ist doch nicht jener, der bei deinem Vater um dich geworben hat! Jener ist häßlich, aber dieser ist lieblich; jener, der dich von deinem Vater zur Gemahlin erbat und von ihm abgewiesen wurde, ist nicht einmal wert, ein Diener dieses Jünglings zu sein. Ja, Herrin, dieser junge Mann ist von hohem Ansehen.‹ Dann gingen die Mädchen zu dem Eunuchen, der noch immer auf dem Boden dahingestreckt lag, und weckten ihn; erschrocken sprang er auf und suchte nach seinem Schwerte, fand es aber nicht. Da sagten die Sklavinnen zu ihm: ›Der Mann, der dir das Schwert genommen und dich zu Boden geworfen hat, sitzt neben der Prinzessin.‹ Nun hatte der König jenen Eunuchen zum Hüter für seine Tochter eingesetzt, aus Furcht vor den Wechselfällen der Zeit und vor der Schicksale Unbeständigkeit. Darum eilte jener Eunuch sofort zu dem Vorhang und hob ihn empor; als er nun die Prinzessin mit dem Prinzen im Gespräch sitzen sah, sprach er zu dem Prinzen: ›Mein Gebieter, bist du ein Mensch oder ein Geisterwesen?‹ Der aber rief: ›Weh dir, du unseligster aller Sklaven, wie kannst du dich so weit vergehen, die Söhne der Perserkönige als ungläubige Teufel anzusehen?‹ Und mit dem Schwerte in der Hand, fuhr er fort: ›Ich bin der Eidam des Königs; er hat mich mit seiner Tochter vermahlt, und er hat mir befohlen, zu ihr zu gehen!‹ Wie der Eunuch diese Worte aus seinem Munde vernahm, sagte er: ›Mein Gebieter, wenn du wirklich ein Mensch bist, wie du behauptest, so kommt sie nur dir allein zu, und du bist ihrer würdiger als irgendein anderer.‹ Dann lief er zum König, indem er laut schrie, sich die Kleider zerriß und Staub auf sein Haupt streute. Als der König ihn schreien hörte, rief er ihm zu: ›Was ist dir widerfahren? Du machst mir das Herz erbeben; drum antworte mir rasch und fasse dich kurz!‹ ›O König‹, erwiderte der Eunuch, ›komm deiner Tochter zu Hilfe! Ein Teufel aus der Geisterwelt hat sich ihrer bemächtigt in Gestalt eines Menschen, der das Aussehen eines Prinzen hat. Halt ihn fest!‹ Wie der König solche Worte von ihm hörte, beschloß er ihn zu töten, und er fuhr ihn an: ›Wie konntest du meine Tochter so außer acht lassen, daß dieser Dämon zu ihr kam?‹ Darauf begab der König sich zu dem Schlosse, in dem seine Tochter war, und wie er dort ankam, sah er die Sklavinnen umherstehen und fragte sie: ›Was ist denn mit meiner Tochter geschehen?‹ ›O König‹, antworteten sie, ›während wir bei ihr saßen und nichts Böses ahnten, stürzte plötzlich der Jüngling da auf uns zu, der dem Vollmonde gleicht und dessen Antlitz so schön ist, wie wir noch keines je gesehen haben, und er hielt ein gezücktes Schwert in der Hand. Wir fragten ihn, wer er sei, und da behauptete er, du habest ihn mit deiner Tochter vermählt. Weiter wissen wir nichts; wir wissen auch nicht einmal, ob er ein Mensch oder ein Geisterwesen ist. Doch er ist keusch und von feiner Sitte, und er tut nichts Unziemliches.‹ Nachdem der König ihre Rede vernommen hatte, kühlte sich sein Zorn; ganz langsam hob er den Vorhang auf und schaute hin, und da sah er den Prinzen neben seiner Tochter sitzen im trauten Gespräch, den Jüngling von einer Gestalt an Schönheit reich und mit einem Antlitze dem leuchtenden Vollmonde gleich. Nun konnte der König sich nicht mehr halten, aus Eifersucht um die Ehre seiner Tochter; er hob den Vorhang hoch empor, trat mit dem gezückten Schwerte in der Hand ein und stürzte sich auf die beiden wie ein Wüstendämon. Als der Prinz ihn erblickte, fragte er die Prinzessin: ›Ist dies dein Vater?‹ ›Ja!‹ erwiderte sie.«

DREIHUNDERTSECHZIGSTE NACHT

»Dann sprang er auf, nahm sein Schwert in die Hand und schrie den König mit einem so furchtbaren Schrei an, daß er ihn starr machte. Und er wollte schon mit dem Schwerte über ihn herfallen; aber der König erkannte, daß der Jüngling stärker war als er selbst, und so stieß er sein Schwert wieder in die Scheide und blieb ruhig stehen, bis der Prinz dicht vor ihm stand, und redete ihn höflich an mit den Worten: ›Jüngling, sag, bist du ein Mensch oder ein Geisterwesen?‹ Doch der Prinz rief: ›Achtete ich nicht das Gastrecht deines Hauses und die Ehre deiner Tochter, so vergösse ich dein Blut! Wie kannst du mich mit den Teufeln versippen, mich, einen Prinzen von den Söhnen der Perserkönige, die dich, wenn sie dir dein Reich nehmen wollten, herabstürzen könnten vom Throne deiner Macht und Herrlichkeit und dir alles rauben, was in deinen Landen ist weit und breit.‹ Als der König seine Worte vernahm, erschrak er vor ihm und war um sein Leben besorgt, und er sprach: ›Wenn du einer von den Söhnen der Könige bist, wie du sagst, wie konntest du dann ohne meine Erlaubnis in mein Schloß eindringen und meine Ehre bloßstellen, indem du zu meiner Tochter gingst und vorgabst, du seiest ihr Gemahl, und auch behauptetest, ich hätte dich mit ihr vermählt, ich, der ich schon Könige und Prinzen erschlagen habe, als sie bei mir um sie freiten? Wer kann dich nun aus meiner Macht befreien, da meine Sklaven und Diener, wenn ich sie rufe und ihnen befehle, dich zu töten, auf der Stelle dich hinrichten würden? Wer soll dich aus meiner Hand erretten?‹ Doch als der Prinz solche Reden aus dem Munde des Königs hörte, rief er: ›Wahrlich, ich wundere mich über dich und über die Kürze deines Verstandes! Sag, kannst du dir für deine Tochter einen besseren Gemahl wünschen als mich?

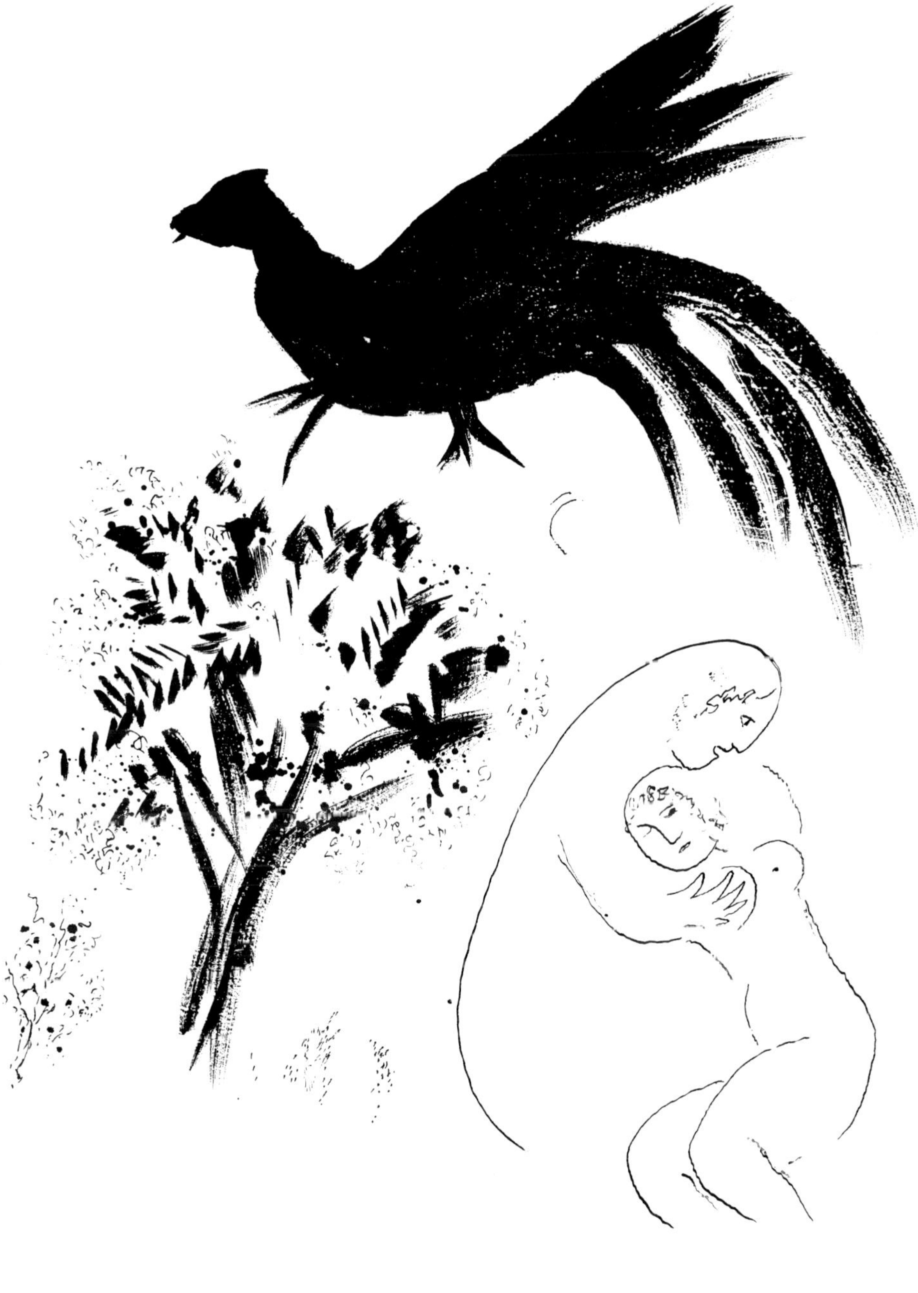

Und als er genauer auf jenes Licht schaute,
erblickte er eine Maid an Schönheit reich,
mit einem Wuchse dem Alif gleich,
die war wie der volle Mond,
wenn er strahlend am Himmel thront . . .

Hast du je einen gesehen, der mich überträfe an Herzensfestigkeit, an Würde und Herrscherherrlichkeit, an Garden und Mannen im Kriegerkleid?‹ ›Nein, bei Allah‹, erwiderte der König, ›doch ich wünsche, du junger Held, daß du sie vor Zeugen von mir zur Gemahlin erbittest, auf daß ich dich öffentlich mit ihr vermählen kann; denn wenn ich dich heimlich mit ihr vermähle, so würdest du mich durch sie entehren.‹ Da hub der Prinz wieder an: ›Jetzt hast du trefflich gesprochen. Aber wenn nun, o König, deine Sklaven und Diener und Krieger wider mich zusammenkämen und mich töten würden, wie du sagst, so würdest du dich doch nur selbst um dein Ansehen bringen; denn unter dem Volke würden die einen dir glauben, die anderen aber dich Lügen strafen. Darum rate ich dir, o König, daß du dich an den Plan hältst, den ich dir vorschlage!‹ Darauf sagte der König: ›Laß hören, was du zu sagen hast!‹ ›Was ich dir zu sagen habe,‹ entgegnete der Prinz, ›ist dies: entweder tritt mir im Einzelkampfe von Mann zu Mann entgegen, und dann soll, wer seinen Gegner erschlägt, mehr Recht und Anspruch auf die Herrschaft haben; oder aber laß heut nacht von mir ab und führe morgen früh dein Heer, deine Krieger und deine Diener wider mich heraus; doch nenne mir zuvor ihre Zahl!‹ Da antwortete ihm der König: ›Es sind ihrer vierzigtausend Ritter, ohne die Diener, die ich habe, und deren Gefolge, die jenen an Zahl gleich sind.‹ Der Prinz aber fuhr fort: ›Wenn der Tag anbricht, so führe sie wider mich heraus und sprich zu ihnen:‹«

DREIHUNDERTEINUNDSECHZIGSTE NACHT

»›Dieser Mann bewirbt sich bei mir um meine Tochter unter der Bedingung, daß er allein wider euch alle auf den Plan tritt, und er behauptet, er könne euch alle besiegen und überwältigen, und ihr könntet ihn nicht überwinden.‹ ›Dann laß mich mit ihnen kämpfen; erschlagen sie mich, so wird dadurch dein Geheimnis besser gehütet und deine Ehre besser gewahrt; doch wenn ich sie besiege und überwältige, so ist es ein Mann wie ich, den der König sich zum Eidam wünschen kann.‹ Als der König seine Worte vernommen hatte, hieß er seinen Plan gut und nahm seinen Vorschlag an, wiewohl er seine Worte für vermessen hielt und über ihn erschrocken war, da er gegen all die Truppen, die er ihm beschrieben hatte, allein auf den Plan treten wollte. Alsdann setzten die beiden sich nieder und plauderten miteinander. Danach aber rief der König den Eunuchen und befahl ihm, sich auf der Stelle zum Wesir zu begeben und ihm den Befehl zu übermitteln, er solle alle Truppen versammeln und ihnen gebieten, daß sie ihre Waffen anlegten und ihre Rosse bestiegen. Der Eunuch eilte zum Wesir und meldete ihm den Befehl des Königs. Und alsbald ließ der Wesir die Heerführer und die Großen des Reiches kommen und gebot ihnen, ihre Rosse zu besteigen und in voller Kriegsrüstung auf den Plan zu ziehen.

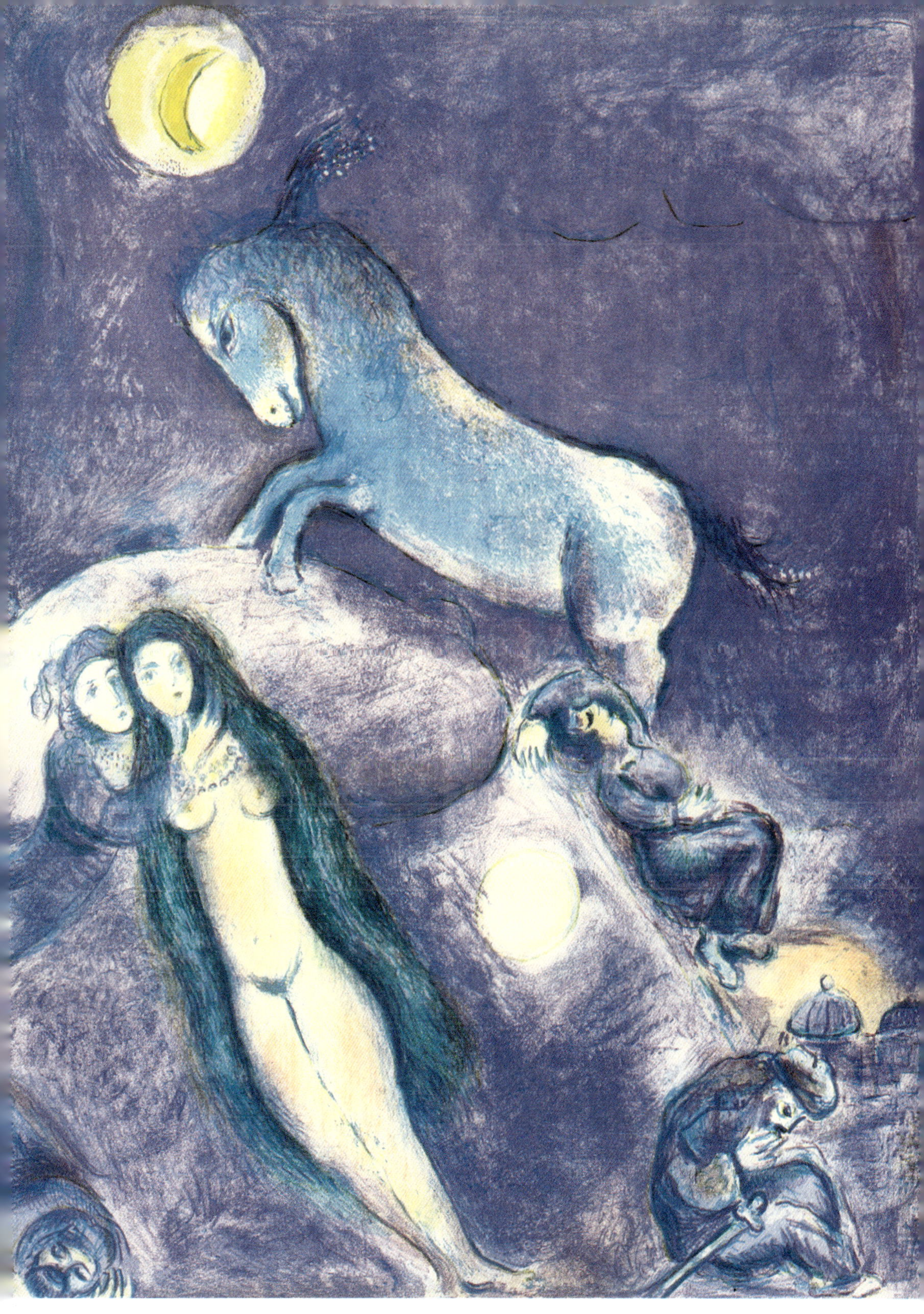

Dreihundertneunundfünfzigste Nacht

Soviel von den Truppen! Was aber den König anlangt, so blieb er noch im Gespräche mit dem Prinzen, da dessen verständige Rede und feine Bildung ihm gefielen. Während sie sich so unterhielten, brach der Morgen an. Da erhob sich der König, ging fort und setzte sich auf seinen Thron; er befahl seinem Heere aufzusitzen und ließ dem Prinzen ein treffliches Roß bringen, eins der besten aus seinem Marstall, nachdem er Befehl gegeben hatte, es mit prächtigem Geschirr zu satteln. Doch der Prinz hub an: ›O König, ich werde nicht eher aufsitzen, als bis ich das Heer vor mir habe und übersehen kann!‹ ›Es sei, wie du wünschest‹, erwiderte ihm der König. Darauf zogen beide aus, der König und der Jüngling vor ihm, bis sie zum Blachgefilde kamen; dort sah der Prinz das Heer und seine große Zahl. Nun rief der König: ›Ihr Mannen allzumal, zu mir ist ein Jüngling gekommen, der um meine Tochter freit; nie habe ich einen schöneren, hochgemuteren und kühneren gesehen als ihn. Er behauptet, er könne als einzelner Mann euch besiegen und überwältigen; ja, er sagt, wenn ihr auch hunderttausend wäret, so wäret ihr für ihn doch nur ein Kleines. Wenn er jetzt gegen euch anstürmt, so empfanget ihn mit Lanzenspitzen und Schwerterblitzen; er hat sich eines gewaltigen Werkes erkühnt!‹ Und zum Prinzen sagte der König: ›Mein Sohn, auf, tu mit ihnen, was du willst!‹ Doch der Prinz erwiderte ihm: ›O König, du bist nicht gerecht gegen mich! Wie kann ich gegen sie auf den Plan treten, da ich doch zu Fuße bin, während deine Mannen beritten sind?‹ Der König sagte darauf: ›Ich habe dir doch angeboten aufzusitzen, aber du wolltest es nicht tun. Da hast du die Rosse; wähle von ihnen, welches du willst!‹ Nun entgegnete der Prinz: ›Von deinen Pferden gefällt mir keins; ich will nur das Roß besteigen, das ich ritt, als ich hierher kam.‹ ›Wo ist denn dein Roß?‹ fragte der König; und der Prinz gab ihm zur Antwort: ›Es steht oben auf deinem Schlosse.‹ Als der König weiter fragte: ›An welcher Stelle in meinem Schlosse?‹ antwortete er: ›Auf der Dachterrasse.‹ Wie der König diese Worte von ihm vernahm, rief er: ›Dies ist das erste Zeichen von Wahnsinn an dir. Weh dir! Wie kann das Roß auf der Dachterrasse stehen? Doch es wird sich nun zeigen, ob du die Wahrheit sagst oder lügst!‹ Dann wandte er sich zu einem seiner Vertrauten und befahl ihm: ›Geh zu meinem Schlosse und bring her, was du auf dem Dache findest!‹ Das Volk aber wunderte sich über die Worte des Jünglings, und einer sagte zum anderen: ›Wie kann denn dies Pferd die Stufen vom Dache heruntersteigen? Wahrlich, so etwas haben wir noch nie gehört!‹ Inzwischen stieg der Mann, den der König ins Schloß gesandt hatte, zum Dache empor, und er sah dort das Pferd stehen, so schön, wie er noch nie eins geschaut hatte; als er dann näher trat und es genau betrachtete, entdeckte er, daß es aus Ebenholz und Elfenbein war. Es waren aber auch einige andere von den Vertrauten des Königs mit dem Boten hinaufgestiegen, und als die das Pferd erblickten, lachten sie einander an und sprachen: ›Also von einem Pferde wie diesem redet wohl der Jüngling! Er muß wirklich von Sinnen sein; doch wir werden ja bald sehen, was es mit ihm auf sich hat.‹«

»›Vielleicht steckt doch etwas Großes dahinter.‹ Dann hoben sie das Pferd mit ihren Händen hoch und trugen es fort, bis sie zum König kamen und es vor ihn hinstellten. Da strömten die Leute herbei, um es zu betrachten, und sie verwunderten sich über seinen schönen Bau und über die Pracht seines Sattels und seiner Zügel. Auch der König hatte großes Gefallen an ihm und war aufs höchste erstaunt; und er fragte den Prinzen: ›Jüngling, ist dies dein Pferd?‹ Der gab ihm zur Antwort: ›Jawohl, o König, dies ist mein Pferd, und du wirst Wunderdinge an ihm erleben!‹ Darauf befahl der König: ›So nimm dein Pferd und sitz auf!‹ Doch der Prinz erwiderte: ›Ich will nicht eher aufsitzen, als bis die Krieger sich zurückgezogen haben!‹ Nun gebot der König den Kriegern, die um ihn herumstanden, sie sollten sich auf Bogenschußweite von dem Pferde zurückziehen. Dann hub der Prinz an: ›O König, sieh, jetzt will ich mein Roß besteigen und wider dein Heer anstürmen; ich will sie nach rechts und nach links auseinandertreiben und ihre Herzen spalten.‹ Der König sagte: ›Tu, was dir beliebt, und schone sie nicht; denn sie werden auch dich nicht schonen.‹ Darauf trat der Prinz an sein Pferd heran und bestieg es; das Heer aber stellte sich in Schlachtreihe auf, und einer sprach zum andern: ›Wenn der Bursche zwischen die Reihen kommt, dann wollen wir auf ihn eindringen mit den Spitzen der Lanzen und den Schneiden der Klingen.‹ Doch ein anderer sagte: ›Bei Allah, dies ist ein Jammer! Wie können wir diesen Jüngling töten, der von Antlitz so lieblich und von Wuchs so zierlich?‹ Und ein dritter sagte: ›Bei Allah, ihr werdet nur nach großer Mühe an ihn herankommen. Der junge Held hätte nicht so gehandelt, wenn er nicht seine eigene Tapferkeit und Überlegenheit kennte.‹ Als nun der Prinz auf seinem Pferde saß, drehte er den Aufstiegswirbel, während aller Augen nach ihm spähten, was er wohl tun würde. Da begann das Pferd hin und her zu schwanken und sich zu schütteln, und es machte die seltsamsten Bewegungen, die je ein Pferd gemacht hat; als sich aber sein Leib mit Luft gefüllt hatte, da erhob es sich und stieg in die Lüfte. Sowie der König bemerkte, daß es sich hob und aufstieg, rief er den Kriegern zu: ›Heda, haltet ihn fest, ehe er euch entgeht!‹ Doch seine Wesire und Statthalter sagten: ›O König, kann ein Mensch einen fliegenden Vogel einholen? Dieser da ist ein mächtiger Zauberer, von dem Gott dich befreit hat. Drum preise Allah den Erhabenen für deine Rettung aus seiner Gewalt!‹ Nachdem der König nun gesehen hatte, was der Prinz zu tun vermochte, kehrte er in sein Schloß zurück; und als er dort ankam, begab er sich zu seiner Tochter und tat ihr kund, was er mit dem Prinzen auf dem Blachgefilde erlebt hatte; doch er sah, daß sie sehr um den Jüngling und über die Trennung von ihm betrübt war, ja, eine schwere Krankheit kam über sie, und sie ward an ihr Lager gefesselt. Wie ihr Vater sie in diesem Elend sah, drückte er sie an seine Brust und küßte sie auf die Stirn und sprach zu ihr: ›Liebe Tochter, preise Allah den Erhabenen und danke ihm dafür, daß er uns vor diesem listigen Zauberer bewahrt hat!‹ Und dann erzählte er ihr von neuem, was er mit dem Prinzen erlebt hatte, und schilderte ihr, wie jener gen Himmel aufgestiegen war; doch sie horchte nicht auf die Worte ihres Vaters, sondern begann nur noch heftiger zu weinen und zu klagen, und sie sprach bei sich selber: ›Bei Allah, ich will keine Speise anrühren, keinen Trank trinken, bis Gott mich wieder mit ihm vereinigt hat!‹ Ihr Vater, der König, aber grämte sich sehr darüber, und der Zustand seiner Tochter machte ihm große Sorge, und sein Herz trauerte um sie; doch immer, wenn er sie zu trösten versuchte, wuchs ihre Liebessehnsucht nach dem Prinzen nur noch mehr.«

DREIHUNDERTDREIUNDSECHZIGSTE NACHT

»Wenden wir uns nun von dem König und seiner Tochter wieder zu dem Prinzen! Als der in den Luftraum emporgeschwebt und mit sich allein war, gedachte er der schönen und lieblichen Prinzessin. Er hatte aber vorher die Leute des Königs nach dem Namen der Stadt, dem Namen des Königs und dem Namen seiner Tochter gefragt; und da hatte er gehört, daß jene Stadt die Stadt San'â war. Nun flog er mit aller Eile dahin, bis er die Stadt seines Vaters erblickte, und nachdem er um sie herumgeschwebt war, flog er auf das Schloß seines Vaters zu. Dort stieg er auf der Dachterrasse ab, ließ sein Pferd stehen und ging zu seinem Vater hinunter; den fand er trauernd und betrübt über die Trennung von ihm. Doch sobald der Vater den Sohn erblickte, eilte er auf ihn zu, umarmte ihn und preßte ihn an seine Brust, und er freute sich über ihn gar sehr. Und wie sie nun wieder beieinander waren, fragte der Prinz seinen Vater nach dem Weisen, der das Pferd gemacht hatte, indem er sprach: ›Lieber Vater, was hat das Schicksal mit ihm getan?‹ Sein Vater erwiderte ihm: ›Allah segne den Weisen nicht, noch die Stunde, in der ich ihn sah, da er ja die Ursache deiner Trennung von uns war! Jetzt ist er im Gefängnis, seit dem Tage, an dem du, mein Sohn, uns verließest.‹ Da bat der Prinz, ihn freizulassen und aus dem Kerker zu holen und herzuführen; und als der Mann vor dem König stand, gab dieser ihm ein Ehrengewand der Genugtuung und erwies ihm höchste Huld; doch er gab ihm seine Tochter nicht zur Gemahlin. Darüber ergrimmte der Weise gewaltig, und er bereute, was er getan hatte; denn nun wußte er, daß der Prinz das Geheimnis des Pferdes und die Art seines Fluges ergründet hatte. Der König aber sprach zu seinem Sohn: ›Ich möchte dir raten, daß du nach diesem Erlebnis dich diesem Pferde nicht mehr nahst und es von heute ab nie wieder besteigest; denn du kennst seine Eigenschaften doch vielleicht nicht ganz und könntest dich über sie irren.‹ Der Prinz hatte seinem Vater auch erzählt, was er mit der Tochter des Königs, des Herrschers von San'â, und mit ihrem Vater erlebt hatte. Und darum sagte sein Vater zu ihm: ›Hätte der König dich töten wollen, so hätte er es tun können; aber deine Stunde war noch nicht gekommen.‹ Doch bald darauf erwachte in des Prinzen Innerem wieder heftige Liebe zu der Jungfrau, der Tochter des Königs von San'â; und so begab er sich zu dem Pferde, bestieg es und drehte den Aufstiegswirbel, und da schwebte das Pferd mit ihm in die Lüfte empor, bis es sich hoch oben in den Wolken des Himmels verlor. Am Morgen vermißte sein Vater ihn, und da er ihn nicht fand, so stieg er auf das Dach des Schlosses, betrübten Herzens, und sah, wie sein Sohn gen Himmel aufstieg. Da trauerte er, weil der Prinz sich wieder von ihm getrennt hatte, und er bereute es bitterlich, daß er ihm das Pferd nicht weggenommen und vor ihm versteckt hatte, und er sprach bei sich selber: ›Bei Allah, wenn nur mein Sohn zu mir zurückkehrt, so will ich dies Pferd vernichten, auf daß sich mein Herz nicht mehr um ihn zu ängstigen braucht!‹ Und dann begann er wieder zu weinen und zu klagen.«

DREIHUNDERTVIERUNDSECHZIGSTE NACHT

»Sehen wir nun, wie es dem Prinzen erging! Der flog immer weiter in der Luft dahin, bis er die Stadt San'â erreichte, und dort ließ er sich an derselben Stätte nieder wie zuvor. Dann schlich er sich heimlich zu dem Gemach der Prinzessin, aber er fand sie nicht, auch nicht ihre Sklavinnen, noch den Eunuchen, der über sie wachte; und darüber ward er bekümmert. Doch dann ging er rings umher und suchte sie überall im Schlosse; schließlich fand er sie in einem anderen Gemach, das nicht das gleiche war wie das, in dem er mit ihr vereint gewesen war. Dort ruhte sie auf ihrem Lager, umgeben von ihren Sklavinnen und Wärterinnen. Er trat zu ihnen ein und begrüßte sie. Sobald die Prinzessin seine Stimme hörte, erhob sie sich und umarmte ihn; sie küßte seine Stirn und zog ihn an ihre Brust. Da sagte er zu ihr: ›Meine Herrin, dein Fernsein hat mich all diese Zeit hindurch betrübt!‹ Doch sie erwiderte: ›Du bist es, der mich durch sein Fernsein betrübt hat. Wärest du noch lange von mir fern geblieben, so wäre ich sicherlich gestorben.‹ Dann fuhr er fort: ›Meine Herrin, was denkst du davon, wie ich zu deinem Vater stehe und wie er gegen mich gehandelt hat? Liebte ich dich nicht so sehr, dich, die du alle Geschöpfe bezauberst, so hätte ich ihn zu Tode gebracht und zum warnenden Beispiel für alle Zuschauer gemacht. Aber wie ich dich liebe, so liebe ich ihn um deinetwillen.‹ Sie erwiderte darauf: ›Wie konntest du mich verlassen? Kann mir das Leben fern von dir noch süß sein?‹ Da fragte er sie: ›Willst du mir gehorchen und auf das hören, was ich dir sage?‹ Und sie gab ihm zur Antwort: ›Sag, was du willst! Siehe, ich will dir in allem willfahren, was du von mir verlangst, und ich will dir in nichts widersprechen.‹ Und als er nun sagt: ›Komm mit mir in mein Land und mein Reich‹, da rief sie: ›Herzlich gern!‹ Wie der Prinz diese Worte aus ihrem Munde vernahm, war er aufs höchste erfreut, und er ergriff ihre Hand und ließ sie dies Versprechen vor Allah dem Erhabenen beschwören. Dann stieg er mit ihr oben auf das Dach des Schlosses hinauf, sprang auf sein Pferd und ließ sie hinter sich aufsitzen. Nachdem er sie fest an sich gezogen und mit starken Stricken an sich gebunden hatte, drehte er den Aufstiegswirbel, der sich am Bug des Pferdes befand, und da schwebte es mit ihnen beiden in den Luftraum empor. Doch als dies geschah, erhoben die Sklavinnen ein Geschrei und meldeten es ihrem Vater, dem König, und ihrer Mutter. Da eilten die beiden auf die Dachterrasse des Schlosses hinauf, der König blickte in den Luftraum und sah nun das Ebenholzpferd mit den beiden gen Himmel schweben. Bei diesem Anblick erschrak der König über alle Maßen, und er schrie und rief: ›O Königssohn, ich bitte dich um Allahs willen, erbarme dich meiner und hab Mitleid mit meiner Gemahlin, trenne uns nicht von unserer Tochter!‹ Aber der Prinz gab ihm keine Antwort; da er jedoch in seinem Inneren vermeinte, die Jungfrau möchte die Trennung von ihrer Mutter und ihrem Vater bereuen, so fragte er sie: ›O du Wonne unseres Zeitalters, willst du, daß ich dich zu deiner Mutter und deinem Vater zurückbringe?‹ Sie erwiderte ihm: ›Bei Allah, mein Gebieter, das ist mein Wunsch nicht; ich habe nur den einen Wunsch, bei dir zu sein, wo du nur immer bist. Denn die Liebe zu dir läßt mich alles andere vergessen, selbst Vater und Mutter.‹ Als er diese Worte aus ihrem Munde hörte, war er hocherfreut, und er ließ das Pferd sanft mit ihr dahingleiten, auf daß sie sich nicht ängstigte. Und so schwebte er immer weiter mit ihr dahin, bis er eine grüne Wiese erblickte, auf der ein Wasserquell sprudelte; dort landeten sie und aßen und tranken. Darauf bestieg der Prinz wieder sein Roß, ließ die Prinzessin hinter sich aufsitzen und band sie mit Stricken fest, da er um ihr Leben besorgt war. Und von neuem flog er mit ihr in der Luft dahin, immer weiter, bis er zur Stadt seines Vaters gelangte. Hohe Freude erfüllte ihn, und da er der Prinzessin die Stätte seiner Herrschaft und seiner Macht zeigen und ihr beweisen wollte, daß die Macht seines Vaters größer war als die ihres Vaters, so ließ er sie in einem der Gärten absteigen, in denen sein Vater zu lustwandeln pflegte, und führte sie in einen Kiosk, der für seinen Vater hergerichtet war. Dort ließ er das Ebenholzpferd an der Tür stehen, empfahl es ihrer Obhut und sprach zu ihr: ›Bleib hier, bis ich dir meinen Boten sende; ich will jetzt zu meinem Vater gehen, um dir ein Schloß herrichten zu lassen und dir meine Königsmacht zu zeigen.‹ Wie die Prinzessin diese Worte hörte, sprach sie erfreut: ›Tu, wie du willst!‹«

DREIHUNDERTFÜNFUNDSECHZIGSTE NACHT

»Denn sie glaubte nun, sie solle mit allen feierlichen Ehren einziehen, wie es ihrem Stande gebührte. Der Prinz aber verließ sie und ging weiter, bis er in die Stadt kam und zu seinem Vater eintrat. Sowie der ihn erblickte, freute er sich über seine Ankunft und ging ihm entgegen und hieß ihn willkommen. Dann sprach der Prinz zu seinem Vater: ›Wisse, ich habe die Prinzessin gebracht, von der ich dir erzählt habe. Ich habe sie draußen vor der Stadt in einem

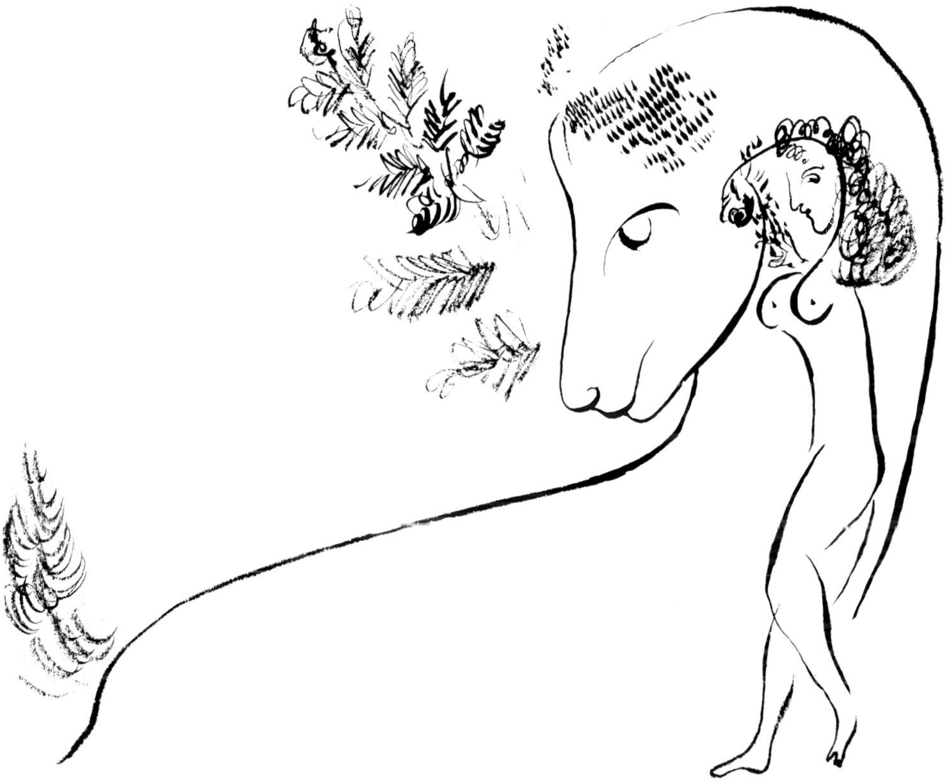

Dann sprang er auf sein Pferd und ließ sie hinter sich aufsitzen.
Nachdem er sie fest an sich gezogen und mit starken Stricken an sich gebunden hatte,
drehte er den Aufstiegswirbel, der sich am Bug des Pferdes befand,
und da schwebte es mit ihnen in den Luftraum empor…

der Gärten zurückgelassen, und ich bin allein gekommen, um es dir zu melden, damit du den Festzug rüsten und ihr entgegenziehen kannst, um ihr deine Herrschermacht, deine Krieger und deine Garden zu zeigen.‹ ›Herzlich gern!‹ erwiderte der König. Dann gab er sogleich Befehl, das Volk der Stadt solle die Stadt aufs schönste schmücken, und er selbst ritt mit allem Prunk und im schönsten Staat hinaus mit all seinen Kriegern, den Großen seines Reiches und den andern Würdenträgern und seinen Dienern; der Prinz aber holte aus seinem Schlosse Schmucksachen, Prunkgewänder und andere königliche Schatzstücke, und er ließ ihr eine Sänfte herrichten aus grünem, rotem und gelbem Brokat und setzte indische, griechische und abessinische Sklavinnen hinein und entfaltete Wunderdinge von Schätzen. Dann verließ der Prinz die Sänfte und die Sklavinnen, die darinnen waren, und ritt nach dem Garten vorauf; dort trat er alsbald in den Kiosk, in dem er sie vorher zurückgelassen hatte. Er suchte nach ihr, aber er fand sie nicht; und auch das Pferd fand er nicht. Bei diesem Anblick schlug er sich ins Gesicht, zerriß seine Kleider und begann im Garten umherzuirren mit verstörtem Sinne. Als er sich dann aber gefaßt hatte, sagte er sich: ›Wie hat sie das Geheimnis dieses Pferdes erfahren können, da ich ihr doch nichts davon verraten habe? Vielleicht hat der persische Weise, der das Pferd gemacht hat, sie entdeckt und geraubt aus Rache für das, was mein Vater ihm angetan hat.‹ Darauf suchte der Prinz die Gartenwächter und fragte sie, ob ihnen irgend jemand begegnet sei, indem er sprach: ›Habt ihr jemanden an euch vorbeikommen und in diesen Garten hineingehen sehen?‹ Sie antworteten: ›Wir haben niemanden diesen Garten betreten sehen außer dem persischen Weisen, der hineinging, um Heilkräuter zu sammeln.‹ Als er diese Worte von ihnen vernahm, wußte er sicher, daß jener Weise es war, der die Prinzessin geraubt hatte. «

DREIHUNDERTSECHSUNDSECHZIGSTE NACHT

»Das war nach dem Ratschlusse des Schicksals also geschehen wie der Prinz die Jungfrau im Gartenhaus verlassen hatte und zum Schlosse seines Vaters gegangen war, um alles vorzubereiten, da war der persische Weise in den Garten gekommen, um einige Heilkräuter zu sammeln. Dort hatte er den Duft von Moschus und Wohlgerüchen gerochen, der den ganzen Garten erfüllte; dieser Duft kam nämlich von der Prinzessin. Und da war der Weise dem Wohlgeruch nachgegangen, bis er bei dem Kiosk ankam. Dort sah er auf einmal das Pferd, das er mit eigener Hand verfertigt hatte, an der Tür stehen; bei diesem Anblick ward sein Herz von seliger Freude erfüllt, zumal er ja so tief betrübt gewesen war, als das Pferd ihm verloren ging. Er trat nun an das Pferd heran, untersuchte alle seine Teile und erkannte, daß es unversehrt war. Schon wollte er aufsitzen und davonfliegen, aber da sagte er sich: ›Ich muß doch einmal nachsehen, ob der Prinz etwas mitgebracht und hier bei dem Pferde

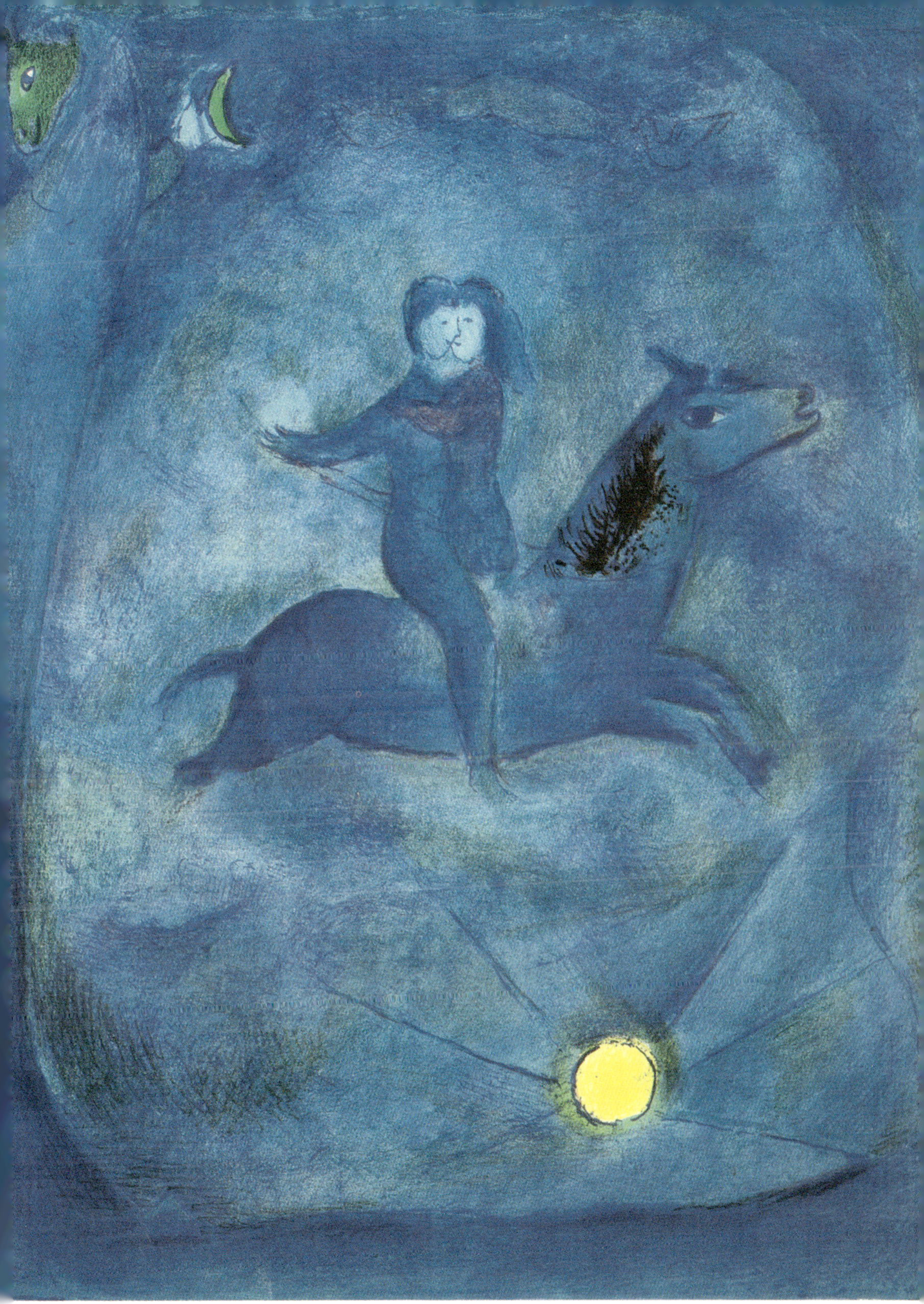

Dreihundertvierundsechzigste Nacht

zurückgelassen hat.‹ Darauf trat er in den Kiosk ein und fand die Jungfrau dasitzen, gleich der Sonne, die am wolkenklaren Himmelszelt alles mit ihrem Glanze erhellt. Wie er sie erblickte, erkannte er sofort, daß sie eine Jungfrau von hohem Range war und daß der Prinz sie entführt und auf dem Pferd mitgebracht und dort gelassen hatte, und daß er dann in die Stadt gegangen war, um sie im festlichen Zuge mit feierlichen Ehren einzuholen. So trat er denn an sie heran und küßte den Boden vor ihr; da erhob sie ihren Blick zu ihm und schaute ihn an, aber sie sah, daß er häßlich anzusehen war und eine widerwärtige Gestalt hatte. Sie fragte ihn: ›Wer bist du?‹ Und er gab ihr zur Antwort: ›Hohe Herrin, ich bin ein Herold des Prinzen; er hat mich zu dir entsandt mit dem Befehl, dich in einen andern Garten nahe bei der Stadt zu bringen.‹ Nachdem sie diese Antwort vernommen hatte, fragte sie weiter: ›Wo ist denn der Prinz?‹ Der Weise erwiderte: ›Er ist jetzt in der Stadt bei seinem Vater; doch alsbald wird er im feierlichen Prunkzuge zu dir kommen.‹ Darauf sagte sie: ›Du da, konnte denn der Prinz keinen andern als dich finden, um ihn zu mir zu senden?‹ Über diese Worte lachte der Weise, und er sagte: ›Hohe Herrin, laß dich durch mein häßliches Gesicht und mein unschönes Äußeres nicht täuschen! Hättest du von mir erhalten, was der Prinz durch mich erlangt hat, so würdest du mich preisen. Gerade um meines häßlichen Aussehens und meiner abschreckenden Gestalt willen hat der Prinz mich für die Botschaft ausersehen, da ihn die Liebe zu dir mit Eifersucht erfüllt hat; sonst hat er ja Mamluken, Sklaven, Diener, Eunuchen und Gefolgsleute ohne Zahl!‹ Als die Prinzessin diese Worte hörte, leuchteten sie ihr ein, und sie schenkte ihm Glauben; dann erhob sie sich.«

DREIHUNDERTSIEBENUNDSECHZIGSTE NACHT

»Sie legte ihre Hand in die seine und fragte ihn: ›Mein Vater, was hast du mir zum Reiten mitgebracht?‹ ›Hohe Herrin‹, antwortete er, ›du sollst auf dem Rosse reiten, auf dem du gekommen bist.‹ Doch sie sprach: ›Ich kann nicht allein auf ihm reiten.‹ Bei diesen Worten aus ihrem Munde lächelte der Weise; denn nun wußte er, daß er sie in seiner Gewalt hatte. Und er sagte zu ihr: ›Ich werde selbst mit dir reiten.‹ Dann stieg er auf, ließ die Jungfrau hinter sich aufsitzen, zog sie an sich und band sie mit Stricken fest, ohne daß sie ahnte, was er mit ihr vorhatte. Darauf drehte er den Aufstiegswirbel, der Leib des Pferdes füllte sich mit Luft, es bewegte sich, schwankte hin und her und schwebte in den Luftraum empor. Und nun flog es immer weiter mit den beiden, bis die Stadt ihren Blicken entschwand. Da fuhr die Prinzessin ihn an: ›Du da, wie steht es mit dem, was du mir vom Prinzen gesagt hast, als du behauptetest, er habe dich zu mir gesandt?‹ Der Weise rief: ›Allah verfluche den Prinzen! Er ist ein gemeiner und elender Kerl!‹ ›Wehe dir‹, rief sie darauf, ›wie kannst du dem Befehle deines Herrn, den er dir gegeben hat, zuwiderhandeln?‹ Doch er entgegnet: ›Der ist nicht mein Herr. Weißt du aber, wer ich bin?‹ Darauf gab sie zur Antwort: ›Ich weiß von dir nur, was du mir selbst über dich gesagt hast.‹ Nun fuhr er for: ›Daß ich dir diese Dinge von mir erzählte, war nur eine List wider dich und den Prinzen. Lange habe ich um dies Pferd, das unter dir ist, getrauert; es ist mein Werk, doch er hatte sich seiner bemächtigt. Jetzt aber habe ich es wieder in meiner Gewalt, und dich dazu; jetzt habe ich ihm das Herz gebrochen, wie er das meine gebrochen hatte; nun wird er das Pferd niemals wieder erhalten! Doch hab Zuversicht und quäl dich nicht! Ich kann dir mehr nützen als er.‹ Als die Jungfrau solche Rede aus seinem Munde vernommen hatte, schlug sie sich ins Angesicht und rief: ›Weh mir, jetzt habe ich meinen Geliebten nicht gewonnen und habe Vater und Mutter verloren!‹ Und sie weinte bitterlich über ihr Unglück, während derWeise immer weiter mit ihr dahinflog bis zum Lande der Griechen; dort ließ er sich auf eine grüne Wiese nieder, wo Bäche flossen und Bäume sprossen. Jene Wiese aber war in der Nähe einer Stadt, und in dieser Stadt herrschte ein mächtiger König. Nun traf es sich an jenem Tage, daß der König der Stadt zu Jagd und Vergnügen auszog und bei jener Wiese vorüberkam. Da sah er den Weisen dort stehen und neben ihm das Pferd und die Jungfrau. Ehe derWeise sich dessen versah, stürzten sich die Sklaven des Königs plötzlich auf ihn, ergriffen ihn und die Jungfrau und das Pferd und brachten alle drei vor den König.Wie der die häßliche und widerwärtige Gestalt des Alten und die Schönheit und Anmut der Jungfrau sah, fragte er sie: ›Hohe Herrin, wie ist dieser Alte mit dir verwandt?‹ Eilends erwiderte der Weise: ›Sie ist mein Weib, die Tochter meines Oheims.‹ Doch als die Jungfrau das hörte, strafte sie ihn Lügen, indem sie sprach: ›O König, bei Allah, ich kenne ihn nicht; er ist auch nicht mein Gatte, nein, er hat mich mit Gewalt listig entführt!‹ Wie der König ihre Worte vernommen hatte, befahl er, den Alten zu geißeln; und die Sklaven schlugen ihn, bis er fast tot war. Dann gab der König Befehl, ihn in die Stadt zu schleppen und ins Gefängnis zu werfen. Und es geschah also. Die Jungfrau aber und das Pferd nahm der König ihm fort, obwohl er nicht wußte, was es mit dem Pferde auf sich hatte und wie es sich bewegte.

Wenden wir uns nun von dem Weisen und der Jungfrau wieder zu dem Prinzen zurück! Der hatte alsbald Reisegewänder angelegt, so viel Geld, wie er brauchte, mitgenommen und sich auf den Weg gemacht, in größter Betrübnis. Er folgte eilends ihrer Spur und suchte nach ihr, von Land zu Land, von Stadt zu Stadt, indem er nach dem Ebenholzpferde fragte; doch jeder, der ihn von einem solchen Tiere reden hörte, wunderte sich über ihn und erstaunte über seine Worte. In dieser Weise zog er eine lange Weile dahin, aber trotz seines vielen Fragens und Nachforschens fand er doch keine Spur von den beiden. Schließlich kam er auch in die Stadt des Vaters der Prinzessin und fragte dort nach ihr; allein er erhielt keine Kunde, sondern er sah nur, wie ihr Vater um ihren Verlust trauerte. Da kehrte er wieder um und zog ins Land der Griechen, und dort begann er nach ihrer Spur zu suchen und nach ihnen zu fragen.«

»Nun traf es sich, daß er in einem Chan einkehrte und dort eine Schar von Kaufleuten sitzen sah, die sich miteinander unterhielten. Er setzte sich in ihre Nähe und hörte, wie einer von ihnen sagte: ›Meine Freunde, ich habe eins der größten Wunder erlebt!‹ Als sie ihn fragten, was das wäre, fuhr er fort: ›Ich befand mich in einem Teile von der und der Stadt – und dabei nannte er den Namen der Stadt, in der sich die Prinzessin befand –, und hörte, wie die Leute dort von einem sonderbaren Begebnis redeten. Der König der Stadt war nämlich eines Tages zu Jagd und Hatz ausgeritten mit einer Schar von seinen Freunden und den Großen seines Reiches. Wie sie ins offene Land hinausritten, kamen sie an einer grünen Wiese vorbei und sahen dort einen Mann stehen; der hatte ein Pferd aus Ebenholz bei sich, und neben ihm saß eine Frau. Der Mann war häßlich anzusehen und hatte eine gar abschreckende Gestalt; aber die Frau war eine junge Maid von Schönheit und Lieblichkeit, von strahlender Vollkommenheit und des Wuchses Ebenmäßigkeit; und das Ebenholzpferd war ein Kleinod, so schön und so herrlich gebaut, wie man noch nie eines gesehen hat.‹ Nun fragten die Anwesenden: ›Was hat denn der König mit ihnen getan?‹ Der Erzähler hub wieder an: ›Der König ließ den Mann ergreifen und fragte ihn nach der Jungfrau, und da behauptete der, sie sei sein Weib, die Tochter seines Oheims. Doch die Jungfrau erklärte seine Worte für Lügen; und da nahm der König sie ihm fort und gab Befehl, den Mann zu geißeln und ins Gefängnis zu werfen. Was aber das Ebenholzpferd angeht, so weiß ich nichts von ihm.‹ Als der Prinz diesen Bericht von dem Kaufmann hörte, trat er an ihn heran und bat ihn freundlich und höflich, er möchte ihm den Namen der Stadt und den Namen des Königs nennen;

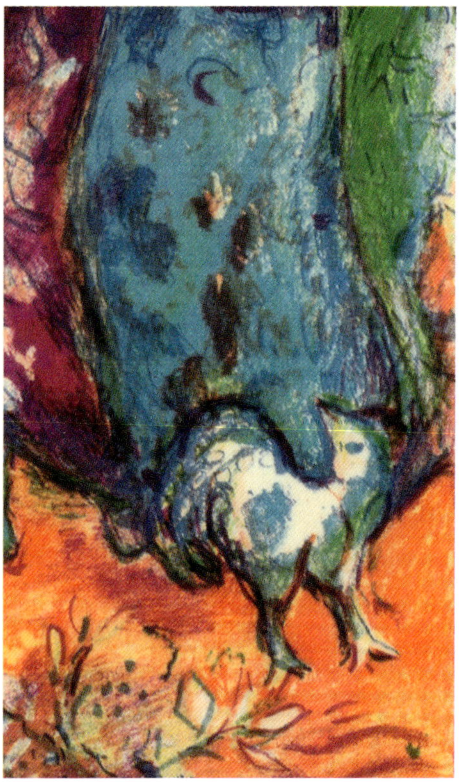

Detail aus der Geschichte vom Ebenholzpferd

und nachdem er die beiden Namen erfahren hatte, verbrachte er die Nacht mit frohem Sinne. Als es Morgen ward, machte er sich wieder auf und zog immer weiter, bis er jene Stadt erreichte. Doch als er hineingehen wollte, ergriffen ihn die Torwächter und wollten ihn vor den König führen, damit der ihn befrage, was es mit ihm auf sich habe, warum er zu jener Stadt gekommen und in welcher Kunst er bewandert sei; denn es war der Brauch des Königs, alle Fremden nach ihrem Stand und ihrem Handwerk zu fragen. Nun kam aber der Prinz zur Abendzeit bei jener Stadt an, und das war die Zeit, in der es unmöglich war, zum König zu gehen und über den Fremden zu beraten. Deshalb nahmen die Torwächter ihn und führten ihn zum Gefängnis, um ihn dort unterzubringen. Aber wie die Kerkermeister seine Schönheit und Anmut sahen, fiel es ihnen schwer, ihn ins Gefängnis zu werfen; und so ließen sie ihn draußen vor dem Gefängnis bei sich sitzen. Als dann das Essen zu ihnen gebracht wurde, aß er mit ihnen, bis er gesättigt war; und nach dem Essen begannen sie zu plaudern. Dabei wandten sie sich dem Prinzen zu und fragten ihn: ›Aus welchem Lande bist du?‹ Er antwortete: ›Ich bin aus dem Lande Persien, dem Lande der Sassanidenkönige.‹ Als sie das hörten, lachten sie, und einer von ihnen sagte zu ihm: ›Du Sassanier, ich habe viele Reden und Erzählungen der Menschen gehört und habe ihre Art kennen gelernt; aber ich habe nie einen größeren Lügner gesehen und gehört als diesen Sassanier, der bei uns im Gefängnis ist.‹ Und ein anderer sprach: ›Ich habe auch nichts Häßlicheres als sein Gesicht und nichts Widerwärtigeres als seine Gestalt gesehen.‹ Da fragte der Prinz: ›Was ist euch denn von seinen Lügen aufgefallen?‹ Sie erwiderten: ›Er behauptet, er sei ein Weiser. Der König traf ihn unterwegs, als er auf die Jagd ritt; und bei ihm war eine junge Frau von hoher Schönheit und Lieblichkeit, von strahlender Vollkommenheit und des Wuchses Ebenmäßigkeit; und ferner war bei ihm ein Pferd aus schwarzem Ebenholz, das schönste Kleinod, das wir je gesehen haben. Die Jungfrau ist jetzt beim König, und er liebt sie; aber jene Frau ist von Sinnen. Wäre jener Mann ein Weiser, wie er vorgibt, so hätte er sie längst geheilt, zumal der König sich die größte Mühe gibt, um sie gesund zu machen, und den sehnlichen Wunsch hat, sie von ihrer Krankheit genesen zu lassen. Das Ebenholzpferd ist in der Schatzkammer des Königs; und der häßliche Mann ist bei uns hier im Gefängnis. Wenn die Nacht anbricht, so weint und klagt er aus Trauer über seine Not, und dann läßt er uns nicht schlafen.‹«

DREIHUNDERTNEUNUNDSECHZIGSTE NACHT

»Der Prinz dachte daran, eine List zu ersinnen, durch die er sein Ziel erreichen wollte. Als nun die Wächter zu schlafen wünschten, brachten sie ihn ins Gefängnis und schlossen das Tor hinter ihm; da hörte er, wie der Weise weinte und über sich jammerte und dabei auf persisch klagte: ›Weh mir, daß ich mich wider mich selbst und wider den Prinzen versündigt und daß ich so an der Jungfrau gehandelt habe! Ich habe sie nicht in Ruhe gelassen, aber ich habe auch meinen Wunsch bei ihr nicht erreicht. All das kommt davon, daß ich so unüberlegt war; ich habe für mich erstrebt, was ich nicht verdiente und was sich für meinesgleichen nicht ziemte. Wer das erstrebt, was ihm nicht gebührt, der stürzt in ein solches Unglück wie ich!‹ Als der Prinz diese Worte aus dem Munde des Weisen vernahm, redete er ihn auf persisch an, indem er sprach: ›Wie lange noch dies Weinen und Heulen? Meinst du denn, daß dir ein Unglück widerfahren ist wie noch nie einem andern?‹ Wie der Weise diese Worte hörte, faßte er Vertrauen zu dem Prinzen und klagte ihm sein Leid und all das Elend, das über ihn gekommen war. Am nächsten Morgen nahmen die Wächter den Prinzen und führten ihn vor ihren König, indem sie meldeten, der Fremdling sei bereits am Abend zuvor bei der Stadt angekommen, zu einer Zeit, als man nicht mehr vor dem König erscheinen durfte. Nun fragte der Herrscher den Prinzen mit den Worten: ›Aus welchem Lande kommst du? Wie heißt du? Was für ein Gewerbe hast du? Und weshalb bist du in diese Stadt gekommen?‹ Darauf gab dieser zur Antwort: ›Mein Name ist persisch und lautet Hardscha; mein Heimatland ist Persien; ich gehöre zu den Leuten der Wissenschaft, im besonderen der Heilkunde, denn ich heile die Kranken und die Besessenen; und zu diesem Zwecke ziehe ich umher in den Ländern und Städten, um meine Kenntnis durch Erfahrung zu bereichern. Wenn ich einen Kranken sehe, so heile ich ihn; das ist mein Gewerbe.‹ Als der König das hörte, war er hocherfreut und sprach: ›Du trefflicher weiser Arzt, du bist fürwahr in einer Zeit zu uns gekommen, da wir deiner bedürfen.‹ Und dann erzählte er ihm von der Prinzessin und fügte hinzu: ›Wenn du sie heilst und von ihrem Wahne befreist, so sollst du alles von mir erhalten, was du begehrst.‹ Auf diese Worte des Königs antwortete der Prinz: ›Allah stärke die Macht des Königs! Schildere mir alle Zeichen des Wahns, die du an ihr bemerkt hast, und sage mir an, seit wieviel Tagen diese Umnachtung über sie gekommen ist; ferner auch, wie du ihrer, des Pferdes und des Weisen habhaft geworden bist!‹ Darauf erzählte der König ihm alles von Anfang bis zu Ende und fügte dann noch hinzu: ›Der Weise ist jetzt im Kerker.‹ Der Prinz aber fragte weiter: ›O glücklicher König, was hast du mit dem Pferd getan, das bei ihr war?‹ ›Mein junger Freund‹, erwiderte der König, ›es steht wohlverwahrt bis jetzt bei mir in einer meiner Schatzkammern.‹ Nun sagte sich der Prinz: ›Ich meine, ich muß zuallererst das Pferd untersuchen und genau ansehen; ist es noch heil und unversehrt, so habe ich mein Ziel erreicht; sehe ich aber, daß es sich nicht mehr bewegen kann, so muß ich eine andere List ersinnen, um mein Herzlieb zu befreien.‹ Darauf wandte er sich an den König und sprach zu ihm: ›O König, ich muß das besagte Pferd anschauen, ob ich vielleicht an ihm etwas entdecke, das mir bei der Heilung der Jungfrau von Nutzen ist.‹ ›Herzlich gern‹, sagte der König, erhob sich, nahm ihn bei der Hand und führte ihn zu dem Pferde. Der Prinz begann um das Pferd herumzugehen, untersuchte und prüfte seinen Zustand und fand, daß es noch heil und unversehrt war. Hocherfreut darüber sprach er: ›Allah stärke die Macht des Königs! Jetzt will ich zu der Jungfrau gehen, um zu schauen, wie es mit ihr steht. Denn ich hoffe zu Allah, daß ihre Heilung durch meine Hand geschehen wird, vermittelst dieses Pferdes, so Gott der Erhabene will.‹ Der König befahl, auf das Pferd achtzugeben, und führte ihn zu dem Hause, in dem sich die Prinzessin befand. Als nun der Prinz zu ihr eintrat, sah er sie wie gewöhnlich um sich schlagen und sich am Boden wälzen; aber ihr Geist war nicht umnachtet, sondern sie tat dies nur, damit keiner ihr nahe kam. Als der Prinz sie in diesem Zustande sah, sprach er zu ihr: ›Dir soll kein Leid geschehen, du Wonne der Menschenkinder!‹ Darauf begann er freundlich und gütig mit ihr zu sprechen, und zuletzt flüsterte er ihr zu, wer er war. Kaum erkannte sie ihn, so stieß sie einen lauten Schrei aus und sank dann im Übermaß der Freude, die sie erfüllte, in Ohnmacht. Der König aber glaubte, daß aus Furcht vor ihm dieser Anfall über sie gekommen sei. Nun legte der Prinz seinen Mund an ihr Ohr und sprach zu ihr leise: ›O Wonne der Menschenkinder, verhüte, daß mein Blut und dein Blut vergossen wird! Fasse dich in Geduld und sei standhaft! Dies ist ein Ort, an dem Geduld vonnöten ist und feste Entschlossenheit in der Ausführung der Pläne, damit wir uns von diesem tyrannischen König befreien. Mein Plan ist nun der, daß ich jetzt zu ihm hinausgehe und ihm sage, die Krankheit, die dich befallen habe, komme von der Geistesumnachtung, aber ich wolle mich ihm verbürgen, dich zu heilen; dabei werde ich die Bedingungen stellen, dir diese Fesseln abzunehmen, dann werde dieser böse Geist dich verlassen. Wenn er darauf zu dir kommt, so sprich mit freundlichen Worten zu ihm, damit er sieht, daß du durch meine Hand geheilt bist; so werden wir alle unsere Wünsche erreichen.‹ ›Ich höre und gehorche!‹ gab sie ihm zur Antwort. Darauf verließ er sie und ging zum König, von Freude beseligt. Zu dem sprach er: ›O glücklicher König, durch dein Glück hab ich ihre Krankheit und ihr Heilmittel entdeckt, und ich habe sie dir schon gesund gemacht. Drum geh jetzt nur zu ihr hinein, sprich mild zu ihr, behandle sie sanft und versprich ihr, was sie erfreut; so wird dir alles, was du von ihr begehrst, zuteil werden.‹«

DREIHUNDERTSIEBENZIGSTE NACHT

»Da trat der König zu ihr ein, und als sie ihn erblickte, erhob sie sich vor ihm, küßte den Boden vor ihm und hieß ihn willkommen. Darüber freute der König sich gar sehr; und sofort gab er den Sklavinnen und Eunuchen Befehl, ihr aufzuwarten, sie ins Bad zu führen und Schmuck und Gewänder für sie bereit zu halten. Die gingen darauf zu ihr hinein und sprachen den Gruß vor ihr; sie erwiderte den Gruß mit freundlicher Rede und gewählten Worten. Nun kleideten die Dienerinnen sie in königliche Gewänder und legten ihr eine Kette aus Juwelen um den Hals; darauf geleiteten sie sie ins Bad, warteten ihr auf und führten sie von dort wieder heraus, als wäre sie der volle Mond. Als sie dann zum König kam, sprach sie den Gruß und küßte den Boden vor ihm. Da ward der König von großer Freude erfüllt, und er sprach zu dem Prinzen: ›All dies kommt von deinem Segen her; Allah schenke uns deiner Gaben noch mehr!‹ Doch der Prinz erwiderte: ›O König, sie wird erst vollkommen genesen, und ganz geheilt wird ihr Wesen, wenn du mit all deinen Garden und Mannen an die Stätte ziehst, an der du sie gefunden hast, und das Ebenholzpferd, das bei ihr war, mit dorthin führst, damit ich aus ihm dort den Teufel austreibe und binde und vernichte, so daß er nie wieder in sie zurückkehrt.‹ ›Herzlich gern!‹ erwiderte der König und ließ alsbald das Ebenholzpferd zu der Wiese führen, auf der er sie mit dem Pferde und dem persischen Weisen gefunden hatte. Dann ritt er mit seinem Heere und mit der Prinzessin dorthin; doch sie ahnten nicht, was der Prinz tun wollte. Als sie auf jener Wiese angekommen waren, gebot der Prinz, der noch immer als Arzt gekleidet war, man solle die Jungfrau und das Pferd auf Blickesweite von dem König und den Truppen entfernt aufstellen. Dann bat er den König: ›Gib mir jetzt die Erlaubnis, daß ich den Weihrauch anzünde und die Beschwörungen spreche und den bösen Geist binde, damit er nie wieder in sie zurückkehrt. Danach werde ich das Ebenholzpferd besteigen und die Jungfrau hinter mir reiten lassen. Wenn ich das getan habe, so wird das Pferd um sich schlagen und ausschreiten, bis es zu dir kommt. In dem Augenblicke wird alles beendet sein, und dann kannst du mit ihr tun, was du willst.‹ Als der König seine Worte vernommen hatte, freute er sich gar sehr. Der Prinz aber bestieg nun das

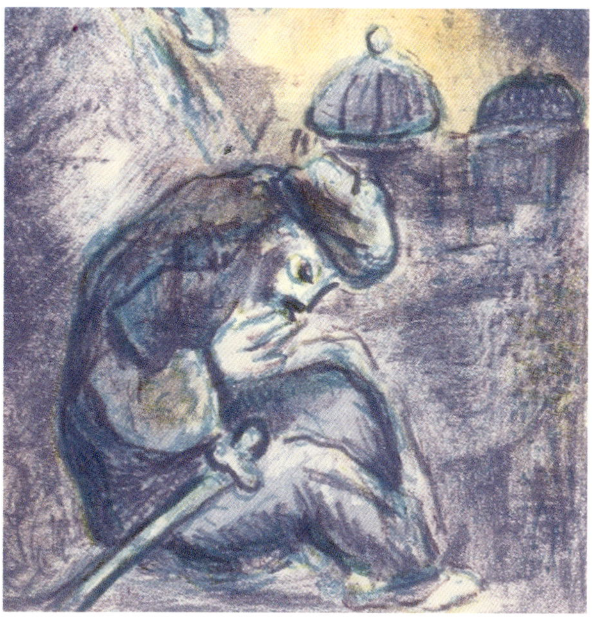

Detail aus der dreihundertneunundfünfzigsten Nacht

Pferd und setzte die Prinzessin hinter sich, während der König und alle seine Krieger ihm zuschauten. Darauf zog er sie an sich und band sie mit Stricken fest. Dann drehte der Prinz plötzlich den Aufstiegwirbel; da schwebte das Pferd mit ihnen beiden in die Lüfte empor, und die Krieger starrten ihm nach, bis er ihren Blicken entschwand. Der König wartete einen halben Tag lang und harrte auf seine Rückkehr; aber er kam nicht zurück. Schließlich gab er die Hoffnung auf, und da kam bittere Reue über ihn, und er war tiefbetrübt über den Verlust der Jungfrau. So nahm er denn sein Heer und kehrte in seine Stadt zurück.

Wenden wir uns nun von ihm wieder zu dem Prinzen! Der flog, fröhlich und selig, der Stadt seines Vaters zu und machte nicht eher halt, als bis er auf seinem Schloß landete. Dann führte er die Prinzessin ins Schloß hinab und brachte sie in Sicherheit. Darauf begab er sich zu seinem Vater und seiner Mutter, begrüßte sie und tat ihnen kund, daß die Prinzessin angekommen sei, und beide wurden von hoher Freude erfüllt.

So stand es um den Prinzen, das Pferd und die Prinzessin. Sehen wir aber noch, was mit dem Könige im griechischen Lande geschah! Als der in seine Stadt zurückgekehrt war, schloß er sich betrübt und bekümmert in seinen Palast ein. Doch seine Wesire kamen zu ihm und begannen ihn zu trösten, indem sie sprachen: ›Er, der die Jungfrau entführt hat, ist ein Zauberer. Preis sei Allah, der dich vor seiner Zauberei und List behütet hat!‹ In dieser Weise sprachen sie so lange zu ihm, bis er sich über ihren Verlust getröstet hatte.

Wenden wir uns jetzt wieder zu dem Prinzen zurück! Der bereitete große Festmahle für das Volk der Stadt.«

DREIHUNDERTEINUNDSIEBENZIGSTE NACHT

»Einen ganzen Monat lang wurden die Freudenfeste gefeiert. Danach aber ging er zu der Prinzessin ein, und beide hatten die höchste Freude aneinander.

Solches Glück ward dem Prinzen beschieden. Sein Vater aber zerbrach das Ebenholzpferd und machte seinen Bewegungen ein Ende. Darauf schrieb der Prinz einen Brief an den Vater der Prinzessin und teilte ihm darin mit, wie es ihr ergangen war, ferner auch, daß er sich mit ihr vermählt habe und daß sie nun im schönsten Wohlergehen bei ihm weile. Den Brief schickte er durch einen Boten zugleich mit kostbaren Geschenken und Kleinodien. Als der Bote in der Stadt des Vaters der Prinzessin, in San'â im Lande Jemen, ankam, übergab er den Brief und die Geschenke jenem König. Und wie der den Brief gelesen hatte, war er hocherfreut, nahm die Geschenke an und erwies dem Boten hohe Ehren. Dann rüstete er wertvolle Geschenke für seinen Eidam, den Prinzen, und sandte sie ihm durch denselben Boten. Der kehrte mit ihnen zu dem Prinzen zurück und berichtete ihm, wie sehr der König, der Vater der Prinzessin, sich über die Nachricht von ihr gefreut hatte; darüber war auch der Prinz hocherfreut. Und nun sandte er immerfort in jedem Jahr einen Brief und Geschenke an seinen Schwiegervater. Schließlich aber segnete der König, des Prinzen Vater, das Zeitliche, und dieser folgte ihm auf dem Thron. Er herrschte über die Untertanen in Gerechtigkeit, und sein Wandel unter ihnen war dem Gefallen Gottes geweiht, so daß die Länder sich seinem Dienste neigten und die Menschen ihm Gehorsam bezeigten. Und so lebten sie in des Lebens schönster Herrlichkeit, in aller Freude und Zufriedenheit, bis Der zu ihnen kam, der die Freuden schweigen heißt, und der die Freundesbande zerreißt, der die Schlösser vernichtet und die Gräber errichtet. Preis sei Ihm, dem Lebendigen, der nimmer vergeht, und bei dem die Herrschaft auf Erden und im Himmel steht!«

Die Geschichte von Dschullanâr, der Meermaid, und ihrem Sohne, dem König Badr Bâsim von Persien

»O glücklicher König, einst lebte in alten Zeiten und längst entschwundenen Vergangenheiten im Lande der Perser ein König namens Schahrimân, und seine Hauptstadt befand sich in Chorasân. Der besaß hundert Nebenfrauen, doch durch keine von ihnen hatte er zeit seines Lebens ein Kind erhalten, weder einen Knaben noch ein Mädchen. Eines Tages nun dachte er darüber nach, und er war betrübt, weil der größere Teil seines Lebens vergangen war, ohne daß ihm ein Sohn beschert wäre, der nach ihm das Reich erben könnte, wie er es von seinen Vätern und Vorvätern geerbt hatte; deshalb ward er von tiefem Gram und Kummer und von bitterem Herzeleid erfüllt. Und wie er nun so dazusitzen pflegte, geschah es eines Tages, daß einer seiner Mamluken zu ihm eintrat und sprach: ›Hoher Herr, an der Tür steht eine Sklavin mit einem Händler, die ist so schön, wie noch nie eine gesehen ward.‹ Der König befahl: ›Bringt mir den Kaufmann und die Sklavin!‹ Und beide kamen darauf zu ihm. Wie er die Maid erblickte, sah er, daß sie einer Lanze von Rudaina glich und in einen Schleier aus golddurchwirkter Seide eingehüllt war. Nun hob der Kaufmann den Schleier von ihrem Antlitz, und die ganze Halle erstrahlte von ihrer Schönheit. Ihr Haar hing in sieben Strähnen bis zu den Fußspangen hinab und glich dem Schweife edler Rosse; ihre Augen blickten voll dunkler Glut umher, ihre Hüften wiegten sich schwer unter dem Leibe, dem schlanken; sie heilte das Leiden des Kranken und löschte die brennenden Schmerzen in liebeglühenden Herzen.

Der König wunderte sich über ihren Anblick, ihre Schönheit und Lieblichkeit und ihres Wuchses Ebenmäßigkeit, und er sprach zu dem Händler: ›Alterchen, wieviel kostet diese Maid?‹ Und der gab zur Antwort: ›Hoher Herr, ich habe sie für zweitausend Dinare von dem Händler gekauft, dem sie vor mir gehörte. Und seither bin ich drei Jahre lang mit ihr gereist, und ich habe noch, bis ich hierher gekommen bin, dreitausend Dinare ausgegeben. Doch sie ist ein Geschenk von mir an dich.‹ Da verlieh ihm der König ein kostbares Ehrengewand und wies ihm zehntausend Dinare an. Der Händler nahm alles hin, küßte dem König die Hände, dankte ihm für seine Huld und Güte und ging seiner Wege. Darauf übergab der König die Sklavin den Kammerfrauen und sprach zu ihnen: ›Widmet euch der Pflege dieser Maid, schmückt sie, richtet ein Gemach für sie her und führt sie hinein!‹ Auch befahl er den Kämmerlingen, ihr alles zu bringen, dessen sie bedurfte. Nun lag das Land, in dem er herrschte, am Meeresufer, und seine Hauptstadt hieß die Weiße Stadt. Man führte also die Maid in ein Gemach, dessen Fenster aufs Meer hinausschauten.«

»Dann ging der König zu ihr hinein; doch sie erhob sich nicht vor ihm und achtete seiner auch nicht. Da sagte er sich: ›Es scheint, sie ist bei Leuten gewesen, die sie kein gutes Benehmen gelehrt haben.‹ Und er ging auf sie zu und sah sie an, wie sie vollkommen war an Schönheit und Lieblichkeit und des Wuchses Ebenmäßigkeit; ihr Antlitz glich dem runden Monde am Tage seiner Fülle oder dem leuchtenden Sonnenball im blauen Weltenall. Und er wunderte sich von neuem über ihre Schönheit und Lieblichkeit und ihres Wuchses Ebenmäßigkeit und pries Allah den Schöpfer, dessen Allmacht hochherrlich ist. Dann trat er nahe an die Sklavin heran und setzte sich neben ihr nieder, drückte sie an seine Brust, zog sie auf seine Kniee und sog den Tau ihrer Lippen, der ihm süßer war als Honig. Darauf ließ er die Tische bringen, die mit den prächtigsten Speisen von jederlei Art gedeckt waren, und er aß selbst und reichte der Maid die Speisen, bis sie gesättigt war; doch sie sprach kein einziges Wort. Auch als der König mit ihr plaudern wollte und sie nach ihrem Namen fragte, blieb sie stumm und gab ihm keine Antwort; kein Laut kam aus ihrem Munde, sie saß immer mit gesenktem Haupte da. Und nur dadurch ward sie vor dem Zorn des Königs gerettet, daß sie so überaus schön und anmutig und liebreizend war. Da sprach der König bei sich: ›Preis sei Allah, dem Erschaffer dieser Maid! Wie entzückend ist sie! Nur daß sie nicht redet! Doch die Vollkommenheit ist nur bei Allah dem Erhabenen!‹ Nun fragte er die Sklavinnen, ob sie gesprochen habe, und die erwiderten ihm: ›Seit ihrer Ankunft bis zu dieser Stunde hat sie nicht ein einziges Wort gesagt; wir haben sie nicht reden hören.‹ Darauf ließ der König einige seiner Nebenfrauen und Odalisken kommen und befahl ihnen, vor ihr zu singen und mit ihr vergnügt zu sein, ob sie vielleicht dann reden würde. So spielten denn die Nebenfrauen und Odalisken vor ihr allerlei Musikinstrumente und trieben mancherlei Spiele und sangen, bis alle, die dort anwesend waren, heiter und froh wurden; doch die Maid sah ihnen schweigend zu, sie lächelte nicht, noch sprach sie. Dem König ward die Brust eng, und er entließ die Frauen und blieb mit der Sklavin allein. Dann legte er seine Gewänder ab und entkleidete auch sie mit eigener Hand; und als er ihren Leib betrachtete, erschien er ihm gleich einem Barren Silbers. Da entbrannte er in heißer Liebe zu ihr, und er nahm ihr das Mädchentum; und wie er sie als reine Jungfrau erfand, war er hocherfreut, und er sprach bei sich selber: ›Bei Allah, es ist ein Wunder, daß ein Mädchen, so schön an Gestalt und Antlitz, so lange bei den Händlern als reine Jungfrau bleiben konnte.‹ Und nun neigte er sich ganz ihr zu und achtete keiner anderen mehr, ja, er mied alle seine Nebenfrauen und Odalisken. Er blieb ein volles Jahr bei ihr, und dies war ihm wie ein einziger Tag; aber sie sprach nie. Eines Tages jedoch, als seine Liebe zu ihr und die Leidenschaft heiß aufloderten, sagte er zu ihr: ›O du Wunsch der Seelen, sieh, meine Liebe zu dir ist übergroß, und ich habe um

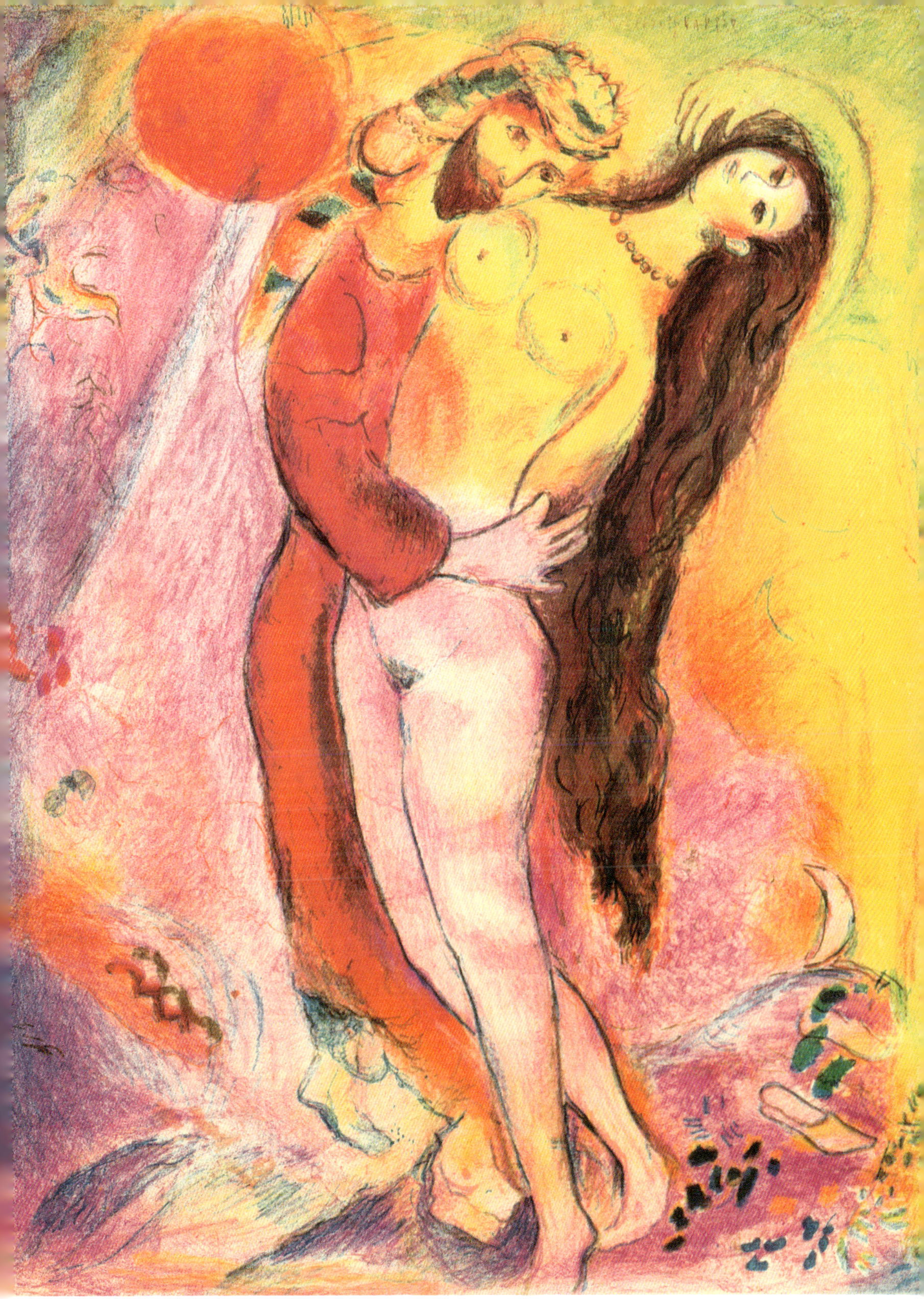

Siebenhundertneununddreißigste Nacht

deinetwillen alle meine Sklavinnen, Nebenfrauen, Frauen und Odalisken gemieden; denn dich habe ich zu meinem Glück in dieser Welt gemacht, und ich habe ein volles Jahr lang bei dir ausgeharrt. Und jetzt flehe ich zu Allah dem Erhabenen, er möge in seiner Huld mir dein Herz erweichen, auf daß du mit mir redest. Wenn du aber stumm bist, so tu es mir durch ein Zeichen kund, damit ich die Hoffnung auf ein Wort von dir fahren lasse. Und ich bete zu Gott dem Hochgepriesenen, daß er mir durch dich einen Sohn gewähre, der nach mir mein Königreich erben soll. Ach, ich bin einsam und verlassen, ich habe keinen Erben und bin doch hochbetagt. Um Allahs willen, wenn du mich liebst, so gib mir eine Antwort!‹ Da senkte die Maid ihr Haupt und dachte nach. Dann erhob sie ihr Haupt wieder und lächelte dem König ins Antlitz; ihm aber war, als ob ein Blitz das Gemach erhellte. Und nun hub sie an: ›O König heldenhaft, o du Löwe voller Kraft, Allah hat dein Gebet erhört; denn ich habe durch dich empfangen, und die Zeit der Niederkunft ist nahe; aber ich kann nicht wissen, ob das Kind in meinem Schoße ein Sohn oder eine Tochter ist. Hätte ich nicht von dir empfangen, so hätte ich nie ein Wort mit dir gesprochen.‹ Als der König ihre Rede vernommen hatte, leuchtete aus seinem Antlitz helle Freude, und er küßte ihr Haupt und Hände im Überschwang der Freude, und er rief: ›Preis sei Allah, der mir gewährt hat, was ich mir wünschte zum ersten deine Sprache und zum zweiten die Kunde, daß du von mir empfangen hast.‹ Dann erhob er sich und verließ sie und setzte sich auf den Thron seiner Königsherrschaft, von wachsender Freude erfüllt. Und er befahl dem Wesir, unter die Armen und Bedürftigen, die Witwen und das andere Volk hunderttausend Dinare als Almosen zu verteilen zum Danke gegen Allah den Erhabenen. Der Wesir tat, wie ihm der König befohlen hatte. Nachdem dies geschehen war, begab der König sich wieder zu der Maid, setzte sich zu ihr, umarmte sie und drückte sie an seine Brust und sprach zu ihr: ›Meine Gebieterin, du Herrin über mein Leben, warum war dies Schweigen? Seit einem vollen Jahre bist du bei mir Tag und Nacht, hast geschlafen und gewacht, aber in diesem ganzen Jahr hast du erst heute zu mir gesprochen. Was war der Grund deines Schweigens?‹ Die Maid gab ihm zur Antwort: ›Höre, o größter König unserer Zeit, ich bin eine arme Heimatlose mit gebrochenem Herzen, und ich bin fern von meiner Mutter und meinem Bruder und den Meinen.‹ Als der König diese Worte von ihr vernahm, erkannte er ihren Wunsch und sprach zu ihr: ›Wenn du sagst, daß du arm seiest, so ist für solche Worte kein Grund; denn mein ganzes Reich, mein Hab und Gut und alles, was ich besitze, stehen dir zu Diensten, und auch ich bin dein Knecht geworden. Und wenn du sagst, du seiest fern von deiner Mutter und deinem Bruder und den Deinen, so laß mich wissen, wo sie sind, und ich will zu ihnen senden und sie zu dir kommen lassen.‹ ›Wisse, o glücklicher König‹, erwiderte sie, ›ich heiße Dschullanâr, die Meermaid, und mein Vater war einer der Könige des Meeres; er starb und hinterließ uns das Reich. Doch während wir uns der Herrschaft erfreuten, erhob sich plötzlich ein anderer Kö-

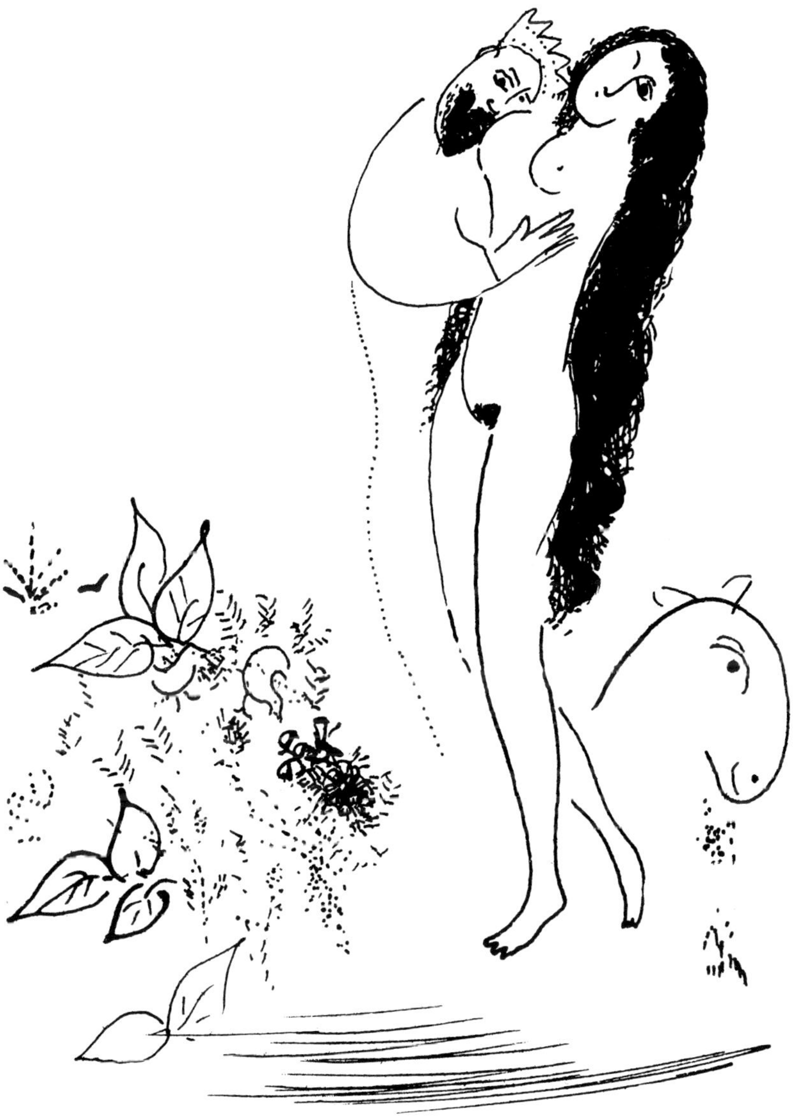

*Dann legte er seine Gewänder ab und entkleidete auch sie mit eigener Hand;
und als er ihren Leib betrachtete, erschien er ihm gleich einem Barren Silbers…*

nig wider uns und entriß das Reich unseren Händen. Ich habe noch einen Bruder, Sâlih geheißen, und auch meine Mutter ist ein Meerweib. Nun geriet ich mit meinem Bruder in Streit, und ich schwor, ich wolle mich einem Manne vom Landvolk in die Hände werfen. So verließ ich das Meer und setzte mich am Ufer einer Insel im Mondenscheine nieder; da kam ein Mann an mir vorüber, nahm mich mit und führte mich in sein Haus. Dort wollte er mich verführen, aber ich schlug ihm aufs Haupt, so daß er fast gestorben wäre. Darauf schleppte er mich fort und verkaufte mich an diesen Mann, von dem du mich erhalten hast; der war ein trefflicher und rechtschaffener Mann, fromm, zuverlässig und edelmütig. Und hätte dein Herz mich nicht liebgewonnen, und hättest du mich nicht über alle deine Nebenfrauen erhöht, so wäre ich nicht eine einzige Stunde bei dir geblieben; dann hätte ich mich ins Meer geworfen, durch dies Fenster dort, und wäre zu meiner Mutter und den Meinen geschwommen. Nun aber scheute ich mich davor, zu ihnen zu kommen, da ich von dir schwanger bin, und fürchtete, sie könnten Böses von mir denken und mir keinen Glauben schenken, auch wenn ich ihnen schwören und erzählen würde, ein König hätte mich mit seinem Golde erkauft und mich zu seinem Glück in dieser Welt gemacht, indem er mich über seine Gattinnen stellte und über alles, was seine Hand besitzt. Das ist meine Geschichte, und hiermit ist sie zu Ende.‹«

SIEBENHUNDERTVIERZIGSTE NACHT

»Als er ihre Rede vernommen hatte, dankte er ihr und küßte sie auf die Stirn. Und er sprach zu ihr: ›Bei Allah, meine Gebieterin, du mein Augenlicht, ich kann es nicht ertragen, mich auch nur eine einzige Stunde von dir zu trennen; und wenn du mich verlässest, so werde ich auf der Stelle tot sein. Was wollen wir tun?‹ ›Hoher Herr‹, erwiderte sie, ›die Zeit meiner Niederkunft ist nahe, und die Meinen müssen bei mir sein, um mich zu pflegen; denn die Frauen vom Festlande wissen nicht, wie die Töchter des Meeres gebären, wie auch die Töchter des Meeres nicht die Art der Entbindung der Frauen des Festlandes kennen. Und wenn die Meinen kommen, so werde ich mich mit ihnen versöhnen, und auch sie werden sich mir wieder zuwenden.‹ Nun fragte der König sie: ›Und wie können sie sich im Meere bewegen, ohne daß sie naß werden?‹ Sie antwortete: ›Wir bewegen uns im Meere, geradeso wie ihr auf dem Festlande gehet; und das geschieht durch die Kraft der Zaubernamen, die auf dem Ringe Salomos, des Sohnes Davids – über beiden sei Heil! – eingegraben sind. Doch, o König, wenn die Meinen und mit ihnen mein Bruder kommen, so werde ich ihnen kundtun, daß du mich mit deinem Gelde gekauft und mir Freundlichkeit und Güte erwiesen hast. Dann sollst du vor ihnen meine Worte bestätigen, und sie sollen mit ihren eigenen Augen deine Herrlichkeit schauen und erfahren, daß du ein König und der Sohn eines Königs bist.‹

Darauf sagte der König: ›Meine Gebieterin, tu, was dir gut scheint und was dir gefällt; bei allem, was du nun tust, will ich mich dir fügen.‹ Da fuhr die Meermaid fort: ›Wisse, o größter König unserer Zeit, wir ziehen im Meere umher mit offenen Augen und sehen, was darinnen ist; auch erblicken wir die Sonne und den Mond und die Sterne und den Himmel, wie wenn wir auf der Oberfläche der Erde wären; und das schadet uns nichts. Und wisse ferner, es gibt im Meere viele Völker und mannigfache Gestalten von allerlei Art, wie sie ja auch auf dem Lande sind. Ja, vernimm, daß alles, was sich auf dem Festlande befindet, nur sehr wenig ist im Vergleich zu dem, was die Tiefe bringt.‹ Ihren Worten hörte der König mit Staunen zu. Dann nahm die Maid von ihrer Schulter zwei Stücke Komoriner Aloeholzes, nahm etwas davon und warf es, nachdem sie ein Feuer in einer Kohlenpfanne angezündet hatte, in die Pfanne hinein; dann ließ sie einen lauten Pfiff erschallen und begann unverständliche Worte zu murmeln. Da stieg ein mächtiger Rauch auf, während der König zuschaute; und sie sprach zu ihm: ›Hoher Herr, geh, verbirg dich in einer Kammer, damit ich dir meinen Bruder und meine Mutter und die Meinen zeigen kann, ohne daß sie dich sehen; denn ich gedenke sie herbeizurufen, und du wirst hier an dieser Stätte zu dieser Stunde ein Wunder schauen. Du wirst staunen über die mannigfaltigen Gestalten und die seltsamen Gebilde, die Allah der Erhabene geschaffen hat.‹ Da ging der König also gleich hin und trat in eine Kammer und sah ihr von dort aus bei ihrem Tun zu. Und sie fuhr fort zu räuchern und zu beschwören, bis das Meer aufschäumte und brandete und ihm ein Jüngling entstieg, von schöner Gestalt und mit strahlendem Antlitz, als wäre er der Mond in seiner Fülle; seine Stirn war blütenrein, seine Wangen waren von rötlichem Schein und seine Zähne gleich Perlen und Edelgestein. Von allen Geschöpfen glich er am meisten seiner Schwester.

Danach stieg aus dem Meer empor eine Frau mit ergrauendem Haare, begleitet von fünf Jungfrauen, wie Monde anzuschauen, und die glichen der Maid, deren Name Dschullanâr war. Der König aber sah, wie der Jüngling und die alte Frau und die Jungfrauen auf der Oberfläche des Wassers dahinschritten, bis sie den Weg zu Dschullanâr einschlugen. Als sie nahe an das Fenster herangekommen waren und die Meermaid sie vor sich sah, eilte sie ihnen freudig und froh entgegen. Und da auch jene sie erblickten und erkannten, traten sie zu ihr ein und umarmten sie und weinten bitterlich. Dann sprachen sie zu ihr: ›O Dschullanâr, wie konntest du uns verlassen und vier Jahre lang fern sein, ohne daß wir die Stätte kannten, an der du weiltest? Bei Allah, die Welt ward uns zu enge durch die Qual der Trennung, Speise und Trank mundeten uns nicht einen einzigen Tag. Ja, wir weinten Tag und Nacht im Übermaß unserer Sehnsucht nach dir!‹ Darauf begann sie dem Jüngling, ihrem Bruder, und ihrer Mutter die Hände zu küssen, desgleichen auch ihren Basen; und sie saßen eine Weile bei ihr und fragten sie, wie es ihr ergehe und was ihr widerfahren sei und wie es jetzt um sie stehe. ›Wisset,‹ erwiderte sie, ›als ich euch verlassen hatte und aus dem Meere emporgestiegen war, setzte ich mich am Ufer einer Insel nieder. Da nahm ein Mann mich mit sich und verkaufte mich an einen Händler; und der Händler brachte mich in diese Stadt und verkaufte mich an ihren König um zehntausend Dinare. Der aber hegte und pflegte mich, ja, er verließ alle seine Frauen, Nebenfrauen und Odalisken um meinetwillen und vergaß bei mir alles, was er hatte und was in seiner Stadt vorging.‹ Als ihr Bruder diese Worte von ihr vernommen hatte, sprach er: ›Preis sei Allah, der uns wieder mit dir vereinigt hat! Doch jetzt, liebe Schwester, ist es mein Wunsch, daß du dich aufmachst und mit uns in unser Land und zu unserem Volke heimkehrst.‹ Kaum hatte der König die Worte ihres Bruders gehört, so ward er wie von Sinnen aus Furcht, die Maid könnte dem Wunsch ihres Bruders folgen, und er selbst würde dann nicht vermögen, sie zurückzuhalten, wiewohl er von heißer Liebe zu ihr erfüllt war; und er war ratlos, da er mit Schrecken an ihren Verlust dachte. Doch die Maid Dschullanâr erwiderte ihrem Bruder auf seine Worte: ›Bei Allah, mein Bruder, der Mann, der mich gekauft hat, ist doch der König dieser Stadt; er ist ein mächtiger Herrscher, ein weiser Mann, edel und gut und so freigebig, wie er nur sein kann. Er hat mich ja auch ehrenvoll behandelt, er, der Mann von Hochherzigkeit und großem Reichtum; doch er hat weder Sohn noch Tochter. Immer war er freundlich gegen mich und erwies mir lauter Gutes; von dem Tage, da ich zu ihm kam, bis zu dieser Stunde habe ich kein böses Wort von ihm gehört, das mein Herz betrübt hätte. Stets war er gütig zu mir und tat nichts, ohne mich um Rat zu fragen; und so lebe ich bei ihm im schönsten Wohlsein und im vollkommensten Glück. Und dazu kommt, daß er des Todes wäre, wenn ich ihn verließe; denn er kann es nicht ertragen, auch nur eine einzige Stunde von mir getrennt zu sein. Und wenn ich von ihm gehe, so werde auch ich sterben; denn ich liebe ihn so innig, da er mir übergroße Huld erwiesen hat, seitdem ich bei ihm weile. Ja, wenn mein Vater noch am Leben wäre, ich würde bei ihm nicht in so hohen Ehren stehen wie bei diesem großmächtigen und ruhmreichen König. Und nun seht ihr doch, daß ich durch ihn Mutter werde. Preis sei Allah, der mich zur Tochter des Meerkönigs gemacht und mich mit dem mächtigsten der Könige des Festlandes vermählt hat! Wahrlich, Allah der Erhabene hat mich nicht verlassen, sondem mich mit Gutem überhäuft.‹«

SIEBENHUNDERTEINUNDVIERZIGSTE NACHT

»›Und weil nun der König keinen Sohn und keine Tochter hat, so flehe ich zu Allah dem Erhabenen, daß er mir einen Sohn gewähre, der von diesem großmächtigen König erbe, was Gott ihm an Bauten und Schlössern und anderen Besitztümern verliehen hat.‹ Als ihr Bruder und ihre Basen diese Worte von ihr vernahmen, wurden ihre Gemüter durch solche Rede getröstet, und sie sprachen zu ihr: ›O Dschullanâr, du weißt, wie hoch du bei uns in Ehren stehst, du kennst unsere Liebe zu dir, du bist dessen gewiß, daß du uns von allen Geschöp-

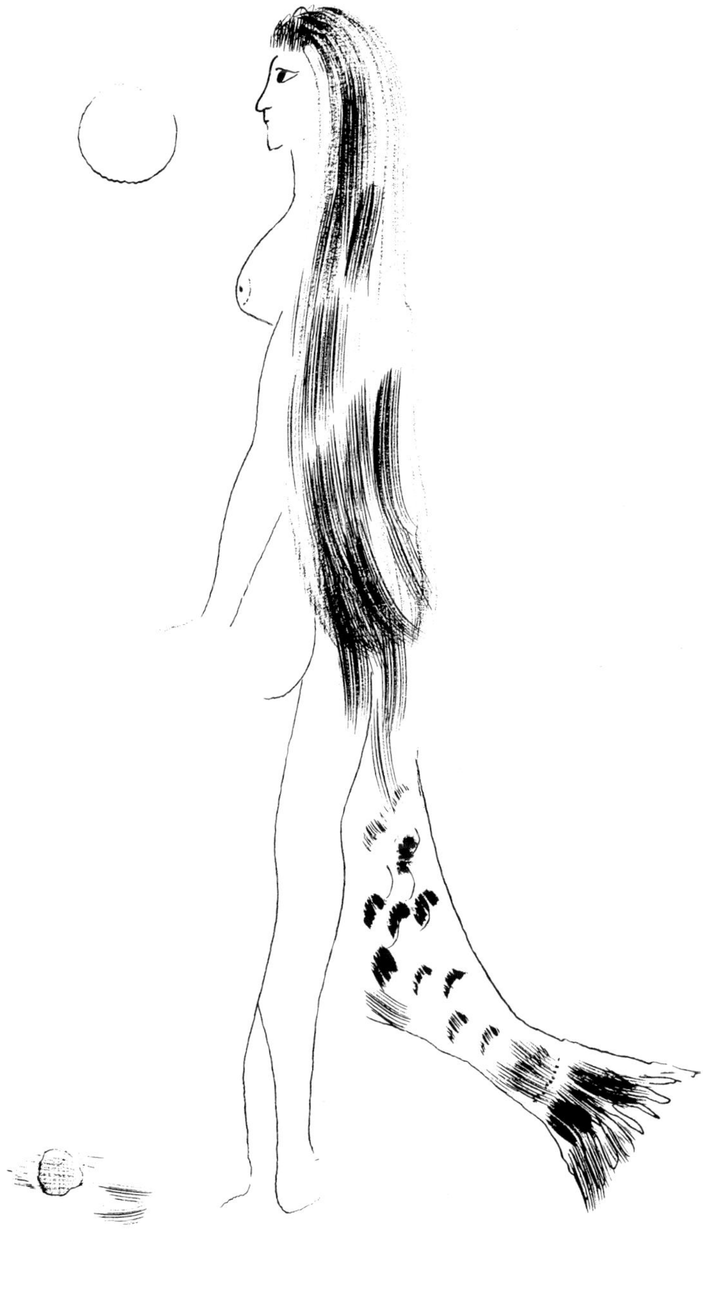

»So verließ ich das Meer und setzte mich
am Ufer einer Insel im Mondenscheine nieder...

fen am teuersten bist, und du kannst sicher glauben, daß wir dir nur das ungetrübte und ungestörte Glück wünschen. Wenn du unglücklich bist, so mache dich auf mit uns in unser Land und zu unserem Volke; aber wenn du hier glücklich lebst in Ehren und Freuden, so ist das unser Wunsch und Wille; denn wir wünschen dein Wohlergehen jetzt und immerdar.‹ Da gab sie ihnen zur Antwort: ›Bei Allah, ich lebe hier in höchster Glückseligkeit, in Freuden und in Fröhlichkeit.‹ Wie nun der König diese Worte aus ihrem Munde vernahm, freute er sich, und sein Herz ward wieder beruhigt und von Dankbarkeit gegen sie erfüllt; und seine Liebe zu ihr ward noch größer und durchdrang sein ganzes inneres Wesen. Denn jetzt wußte er, daß sie ihn ebenso heiß liebte wie er sie, und daß sie bei ihm zu bleiben wünschte, um das Kind zu schauen, das ihm von ihr zuteil werden sollte. Darauf gab die Maid – Dschullanâr, die Meermaid – ihren Dienerinnen Befehl, die Tische mit Speisen von allerlei Art zu bringen; und das waren Speisen, die sie selbst in der Küche hatte zubereiten lassen. So brachten ihnen denn die Dienerinnen die Speisen und die Süßigkeiten und die Früchte. Dann aß sie mit den Ihren davon. Aber da huben jene an: ›Dschullanâr, dein Herr ist uns ein Fremdling; und wir sind in sein Haus eingedrungen, ohne seine Erlaubnis und ohne daß er uns kennt, während du uns seine Herrlichkeit gepriesen hast. Ferner hast du uns von seinen Speisen vorgesetzt, und wir haben gegessen; aber wir sind ihm nicht begegnet und haben ihn nicht gesehen, und auch er hat uns nicht gesehen, er ist nicht bei uns gewesen und hat nicht mit uns gegessen, so daß wir Brot und Salz mit ihm geteilt hätten.‹ Sogleich ließen sie alle vom Essen ab und zürnten ihr; und Feuer sprühte aus ihrem Munde wie von Fackeln. Doch wie der König das sah, ward er wie von Sinnen, da er so gewaltig vor ihnen erschrak. Dschullanâr aber beruhigte ihre Gemüter, begab sich dann in die Kammer, in der ihr Herr, der König, sich befand, und sprach zu ihm: ›Hoher Herr, hast du gesehen und gehört, wie ich dich vor den Meinen gelobt und gepriesen habe? Und hast du auch vernommen, was sie zu mir sagten, sie wünschten mich mit sich zu unserem Volk und in unser Land zu nehmen?‹ Er antwortete ihr: ›Ich habe gehört und gesehen, möge Allah dir statt meiner mit Gutem vergelten! Bei Allah, erst jetzt, in dieser gesegneten Stunde, habe ich die Größe deiner Liebe zu mir erkannt, und ich zweifle nicht mehr daran, daß du mich wirklich lieb hast.‹ ›Mein Gebieter‹, sagte sie darauf, ›ist der Lohn für Güte etwas anderes als Güte? Du bist gütig zu mir gewesen und hast in deiner Freigebigkeit mir die höchsten Gnaden erwiesen, und ich sehe, daß du mich innig liebst; ja, du hast mir immer nur Gutes getan und hast mich vor allen erwählt, die du liebtest und begehrtest. Wie könnte da mein Herz einwilligen, mich von dir zu trennen und dich zu verlassen? Wie wäre das denkbar, da du so gütig und huldvoll zu mir bist? Nun bitte ich dich, du möchtest in deiner Huld kommen und die Meinen begrüßen, auf daß du sie siehest und sie dich sehen und auf daß reine Freundschaft und Liebe zwischen euch herrsche. Wisse, o größter König unserer Zeit, mein Bruder und meine Mutter und

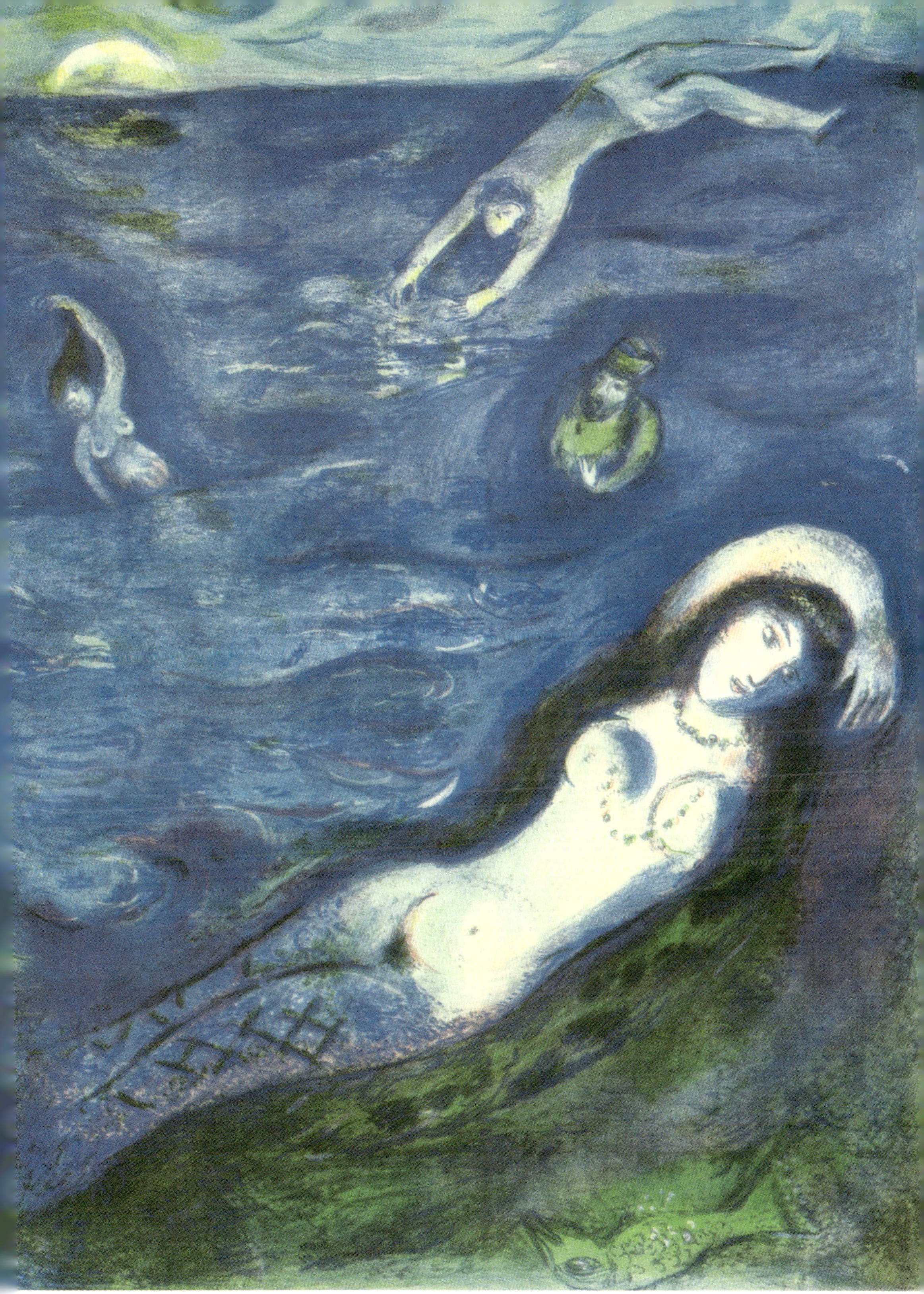

Siebenhundertneununddreißigste Nacht

meine Basen haben dich schon herzlich liebgewonnen, als ich dich vor ihnen pries. Und sie sagten: ›Wir wollen nicht eher von dir in unser Land zurückkehren, als bis wir mit dem König zusammengetroffen sind und ihn begrüßt haben. Ja, sie wünschen wahrlich, dich zu sehen und mit dir bekannt zu werden.‹ Der König erwiderte: ›Ich höre und gehorche; denn dies ist auch mein Wunsch!‹ Und alsbald erhob er sich und trat zu ihnen ein und begrüßte sie auf das schönste. Da sprangen sie eiligst auf und empfingen ihn mit höchster Ehrerbietung; und er setzte sich mit ihnen im Saale nieder und aß mit ihnen von der gleichen Tafel. So blieb er dreißig Tage lang mit ihnen zusammen. Als sie dann wieder in ihr Land heimkehren wollten, nahmen sie Abschied vom König und von der Königin Dschullanâr, der Meermaid, und verließen die beiden, nachdem der König ihnen höchste Ehren erwiesen hatte.

Nach einer Weile vollendeten sich für Dschullanâr die Tage ihrer Schwangerschaft, und als die Zeit ihrer Niederkunft kam, schenkte sie einem Knaben das Leben, der dem Mond in seiner Fülle glich. Darüber war der König aufs höchste erfreut, weil ihm ja in seinem ganzen Leben weder Sohn noch Tochter zuteil geworden war. Nun feierte man die Freudenfeste und schmückte die Stadt sieben Tage lang, und alle ergingen sich in Frohsinn und Heiterkeit. Am siebenten Tage aber erschienen die Mutter der Königin Dschullanâr und ihr Bruder und ihre Basen, als sie von ihrer Niederkunft gehört hatten.«

SIEBENHUNDERTZWEIUNDVIERZIGSTE NACHT

»Der König empfing die Leute des Meeres in höchster Freude über ihr Kommen und sprach zu ihnen: ›Ich habe mir gesagt, ich wolle meinem Sohn nicht eher einen Namen geben, als bis ihr kämt und ihn nach eurer Kenntnis benennen würdet.‹ Da nannten sie ihn Badr Bâsim; und alle hießen diesen Namen gut. Dann brachte man den Knaben seinem Oheim Sâlih dar, und er nahm ihn auf den Arm, schritt aus ihrer Mitte fort und ging im Schlosse hin und her, nach rechts und nach links. Dann aber trug er den Knaben aus dem Schlosse fort und ging mit ihm zum Salzmeere hinab und schritt dahin, bis er dem Blick des Königs entschwand. Als dieser sah, daß der Meeresjüngling seinen Sohn nahm und mit ihm in der Tiefe des Meeres verschwand, gab er sein Kind verloren und begann zu weinen und zu klagen. Dschullanâr jedoch, die das bemerkte, sprach zu ihm: ›O größter König unserer Zeit, fürchte dich nicht und gräme dich nicht um deinen Sohn! Sieh, ich liebe mein Kind noch mehr als du. Mein Sohn ist jetzt bei meinem Bruder; sei nicht besorgt um des Meeres willen und fürchte nicht, er könne ertrinken. Wenn mein Bruder wüßte, daß dem Kleinen ein Schaden widerfahren könnte, so hätte er nicht getan, was er getan hat. Noch in dieser Stunde wird er dir deinen Sohn wohlbehalten zurückbringen, so Allah der Erhabene will.‹ Es verging auch keine

Stunde, da fing das Meer an zu tosen und zu branden, und ihm entstieg der Oheim des Kleinen, und der Sohn des Königs war wohlbehalten bei ihm. Dann flog er über das Meer dahin, bis er zu denen im Schlosse kam, während das Kind ruhig in seinen Armen lag mit einem Antlitze, das dem Monde in der Nacht seiner Fülle glich. Darauf blickte der Oheim des Prinzen den König an und sprach zu ihm: ›Du magst wohl gefürchtet haben, deinem Sohne könne ein Leid widerfahren, als ich mit ihm ins Meer hinabstieg.‹ ›Ja, Herr‹, erwiderte der König, ›ich war um ihn besorgt, und ich glaubte, ich würde ihn nie mehr lebend wiedersehen.‹ Doch Sâlih fuhr fort: ›O König des Festlandes, wir haben seine Augen mit einer Salbe bestrichen, die nur wir kennen, und wir haben über ihm die Zaubernamen gesprochen, die auf dem Ringe Salomos, des Sohnes Davids – über beiden sei Heil! – geschrieben stehen. Wenn bei uns ein Kind geboren wird, so pflegen wir dies, was ich dir beschrieben habe, mit ihm zu tun. Nun brauchst du nicht zu fürchten, daß er je ertrinken oder ersticken werde, auch nicht in irgendeinem anderen Meere, wenn er darin hinabsteigt; denn wie ihr auf dem Lande wandelt, so wandeln wir im Meere.‹ Darauf zog er aus seiner Tasche ein Kästchen hervor, das mit Schriftzeichen bedeckt und versiegelt war; und nachdem er die Siegel gelöst hatte, entleerte er es. Da entfielen ihm aufgereihte Edelsteine von allen Arten, Hyazinthe und andere Juwelen, dreihundert Stäbchen aus Smaragd und dreihundert durchlochte Edelsteine, die so groß waren wie Straußeneier und deren Licht heller erstrahlte als das Licht von Sonne und Mond. Und Sâlih sprach: ›O größter König unserer Zeit, diese Edelsteine und Hyazinthe sind ein Geschenk von mir an dich, da wir dir noch nie ein Geschenk gebracht haben; wir wußten ja auch nicht, wo Dschullanâr weilte, und hatten jede Spur und Nachricht von ihr verloren. Aber jetzt, da wir dich mit ihr vereint sehen und da wir alle gleichsam ein einziges Wesen geworden sind, haben wir dir dies Geschenk gebracht. Und fortan wollen wir dir oft, immer nach wenigen Tagen, dergleichen darbringen, so Allah der Erhabene will; denn diese Edelsteine und Hyazinthe sind bei uns zahlreicher als die Kiesel am Strande; und wir kennen die guten und schlechten von ihnen, die Wege zu ihnen und ihre Fundstätten, und so sind sie leicht für uns zu beschaffen.‹ Als aber der König jene Juwelen und Hyazinthe erblickte, ward ihm sein Verstand wirre und sein Herz irre, und er rief: ›Bei Allah, ein einziger von diesen Edelsteinen ist so viel wert wie mein ganzes Reich!‹ Dann dankte er Sâlih, dem Meeresjüngling, für seine Güte, und indem er die Königin Dschullanâr anschaute, sprach er zu ihr: ›Ich stehe beschämt vor deinem Bruder, der so freigebig gegen mich gewesen ist und mir diese herrliche Gabe dargebracht hat, die das Vermögen der Erdbewohner weit übersteigt.‹ Darum dankte auch sie ihrem Bruder für seine Güte; doch er sprach: ›O größter König unserer Zeit, du hast ältere Ansprüche an uns, und dir zu danken ist uns eine Pflicht; denn du bist zu unserer Schwester freundlich gewesen, und wir sind in dein Haus gekommen und haben von deiner Speise gegessen. Und wenn wir auch, o größter König unserer Zeit, tausend Jahre lang mit allem Eifer in deinem Dienste ständen, so könnten wir dir doch nicht vergelten, und all das wäre nur ein karger Teil von dem, was dir gebührt.‹ Der König dankte ihm aufs herzlichste, und Sâlih blieb mit seiner Mutter und seinen Basen vierzig Tage bei dem König. Darauf ging Sâlih, der Bruder Dschullanârs, hin und küßte den Boden vor dem König, dem Gemahl seiner Schwester. Der fragte ihn: ›Was wünschest du, o Sâlih?‹ ›O größter König unserer Zeit‹, erwiderte jener, ›du hast uns große Huld erwiesen, und jetzt erbitten wir von deiner Güte, daß du uns gnädiglich Erlaubnis gibst, abzureisen. Denn siehe, wir sehnen uns nach unserem Volk und Land, unseren Anverwandten und unseren Heimstätten, obwohl wir nimmermehr den Dienst bei dir und meiner Schwester und meinem Neffen verlassen wollen. Bei Allah, o größter König unserer Zeit, es wird meinem Herzen nicht leicht, mich von euch zu trennen. Aber was sollen wir tun, da wir nun einmal im Meere groß geworden sind und das Festland uns nicht zusagt?‹ Sowie der König seine Worte vernommen hatte, sprang er auf und nahm Abschied von Sâlih, dem Meeresjüngling, und seiner Mutter und seinen Basen; und alle weinten Tränen des Abschieds miteinander. Dann sprachen die vom Meere: ›In kurzer Zeit werden wir wieder bei euch sein; nie werden wir uns ganz von euch trennen, sondern wir werden stets, je nach Verlauf von wenigen Tagen, euch besuchen.‹ Dann flogen sie auf und dem Meere zu, bis sie dort ankamen und den Blicken entschwanden. «

SIEBENHUNDERTDREIUNDVIERZIGSTE NACHT

»Der König aber erwies Dschullanâr nur noch mehr Güte und höhere Ehren. Und der Kleine wuchs und gedieh, während sein Oheim und seine Ahne und seine Muhme und die Basen seiner Mutter oftmals, immer nach kurzer Zeit, zum Schlosse des Königs kamen und dort einen Monat oder auch zwei Monate lang blieben und dann zu ihrer Stätte zurückkehrten. Der Knabe aber nahm mit seinen wachsenden Jahren immer mehr zu an Schönheit und Anmut, bis er fünfzehn Jahre alt war und seinesgleichen nicht hatte an Vollkommenheit und des Wuchses Ebenmäßigkeit. Auch hatte er die Kunst zu schreiben und zu lesen gelernt, dazu die Geschichte, die Kunde vom Satzbau und vom Wortschatz, das Pfeilschießen und das Speerspiel; so lernte er das Rittertum und alles andere, was sich für die Söhne der Könige ziemt. Und es gab niemanden unter den Kindern des Stadtvolkes, sei es Mann oder Weib, der nicht von den trefflichen Eigenschaften jenes Jünglings gesprochen hätte; denn er war von unvergleichbarer Lieblichkeit und Vollkommenheit.

Der König aber war ihm mit innigster Liebe zugetan, und so berief er nun den Wesir und die Emire, die Würdenträger des Staates und die Großen des Reiches und ließ sie feierliche Eide schwören, daß sie Badr Bâsim nach dem Tode seines Vaters zu ihrem König wählen würden. Und jene schworen die feierlichen Eide mit Freuden; denn der König war wohltätig gegen jedermann, freundlich in seinen Worten und ein Hort von Güte, und er sprach nichts, als was dem Volke Nutzen brachte. Am nächsten Tage stieg der König mit den Würdenträgern des Staates und allen Emiren und seiner ganzen Truppenmacht zu Pferde und zog mit ihnen durch die Stadt; dann kehrten sie zurück, und als sie sich dem Palaste näherten, saß der König ab und ging zum Zeichen der Dienstleistung vor seinem Sohn zu Fuß; dabei trugen zuerst er und dann alle Emire und Großen des Reiches die Staatsschabracke vor dem Prinzen her, nacheinander ein jeder eine Weile, und so zogen sie dahin, bis sie zur Halle des Palastes kamen, während der Prinz immer hoch zu Rosse saß. Dann stieg er ab, und sein Vater und die Emire umarmten ihn und setzten ihn auf den Thron der Herrschaft. Dort standen sie nun vor ihm, der Vater und desgleichen die Emire. Badr Bâsim aber sprach Recht unter dem Volke, setzte die Ungerechten ab und belohnte die Gerechten; so waltete er seines Amtes, bis die Mittagszeit nahte. Dann erhob er sich von dem Königsthron und begab sich zu seiner Mutter Dschullanâr, der Meermaid, indem er die Krone auf seinem Haupte trug und so schön war wie der Vollmond, während König Schahrimân vor ihm her ging. Als die Mutter die beiden erblickte, stand sie vor ihrem Sohne auf, küßte ihn und beglückwünschte ihn zur Herrscherwürde, und sie betete, der Himmel möchte ihm und seinem Vater langes Leben und Sieg über die Feinde geben. Darauf setzte er sich zu seiner Mutter und ruhte sich aus. Doch als die Zeit des Nachmittagsgebetes kam, ritt er mit den Emiren, die ihn führten, zum Blachfeld hinab und pflog des Waffenspieles bis zur Abendzeit mit seinem Vater und den Großen seines Reiches. Dann kehrte er zum Palaste zurück, während alles Volk vor ihm herzog.

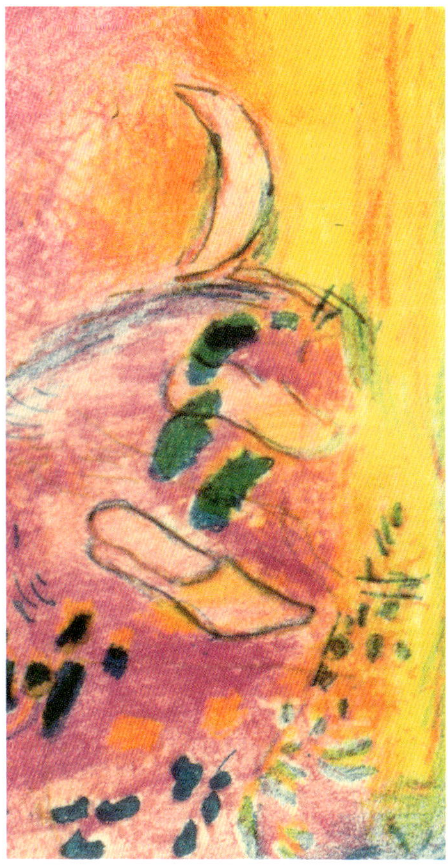

Detail aus der siebenhundertneununddreißigsten Nacht

Und hinfort ritt er jeden Tag zum Blachfeld hinab, und wenn er zurückgekehrt war, setzte er sich nieder, um unter dem Volke zu richten, und er sprach das Recht über Herr und Knecht. Ein ganzes Jahr lang lebte er so; dann begann er zu Jagd und Hatz auszuziehen und in den Städten und Ländern, die seiner Herrschaft unterstanden, umherzureiten und Frieden und Sicherheit zu verbreiten, und er tat, wie die Könige tun. Und unter den Menschen seiner Tage war er einzig an Ruhm und Tapferkeit und Gerechtigkeit gegen die Untertanen. Es begab sich aber, daß eines Tages der alte König, der Vater von Badr Bâsim, erkrankte und an dem Pochen seines Herzens erkannte, daß er bald zur ewigen Stätte entrückt werden würde. Ja, die Krankheit in ihm ward so heftig, daß er dem Tode nahe kam, und da berief er seinen Sohn und empfahl ihm die Untertanen, desselbigengleichen auch seine Mutter und die Großen seines Reiches und alle Vasallen, und er ließ die Versammelten noch einmal schwören und nahm ihnen den Treueid gegen seinen Sohn ab und versicherte sich ihrer durch die Schwüre. Darauf siechte er noch einige wenige Tage dahin; dann ging er ein zur Barmherzigkeit Allahs des Erhabenen. Nun trauerten um ihn sein Sohn Badr Bâsim und seine Gemahlin Dschullanâr, die Emire und die Wesire und die Großen des Reiches; und sie erbauten ihm ein Grabhaus und bestatteten ihn darin. Einen ganzen Monat lang dauerte ihre Trauerfeier; dann aber kamen Sâlih, der Bruder Dschullanârs, und ihre Mutter und ihre Basen, und sie trösteten die Betrübten ihn ihrem Schmerz um den König und sprachen: ›O Dschullanâr, wenn auch der König dahingeschieden ist, so hat er doch diesen trefflichen Sohn hinterlassen; und wer seinesgleichen hinterläßt, der ist nicht tot; denn dieser ist der Unvergleichliche, der reißende Leu.‹ «

SIEBENHUNDERTVIERUNDVIERZIGSTE NACHT

»Die Großen des Reiches aber und die Vornehmen traten zu König Badr Bâsim ein und sprachen zu ihm: ›O König, es liegt nichts Unrechtes in derTrauer um den Verstorbenen; doch das Trauern ist die Sache der Frauen. Drum quäle nicht dein und unser Gemüt durch die Trauer um deinen Vater; denn er hat ja, da er starb, dich hinterlassen, und wer deinesgleichen hinterläßt, der ist nicht tot.‹ So suchten sie ihn mit milden Worten zu trösten, und darauf geleiteten sie ihn ins Bad. Und als er das Bad verlassen hatte, legte er ein prächtiges Gewand an, das mit Gold durchwirkt und mit Edelsteinen und Hyazinthen besetzt war; auch legte er die Königskrone wieder auf sein Haupt und setzte sich auf den Thron seiner Herrschaft. Nun ordnete er wieder die Angelegenheiten der Menschen, ließ zwischen dem Starken und dem Schwachen Gerechtigkeit walten und verschaffte dem Knecht vor dem Herren sein Recht. Das Volk war ihm in herzlicher Liebe zugetan, und so lebte er wiederum ein volles Jahr dahin. Dabei besuchten ihn seine Anverwandten aus dem Meere immer von Zeit zu Zeit, und sein Leben war schön und sein Auge heiter. Das blieb auch so eine lange Weile.

Nun aber begab es sich, daß sein Oheim eines Nachts zu Dschullanâr eintrat und sie begrüßte. Da erhob sie sich, umarmte ihn und ließ ihn zu ihrer Seite sitzen und fragte ihn: ›Lieber Bruder, wie ergeht es dir und meiner Mutter und meinen Basen?‹ ›Liebe Schwester‹, antwortete er, ›sie sind wohlauf, gesund und sehr glücklich, und ihnen fehlt nichts als der Anblick deines Gesichtes.‹ Darauf setzte sie ihm etwas Speise vor, und er aß; und nun entspann sich zwischen ihnen ein Gespräch, und sie sprachen von König Badr Bâsim, von seiner Schönheit und Lieblichkeit, seines Wuchses Ebenmäßigkeit, seinem Rittertum, seinem Verstand und seiner Vornehmheit. Der König Badr Bâsim aber lag da, auf seinen Ellenbogen gestützt, und als er hörte, wie seine Mutter und sein Oheim von ihm sprachen, stellte er sich schlafend und lauschte ihrem Gespräche. Und Sâlih sprach zu seiner Schwester Dschullanâr: ›Siehe, dein Sohn ist jetzt siebenzehn Jahre alt und ist noch nicht vermählt. Da müssen wir fürchten, daß ihm etwas zustoßen könnte, ehe ihm ein Sohn geboren würde; und deshalb möchte ich ihn mit einer von den Prinzessinnen des Meeres vermählen, die ihm an Schönheit und Anmut gleicht.‹ Dschullanâr sagte darauf: ›Nenne mir sie; denn ich kenne sie alle.‹ Nun begann er, sie ihr aufzuzählen, eine nach der anderen; doch bei jeder sprach sie: ›Die möchte ich nicht für meinen Sohn haben; ich will ihn nur mit einer vermählen, die ihm gleich ist an Schönheit und Anmut, an Verstand und Frömmigkeit, an Vornehmheit und Hochherzigkeit, an Macht, an Abkunft und Adel.‹ Schließlich sagte Sâlih: ›Ich kenne keine mehr unter den Töchtern der Meereskönige; nun habe ich dir schon über hundert Jungfrauen aufgezählt, aber keine einzige von ihnen gefällt dir! Doch schau, meine Schwester, ob dein Sohn schläft oder nicht.‹ Da tastete sie nach ihrem Sohne hin, und als sie die Zeichen des Schlummers an ihm fand, sprach sie zu ihrem Bruder: ›Er schläft; was hast du noch zu sagen, und warum willst du wissen, ob er schläft?‹ ›Liebe Schwester‹, gab er ihr zur Antwort, ›mir ist noch eine von den Töchtern des Meeres in den Sinn gekommen, die für deinen Sohn paßt, aber ich fürchtete mich, sie zu nennen; denn wenn er wach wäre, so könnte sein Herz von der Liebe zu ihr ergriffen werden, und wir könnten vielleicht nicht imstande sein, zu ihr zu gelangen; dann würden er und wir und die Großen des Reiches vergebliche Mühe haben, und das könnte uns viel Beschwerden machen. Sagt doch auch der Dichter:

Die Liebe ist am Anfang nur ein Tröpfchen Speichel;
Doch hat sie erst Gewalt, wird sie ein weites Meer.‹

Als sie diese Worte von ihm vernahm, sprach sie: ›Sage mir, was ist es mit dieser Maid? Und wie heißt sie? Ich kenne doch alle Töchter des Meeres, Prinzessinnen und andere. Und wenn ich sie für seiner würdig halte, so will ich für ihn bei ihrem Vater um sie werben, und müßte ich auch alles, was meine Hand besitzt, für sie hingeben. Also sage mir, wer sie ist; fürchte nichts, denn mein Sohn schläft.‹ Dennoch entgegnete er ihr: ›Ich fürchte, er ist wach. Und der Dichter sagt:

Ich liebte ihn, als ich ihn preisen hörte;
Denn oftmals liebt das Ohr noch vor dem Auge.‹

Aber Dschullanâr fuhr fort: ›Sprich und fasse dich kurz und fürchte nichts, mein Bruder!‹ Da begann er: ›Bei Allah, liebe Schwester, keine ist deines Sohnes würdiger als die Prinzessin Dschauhara, die Tochter des Königs es-Samandal; denn sie ist ihm gleich an Schönheit und Lieblichkeit, Glanz und Vollkommenheit. Weder im Meere noch auf dem Lande findet sich eine, die von feinerem und zarterem Wesen wäre als sie. In ihr paaren sich Schönheit und Lieblichkeit mit des Wuchses Ebenmäßigkeit. Ihre Wangen sind von rotem Schein, ihre Stirn ist blütenrein, ihre Zähne glitzern wie Edelgestein; und ihre Augen, die dunkeln, glänzen und funkeln; ihre schweren Hüften schwanken unter dem Leibe dem schlanken, und Anmut umflicht ihr Angesicht. Wenn sie sich umschaut, werden Antilopen und Gazellen beschämt; und ihr Schritt ist so leicht, daß der Weidenzweig vor Neid sich grämt. Durch ihrer Schönheit Strahl beschämt sie Sonne und Mond zumal; wer sie nur erblickt, wird von ihr berückt; ihre Lippen sind an Süße reich, und ihre Formen sind zart und weich.‹ Wie Dschullanâr die Worte ihres Bruders vernommen hatte, erwiderte sie ihm: ›Du hast recht, mein Bruder, bei Allah, ich habe sie viele Male gesehen, und sie war meine Gefährtin, als wir noch Kinder waren. Jetzt freilich wissen wir nichts mehr voneinander, da wir uns fern gerückt sind; und seit nunmehr achtzehn Jahren habe ich sie nicht gesehen. Bei Allah, nur sie allein ist meines Sohnes würdig!‹ Badr Bâsim aber, der ihre Rede hörte und von Anfang bis zu Ende alles verstand, was sie zum Lobe der Maid sagten, die Sâlih genannt hatte, nämlich Dschauhara, Tochter des Königs es-Samandal, gewann sie durch Hörensagen lieb, während er sich vor ihnen schlafend stellte; und in seinem Herzen loderte um ihretwillen ein Feuer empor, und er versank in ein Meer, in dem er Ufer und Boden verlor. «

SIEBENHUNDERTFÜNFUNDVIERZIGSTE NACHT

»Sâlih aber blickte seine Schwester Dschullanâr an und sprach zu ihr: ›Bei Allah, liebe Schwester, es gibt unter den Königen des Meeres keinen größeren Tor als ihren Vater, noch einen, der gewalttätiger wäre als er. Deshalb erzähle deinem Sohne nichts von dieser Jungfrau, als bis wir ihre Hand von ihrem Vater erhalten haben. Wenn er uns seine Einwilligung

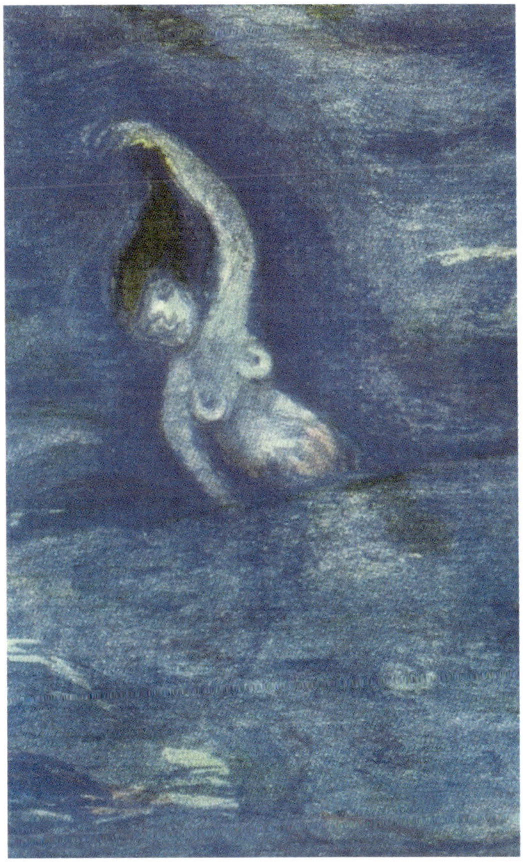

Detail aus der siebenhundertneununddreißigsten Nacht

gibt, so wollen wir Allah den Erhabenen preisen; wenn er uns aber abweist und sie nicht mit deinem Sohne vermählen will, so wollen wir uns damit zufrieden geben und nach einer anderen Gemahlin suchen.‹ Auf diese Worte ihres Bruders Sâlih antwortete Dschullanâr: ›Der Plan, zu dem du rätst, ist gut.‹ Dann hörten sie auf zu reden und ruhten die Nacht über, während im Herzen des Königs Badr Bâsim ein Feuer brannte um seiner Liebe zur Prinzessin Dschauhara willen. Doch er verbarg seine Not und sprach weder zu seiner Mutter noch zu seinem Oheim über die Maid, wiewohl er in seiner Leidenschaft für sie wie auf feurigen Kohlen lag. Als es dann Morgen ward, begab sich der König mit seinem Oheim ins Badehaus; und nachdem die beiden sich gewaschen hatten, kehrten sie zurück und tranken Scherbett. Darauf brachte man ihnen die Speisen, und der König Badr Bâsim und seine Mutter und sein Oheim aßen, bis sie gesättigt waren. Nun wuschen sie sich die Hände, und als sie damit fertig waren, stand Sâlih auf und sprach zu König Badr Bâsim und zu dessen Mutter Dschullanâr: ›Mit eurer Erlaubnis möchte ich mich jetzt zu meiner Mutter begeben; denn ich bin schon seit einer Reihe von Tagen bei euch, und die Meinen sind in ihrem Herzen um mich besorgt, da sie so lange auf mich warten müssen.‹ Doch König Badr Bâsim bat seinen Oheim Sâlih: ›Bleib noch diesen Tag bei uns!‹ Und jener fügte sich seinen Worten. Da sagte der König: ›Komm, lieber Oheim, laß uns in den Garten gehen!‹ Sie begaben sich also in den Garten und schritten lustwandelnd einher. Schließlich setzte Badr Bâsim sich unter einem schattigen Baume nieder, denn er wünschte dort sich auszuruhen und zu schlafen. Aber er gedachte dessen, was sein Oheim Sâlih zum Preise der Jungfrau gesagt hatte, und ihrer Schönheit und Anmut; und er vergoß strömende Tränen und sprach diese beiden Verse:

Spräch man zu mir, wenn eine heiße Flamme glüht
Und wenn die Feuersglut durch Herz und Brust mir zieht:
Begehrest du denn mehr, mit ihr vereint zu sein,
Als kühlen Wassers Trunk? – ich riefe Sie allein!

Dann hub er an zu klagen und unter Seufzern und Tränen diese Verse vorzutragen

Wer schützt mich vor der Lieb zu einem trauten Reh,
Auf dessen Antlitz ich die hellste Sonne seh?
Die Lieb zu ihr war meinem Herzen unbekannt
Für es-Samandals Tochter ist es nun entbrannt.

Kaum hatte Sâlih die Worte seines Neffen vernommen, so schlug er die Hände aufeinander und rief: ›Es gibt keinen Gott außer Allah, Mohammed ist der Gesandte Allahs! Es gibt keine Macht und es gibt keine Majestät außer bei Allah, dem Erhabenen und Allmächtigen!‹ Und er fuhr fort: ›Mein Sohn, hast du denn gehört, wie wir beiden, ich und deine Mutter, von der Prinzessin Dschauhara redeten und ihre Schönheit priesen?‹ ›Jawohl, mein Oheim‹, erwiderte Badr Bâsim, ›und ich habe sie durch Hörensagen liebgewonnen, als ich vernahm, was ihr von ihr sprachet. Jetzt hängt mein Herz ihr an, und ich kann ohne sie nicht mehr leben.‹ Darauf sagte Sâlih: ›O König, laß uns zu deiner Mutter zurückkehren und ihr alles kundtun; dann will ich sie um Erlaubnis bitten, daß ich dich mit mir nehme und für dich um die Prinzessin Dschauhara werbe. Sodann wollen wir von ihr Abschied nehmen, und später bringe ich dich ihr wieder. Denn ich scheue mich, dich ohne ihre Erlaubnis mitzunehmen und fortzugehen; sie würde mir sonst zürnen, und dabei wäre das Recht auf ihrer Seite, weil ich die Ursache eurerTrennung wäre, wie ich einst die Ursache ihrer Trennung von uns war. Auch würde die Stadt ohne König bleiben, und die Einwohner würden niemanden haben, der über sie herrscht und für ihre Angelegenheiten sorgt; so würde das Reich wider dich in Wirrwarr geraten, und die Herrschaft würde deiner Hand entgleiten.‹ Doch Badr Bâsim erwiderte auf diese Worte seines Oheims Sâlih: ›Wisse, lieber Oheim, wenn ich zu meiner Mutter zurückkehre und sie hierüber um Rat frage, so wird sie es mir nicht gestatten. Darum will ich auf keinen Fall zu ihr zurückkehren, noch sie befragen.‹ Und unter Tränen fuhr er fort: ›Ich will mit dir gehen und ihr nichts sagen; später will ich dann heimkehren.‹ Wie nun Sâlih die Worte des Sohnes seiner Schwester hörte, wußte er nicht, was er tun sollte, und er rief: ›Ich flehe zu Allah dem Erhabenen um Hilfe in jedem Falle.‹ Und da er sah, daß es also um seinen Neffen stand, und wußte, daß jener nicht zu seiner Mutter zurückkehren, sondern alsbald mit ihm gehen wollte, zog er von seinem Finger einen Siegelring, auf dem einige der Namen Allahs des Erhabenen eingegraben waren, und reichte ihn dem König, indem er zu ihm sprach: ›Tu den an deinen Finger, so wirst du sicher sein vor dem Ertrinken und vor anderen Gefahren, auch vor dem Unheil der Meerestiere und der großen Fische.‹ Da nahm König Badr Bâsim den Ring von seinem Oheim entgegen und steckte ihn auf seinen Finger. Und nun tauchten die beiden hinab in die Tiefe.«

SIEBENHUNDERTSECHSUNDVIERZIGSTE NACHT

»Dort zogen sie ihres Weges immer weiter, bis sie den Palast Sâlihs erreichten. Wie sie dort eintraten, ward der König alsbald von seiner Ahne, der Mutter seiner Mutter, erkannt; die saß dort im Kreise der Ihren. Beide gingen auf sie zu und küßten ihnen die Hände. Die alte Königin aber, die auf ihren Enkel schaute, erhob sich und ging ihm entgegen, umarmte ihn und küßte ihn auf die Stirn und sprach zu ihm: ›Gesegnet sei deine Ankunft, mein Sohn! Wie hast du deine Mutter Dschullanâr verlassen?‹ Der König gab ihr zur Antwort: ›Sie ist wohlauf und gesund, und sie läßt dich und ihre Basen grüßen.‹ Darauf berichtete Sâlih seiner Mutter, was er mit seiner Schwester besprochen hatte und wie der König Badr Bâsim die Prinzessin Dschauhara, die Tochter des Königs es-Samandal, durch Hörensagen liebgewonnen hatte; so erzählte er ihr alles, was geschehen war, von Anfang bis zu Ende. Und er schloß mit den Worten: ›Sieh, er ist nur deshalb gekommen, um sie von ihrem Vater zu erbitten und sich mit ihr zu vermählen.‹ Als die Ahne des Königs Badr Bâsim diese Worte von Sâlih vernommen hatte, ergrimmte sie wider ihn gewaltig, doch es kamen auch Unruhe und Sorge über sie. Und sie sprach zu ihm: ›Mein Sohn, du hast darin gefehlt, daß du die Prinzessin Dschauhara, die Tochter des Königs es-Samandal, vor dem Sohne deiner Schwester nanntest; denn du weißt doch, daß jener König ein gewalttätiger Narr ist, gering von Verstand und jähzornigen Sinnes, der seine Tochter Dschauhara allen ihren Freiern mißgönnt. Alle Könige der Tiefe haben schon bei ihm um sie geworben, doch er war mit keinem von ihnen zufrieden; ja, er wies sie alle zurück, indem er sprach: ›Ihr seid ihr nicht gleich an Schönheit und Anmut noch auch sonst irgendwie!‹ Darum scheuen wir uns, um sie bei ihrem Vater zu werben; denn wir fürchten, er wird uns ebenso abweisen, wie er andere abgewiesen hat; und wir, ein hochgesinnt Geschlecht, müßten dann gebrochenen Herzens umkehren.‹ Wie Sâlih diese Worte von seiner Mutter vernahm, sprach er zu ihr: ›Liebe Mutter, was ist denn zu tun? König Badr Bâsim ward von Liebe zu jener Jungfrau erfüllt, damals als ich über sie mit meiner Schwester Dschullanâr sprach; und er sagte, wir müßten um sie bei ihrem Vater freien, wenn er auch sein ganzes Königreich hingeben solle, ach, er behauptete gar, wenn er sich nicht mit ihr vermähle, so würde er um ihretwillen vor Liebe und Sehnsucht sterben.‹ Und weiter sprach Sâlih zu seiner Mutter: ›Wisse, der Sohn meiner Schwester ist noch schöner und anmutiger als jene Jungfrau; sein Vater war der König aller Perser, und jetzt herrscht er über sie; darum gebührt Dschauhara allein nur ihm. So hab ich mich denn entschlossen, allerlei Edelsteine, Hyazinthe und andere, mit mir zu nehmen und dem König ein Geschenk zu bringen, wie es sich für ihn geziemt, und um seine Tochter bei ihm zu werben. Wenn er uns vorhält, er sei ein König, nun, so ist Badr Bâsim auch ein König, Sohn eines Königs; und wenn er uns wegen ihrer Schönheit Einwände macht, nun, so ist unser König noch schöner als sie. Und wenn er uns darauf die Ausdehnung des Reiches entgegenhält, so ist das Reich unseres Königs noch größer als das ihre und das ihres Vaters, und er hat noch mehr Truppen und Wachen, da ja seine Herrschaft mächtiger ist als die ihres Vaters. Es ist nicht anders möglich, ich muß alles tun, um den Wunsch meines Schwestersohns zu erfüllen, wenn es mich auch mein Leben kostet; denn ich war ja die Ursache von all dem, was geschehen ist, und wie ich ihn in das Meer der Liebe zu ihr hineingestürzt habe, so will ich mich auch mühen, um ihn mit ihr zu vermählen, und Allah der Erhabene möge mir dazu verhelfen!‹ Darauf erwiderte ihm seine Mutter: ›Tu, was du willst, doch hüte dich, ihrem Vater rauhe Worte zu geben, wenn du mit ihm redest; denn du kennst seine Torheit und seinen Jähzorn, und ich fürchte, er wird übel mit dir verfahren, da er ja vor niemandem Achtung hat.‹ ›Ich höre und gehorche!‹ antwortete Sâlih; dann machte er sich auf und holte zwei Säcke voller Edelsteine, Hyazinthe und Smaragdstangen, edle Erze und allerlei andere Kleinodien. Nachdem er das alles seinen Dienern aufgeladen hatte, begab er sich mit ihnen und mit dem Sohne seiner Schwester zum Schlosse des Königs es-Samandal. Dort bat er um Einlaß, und der ward ihm gewährt. Als er dann eingetreten war, küßte er den Boden vor dem König und begrüßte ihn aufs schönste. Wie es-Samandal ihn sah, erhob er sich vor ihm und erwies ihm die höchsten Ehren und hieß ihn sich setzen. Jener tat es, und als sie eine Weile gesessen hatten, sprach der König zu ihm: ›Gesegnet sei deine Ankunft! Du hast uns lange deines Anblicks beraubt, o Sâlih. Was ist dein Begehr, daß du zu uns gekommen bist? Nenne es mir, auf daß ich es dir erfülle!‹ Da küßte Sâlih den Boden ein zweites Mal und hub an: ›O größter König unserer Zeit, meine Bitte ergeht an Allah und an den König voll Herrscherpracht, den Löwen von gewaltiger Macht, von dessen herrlichen Eigenschaften die Kunde alle Reisenden begleitet und dessen Ruhm sich in allen Gauen und Ländern verbreitet ob seiner Güte und Wohltätigkeit, seiner Gnade und Huld und Freigebigkeit.‹ Dann öffnete er die beiden Säcke, holte aus ihnen die Edelsteine und anderen Kleinodien hervor und breitete sie vor König es-Samandal aus, indem er zu ihm sprach: ›O größter König unserer Zeit, vielleicht nimmst du meine Gabe an und gewährst mir die Gnade, mein Herz zu heilen, indem du sie von mir hinnimmst.‹«

SIEBENHUNDERTSIEBENUNDVIERZIGSTE NACHT

»Jener antwortete ihm: ›Warum bringst du mir dies Geschenk? Erzähle mir deine Geschichte und tu mir deinen Wunsch kund! Wenn es in meiner Macht steht, ihn zu erfüllen, so will ich es sofort tun und dir alle Mühe ersparen. Wenn ich aber nicht dazu imstande bin, nun, so lädt Allah keiner Seele mehr auf, als sie tragen kann.‹ Nun küßte Sâlih den Boden dreimal und sprach: ›O größter König unserer Zeit, meinen Wunsch zu erfüllen, steht wahrlich in deiner Macht; das ist in deiner Gewalt, dessen bist du Herr. Ich will doch dem König keine Schwierigkeiten verursachen, und ich bin auch nicht so von Sinnen, daß ich mich in einer Sache an den König wende, die nicht in seiner Macht steht. Einer der Weisen sagt: Willst du, daß dein Wunsch in Erfüllung geht, so erbitte, was im Bereiche des Möglichen steht. Fürwahr, mein Anliegen, das mich veranlaßt hat zu kommen, das steht in der Macht des Königs, den Allah behüten möge!‹ Da befahl der König: ›Bitte um das, was du begehrst; sag, was es mit dir ist; nenne deinen Wunsch!‹ ›O größter König unserer Zeit,‹ antwortete Sâlih, ›wisse denn, ich komme als Werber zu dir, und mein Sinn steht nach der Perle, die ihresgleichen nicht hat, dem wohlbehüteten Juwel, der Prinzessin Dschauhara, der Tochter unseres Gebieters. Drum enttäusche den nicht, der dir bittend naht, o König!‹ Als der König seine Worte vernommen hatte, lachte er, bis er auf den Rücken fiel, um Sâlih zu verhöhnen. Dann sprach er: ›O Sâlih, ich habe geglaubt, du wärest ein Mann von Verstand, ein Jüngling als trefflich bekannt, der nur für das Rechte ficht und nur verständige Worte spricht. Was ist denn deinem Verstande widerfahren, was hat dich veranlaßt, so Gewaltiges zu beginnen und so Ungeheuerliches zu ersinnen, daß du begehrst, die Töchter der Könige, der Herren über Länder und Gaue, zu Frauen zu gewinnen? Ist es deinem Stande angemessen, daß du zu dieser hohen Stufe gelangen solltest, oder fehlt es dir an Verstand so sehr, daß du mir mit solchen Worten unter die Augen zu kommen wagst?‹ ›Allah fördere den König‹, erwiderte Sâlih, ›ich werbe nicht um sie für mich selbst. Zwar wäre ich, wenn ich sie für mich erbäte, ihr ebenbürtig und noch mehr; denn du weißt, mein Vater war einer von den Königen des Meeres, wenn du auch jetzt unser König bist. Doch ich werbe um sie für den König

Badr Bâsim, den Herrscher der Perserlande und den Sohn des Königs Schahrimân, und du kennst seine Macht. Wenn du nun sagst, du seiest ein großer König, so ist König Badr Bâsim noch größer. Und wenn du behauptest, deine Tochter sei anmutig, so ist König Badr Bâsim noch anmutiger als sie, ja, er ist noch schöner von Gestalt und noch höher von Adel und Abkunft; denn er ist der herrlichste Ritter unter dem Volke seiner Zeit. Wenn du also, o größter König unserer Zeit, meine Bitte gewährst, so hast du die Sache geordnet, wie es sich geziemt. Doch wenn du dich über uns überhebst, so handelst du nicht gerecht gegen uns und wandelst in deinem Tun an uns nicht auf dem rechten Wege. Du weißt auch, o König, daß diese Prinzessin Dschauhara, die Tochter unseres Herrn und Königs, sich vermählen muß; denn der Weise sagt: Dem Mädchen ist entweder die Ehe oder das Grab bestimmt. Gedenkst du nun, sie zu vermählen, so ist meiner Schwester Sohn ihrer würdiger als alle anderen Menschen.‹ Kaum hatte der König diese Worte von Sâlih vernommen, so ergrimmte er gewaltig; fast entfloh ihm der Verstand, und fast verließ seine Seele seinen Körper. Und er rief: ›Du Hund, soll deinesgleichen es wagen, so mit mir zu reden und meine Tochter in voller Versammlung zu nennen und zu sagen, der Sohn deiner Schwester Dschullanâr sei ihr ebenbürtig? Wer bist du denn, wer ist deine Schwester, wer ist ihr Sohn, und wer war sein Vater, daß du so zu mir zu sprechen und solche Worte vor mir zu gebrauchen wagst? Seid ihr denn im Vergleich zu ihr etwas anderes als Hunde?‹ Dann rief er seine Diener herbei und befahl ihnen: ›Ihr Burschen, nehmt dem Galgenstrick da den Kopf!‹ Da griffen sie nach den Schwertern, zogen sie aus der Scheide und drangen auf Sâlih ein; der aber wandte sich von hinnen und suchte das Tor des Palastes zu gewinnen. Und wie er dort ankam, fand er seine Vettern und Verwandten, ja seine ganze Sippe und auch seine Sklaven. Das waren mehr als tausend Ritter, starrend von Stahl und engmaschigen Panzern zumal, die ließen mit ihren Händen die Lanzen und blitzenden Schwerter tanzen. Als sie Sâlih in dieser Verfassung erblickten, riefen sie ihm zu: ›Was gibt es?‹ und er berichtete ihnen, was geschehen war. Und als jene, die ihm von seiner Mutter zu Hilfe geschickt waren, seine Worte vernahmen, erkannten sie, daß der König ein Narr und ein Hitzkopf war; und sie stiegen von ihren Rossen, zückten ihre Schwerter und eilten zu König es-Samandal hinein. Den fanden sie noch auf seinem Throne sitzen, wie er in seinem heftigen Zorne gegen Sâlih gar nicht auf ihre Ankunft geachtet hatte, und auch seine Diener und Sklaven und Wachen fanden sie unvorbereitet. Wie aber nun der König sie mit gezückten Schwertern vor sich sah, schrie er seine Leute an mit den Worten: ›He, ihr da, holt den Hunden dort die Köpfe herunter!‹ Aber nach einer kurzen Weile war das Volk des Königs es-Samandal geschlagen und in die Flucht getrieben. Nun ergriffen Sâlih und die Seinen den König und fesselten ihn.«

»Und die Prinzessin Dschauhara erhielt, als sie aufwachte, die Kunde, daß ihr Vater gefangen war und seine Wachen den Tod gefunden hatten. Da verließ sie das Schloß und flüchtete sich nach einer Insel; dort eilte sie auf einen hohen Baum zu und verbarg sich in seinem Gipfel. Als die beiden Scharen miteinander gekämpft hatten, waren einige der Diener des Königs es-Samandal geflohen und davongelaufen; ihrer war Badr Bâsim gewahr geworden, und er hatte sie gefragt, was es mit ihnen wäre, und sie hatten ihm berichtet, was vorgefallen war. Wie er also vernahm, daß an König es-Samandal Hand gelegt war, wandte er sich zur Flucht, da er für sein Leben fürchtete; denn er sagte sich in seinem Herzen: ›Dieser ganze Aufruhr ist um meinetwillen entstanden, und man wird nur mich dafür verantwortlich machen wollen.‹ So floh er in Eil und suchte sein Heil; doch wußte er nicht, wohin er sich wenden sollte. Aber das von Ewigkeit her bestimmte Schicksal führte ihn zu eben jener Insel, auf der sich Dschauhara befand, die Tochter des Königs es-Samandal. Und er kam zu jenem Baum und warf sich wie tot nieder und wollte ruhen, wie er dort lag. Allein er dachte nicht daran, daß kein Verfolgter Ruhe findet und daß niemand weiß, was im Schoße des Schicksals für ihn verborgen ist. Als er nun dalag, hob er seinen Blick zu dem Baum empor, und da traf sein Auge das Auge Dschauharas. Er sah sie an und erkannte, daß sie schön war wie der aufgehende Mond. Da sprach er: ›Preis sei dem Schöpfer dieser herrlichen Gestalt, Ihm, dem Schöpfer aller Dinge, Ihm, der über alle Dinge mächtig ist! Preis sei dem allmächtigen Gott, dem Schöpfer, dem Erschaffer und Bildner! Bei Allah, wenn meine Ahnung richtig ist, so ist dies Dschauhara, die Tochter des Königs es-Samandal! Mich deucht, als sie vernahm, daß der Kampf zwischen den beiden Scharen entbrannt war, da ist sie geflohen und zu dieser Insel gekommen und hat sich im Gipfel dieses Baumes versteckt. Wenn sie aber nicht die Prinzessin Dschauhara ist, so ist diese Maid noch schöner als jene.‹ Darauf sann er über sie nach und sagte sich: ›Ich will mich erheben und sie festhalten und fragen, wer sie ist; und wenn sie wirklich die Prinzessin ist, so will ich bei ihr selber um sie werben; denn das ist ja mein Wunsch.‹ Da richtete er sich auf und sprach zu Dschauhara: ›O du Ziel aller Wünsche, wer bist du? Und wer hat dich hierher geführt?‹ Nun blickte Dschauhara den jungen König an und erkannte, daß er dem Vollmond glich, der unter dem dunklen Gewölk hervorstrahlt, und sie sah seine schlanke Gestalt und seines Lächelns liebliche Gewalt. Dann sprach sie: ›O du Holdseliger, ich bin die Prinzessin Dschauhara, die Tochter des Königs es-Samandal, und ich habe mich an diese Stätte geflüchtet, weil Sâlih und seine Krieger wider meinen Vater stritten, seine Mannen töteten und ihn samt einigen seiner Leute gefangen nahmen. Deshalb floh ich, da ich um mein Leben besorgt war.‹ Und weiter sprach die Prinzessin Dschauhara zu König Badr Bâsim: ›Ja, ich bin nur deshalb an diese Stätte gekommen, weil ich auf der

Flucht war und mich vor dem Tode fürchtete. Was aber das Schicksal mit meinem Vater getan hat, das weiß ich nicht.‹ Als König Badr Bâsim diese Worte von ihr vernommen hatte, wunderte er sich gar sehr über dies seltsame Zusammentreffen und sagte sich: ›Es ist kein Zweifel, ich habe mein Ziel erreicht dadurch, daß ihr Vater gefangen genommen ist.‹ Dann schaute er auf die Maid und sprach zu ihr: ›Komm herab, meine Gebieterin; denn die Liebe zu dir hat mich dem Tode nahe gebracht, und deine Augen haben mich zum Gefangenen gemacht. Um meinetwillen und um deinetwillen ist es zu diesem Aufruhr und zu diesen Kämpfen gekommen. Wisse denn, ich bin der König Badr Bâsim, der Herrscher der Perser, und Sâlih ist mein Oheim; er ist es, der zu deinem Vater ging und um dich bei ihm warb. Ich habe mein Reich um deinetwillen verlassen, und unser Zusammentreffen an dieser Stätte ist ein gar seltsamer Zufall. Nun wohlan, komm herab zu mir, auf daß ich mit dir zum Schlosse deines Vaters gehe und dort meinen Oheim Sâlih bitte, ihn freizulassen, und mich rechtmäßig mit dir vermähle!‹ Kaum hatte Dschauhara diese Worte von Badr Bâsim gehört, so sprach sie bei sich: ›Um dieses elenden Galgenstrickes willen ist dies alles geschehen, ist mein Vater gefangen genommen, sind seine Kammerherren und Diener getötet, habe ich mein Schloß verlassen müssen und bin als Verbannte zu dieser Insel hinausgezogen! Wenn ich nun aber keine List ersinne, um mich vor ihm zu schützen, so wird er mich in seine Gewalt bekommen und seinen Willen erreichen; denn er ist ein Liebender, und ein Liebender wird nie getadelt wegen dessen, was er tut.‹ Dann betörte sie ihn mit Worten, indem sie ihn sanft anredete, während er nicht ahnte, welche Ränke sie wider ihn schmiedete; denn sie sprach zu ihm: ›Hoher Herr, Licht meiner Augen, sag an, bist du wirklich der König Badr Bâsim, der Sohn der Königin Dschullanâr?‹ ›Jawohl, meine Gebieterin‹, gab er ihr zur Antwort.«

SIEBENHUNDERTNEUNUNDVIERZIGSTE NACHT

»Dann fuhr sie fort: ›Möge Allah meinen Vater vernichten und ihm sein Reich nehmen und ihm sein Herz nicht trösten, noch auch das Elend von ihm wenden, wenn er einen Schöneren verlangt als dich oder noch bessere als diese deine herrlichen Eigenschaften! Bei Allah, er hat doch wenig Verstand und Urteil!‹ Doch sie fügte noch hinzu: ›O größter König unserer Zeit, zürne meinem Vater nicht wegen dessen, was er getan hat; denn wenn du mich eine Spanne liebst, so liebe ich dich eine Elle. Ach, ich bin in das Netz der Liebe zu dir verstrickt, und ich bin eine derer, die du in den Tod geschickt! Die Liebe, die bei dir war, hat sich in mich ergossen, und bei dir bleibt nur noch ein Zehntel von der Liebeskraft, die in mir wohnt.‹ Darauf kam sie von dem Baume herab, trat auf ihn zu, ganz nahe, und umarmte ihn,

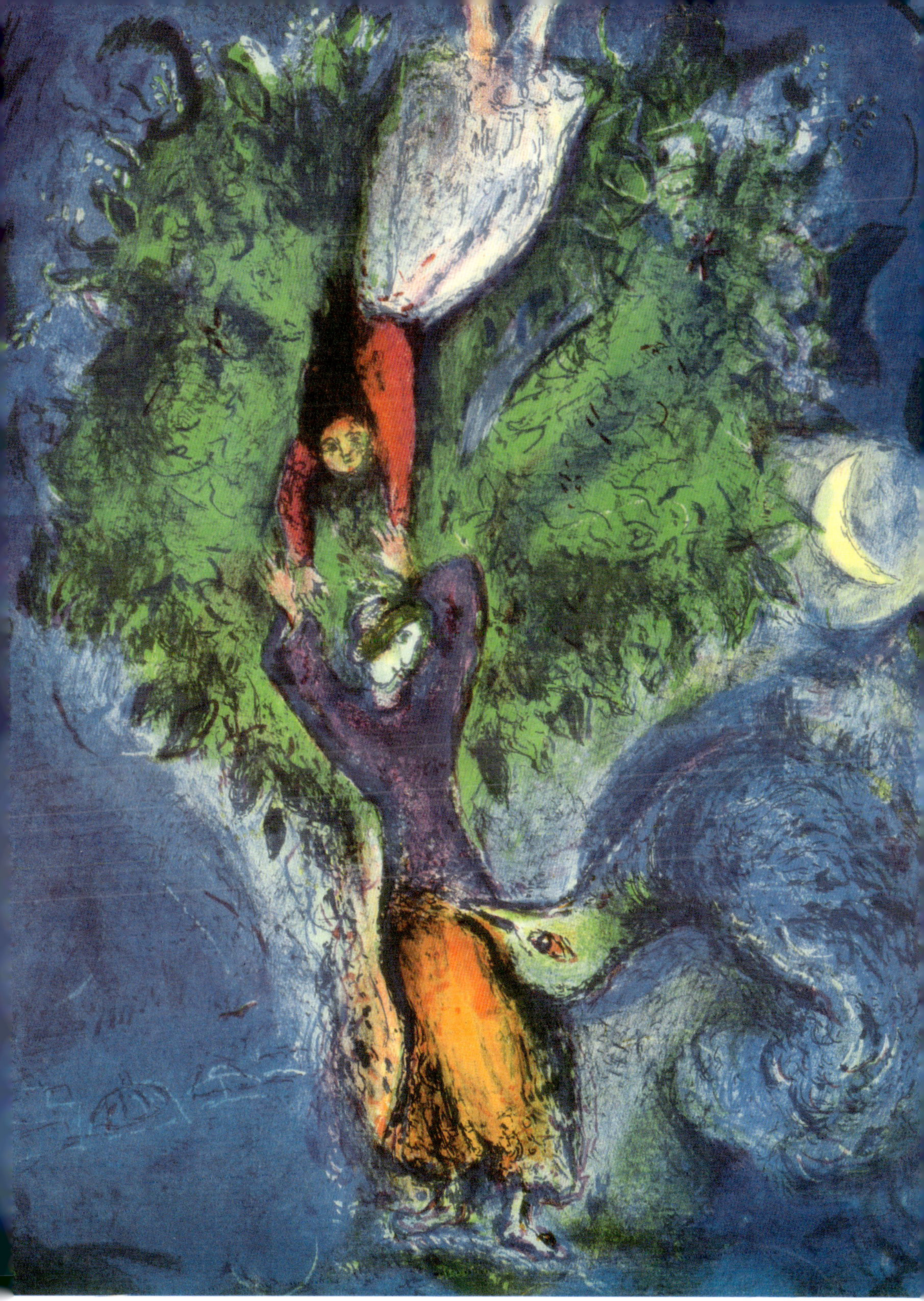

Siebenhundertneunundvierzigste Nacht

zog ihn an ihre Brust und küßte ihn. Wie sie so mit Badr Bâsim tat, ward seine Liebe zu ihr noch heißer und sein Verlangen nach ihr noch stärker; er glaubte auch, daß sie ihn wirklich liebe, und vertraute ihr, und er liebkoste und küßte sie. Dann sprach er zu ihr: ›O Prinzessin, bei Allah, mein Oheim Sâlih hat mir nicht den vierzigsten Teil deiner Anmut geschildert, ja, nicht einmal ein viertel Karat von den vierundzwanzig!‹ Wie nun aber Dschauhara ihn an ihre Brust drückte, murmelte sie einige unverständliche Worte, spie ihm ins Gesicht und sprach: ›Verlaß diese deine menschliche Gestalt und nimm die Gestalt des schönsten Vogels an, mit weißem Gefieder und mit rotem Schnabel und roten Beinen!‹ Kaum hatte sie ihre Worte gesprochen, da verwandelte sich König Badr Bâsim auch schon in einen Vogel, den schönsten aller Vögel, und er schüttelte sich, blieb stehen und schaute sie an. Nun hatte Dschauhara unter ihren Sklavinnen eine des Namens Marsîna; nach der schaute sie hin und sprach zu ihr: ›Bei Allah, wenn ich mich nicht ängstete, weil mein Vater als Gefangener in der Gewalt seines Oheims ist, so würde ich ihn töten! Allah lohne ihm nicht mit Gutem! Welches Unglück hat uns sein Kommen gebracht! Denn all diese Not ist nur um seinetwillen entstanden. Aber du, o Sklavin, nimm ihn und bringe ihn nach der Durstinsel und laß ihn dort, auf daß er vor Durst umkomme!‹ Da nahm die Sklavin ihn und brachte ihn auf jene Insel; schon wollte sie ihn dort verlassen, doch da sagte sie sich: ›Bei Allah, wer so schön und lieblich ist, verdient nicht, vor Durst zu sterben.‹ So nahm sie ihn denn von der Durstinsel fort und brachte ihn zu einer Insel, auf der viele Fruchtbäume sprossen und Bächlein flossen, setzte ihn dort nieder und kehrte zu ihrer Herrin zurück; zu der sprach sie: ›Ich habe ihn auf die Durstinsel gebracht.‹

So stand es nun um Badr Bâsim. Sehen wir weiter, was Sâlih, der Oheim des Königs Badr Bâsim, inzwischen tat! Wie er den König es-Samandal in seine Gewalt gebracht und seine Wachen und Diener getötet hatte und jenen nun als Gefangenen bei sich behielt, suchte er nach der Prinzessin Dschauhara, konnte sie aber nicht finden. Da kehrte er in sein Schloß zurück zu seiner Mutter und fragte sie: ›Liebe Mutter, wo ist meiner Schwester Sohn, König Badr Bâsim?‹ ›Mein Sohn‹, erwiderte sie, ›bei Allah, ich habe keine Kunde von ihm; ich weiß nicht, wohin er gegangen ist. Als ihm berichtet ward, du seiest mit dem König es-Samandal in Streit geraten und es werde zwischen euch gekämpft und gefochten, da erschrak er und eilte fort.‹ Durch diese Worte seiner Mutter ward er betrübt um den Sohn seiner Schwester und sprach: ›Liebe Mutter, bei Allah, wir sind fahrlässig gewesen gegen König Badr Bâsim. Ich fürchte, er wird umkommen, oder einer der Krieger des König es-Samandal oder die Prinzessin Dschauhara wird über ihn herfallen; dann würden wir vor seiner Mutter beschämt dastehen und nichts Gutes von ihr zu gewärtigen haben, da ich ihn ja ohne ihre Erlaubnis mitgenommen habe.‹ Und sogleich entsandte er die Wachen und die Späher nach allen Richtungen durch das Meer und anderswohin auf die Suche nach ihm; aber als sie keine Kunde von

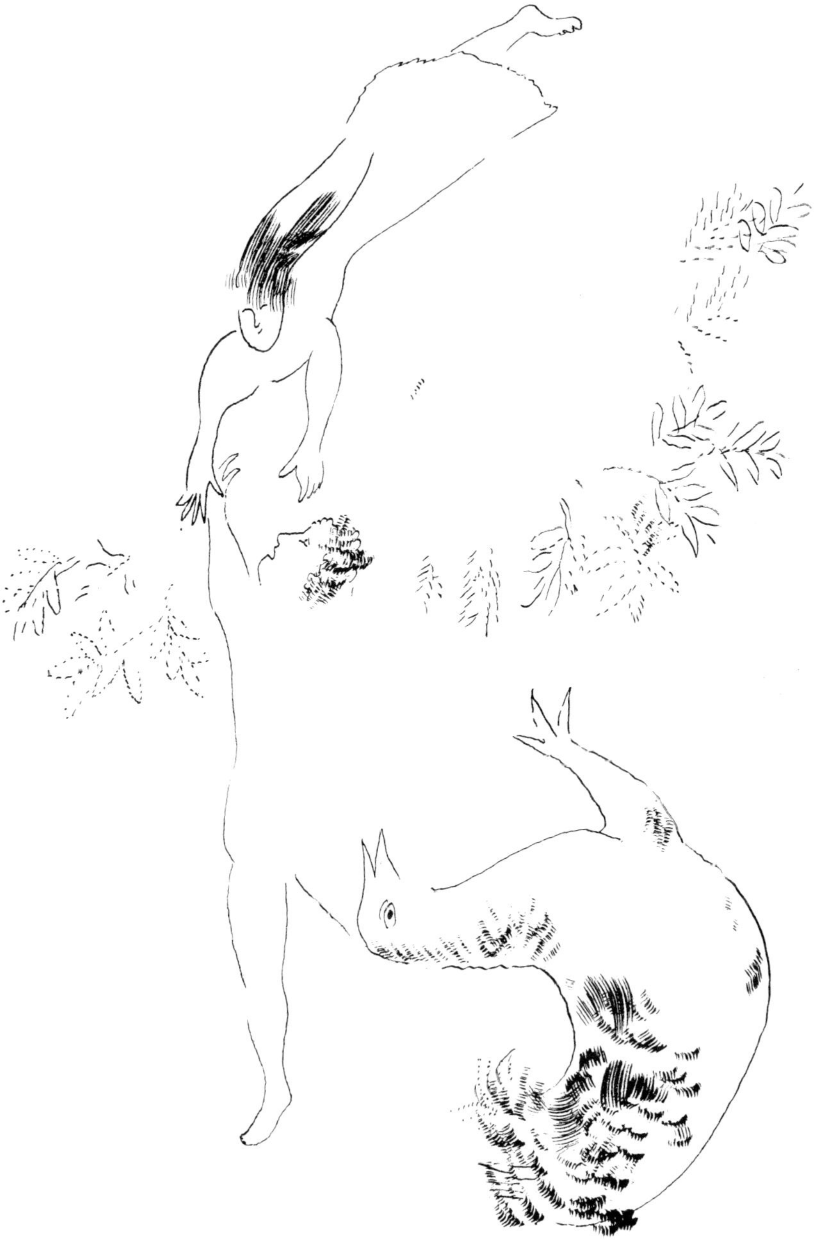

Darauf kam sie von dem Baume herab, trat auf ihn zu,
ganz nahe, und umarmte ihn, zog ihn an ihre Brust…

ihm vernahmen, kehrten sie zurück und meldeten es dem König Sâlih. Da wuchsen seine Sorge und Kummer, und die Brust ward ihm beklommen um des Königs Badr Bâsim willen.

Wenden wir uns nun von Badr Bâsim und seinem Oheim Sâlih zu seiner Mutter Dschullanâr, der Meermaid! Als ihr Sohn mit seinem Oheim in die Tiefe gestiegen war, da wartete sie auf ihn; aber er kehrte nicht heim zu ihr, und keine Kunde von ihm kam ihr zu Ohren. So saß sie denn viele Tage da und harrte seiner. Dann aber machte sie sich auf, stieg ins Meer hinab und begab sich zu ihrer Mutter. Und als die sie erblickte, eilte sie ihr entgegen, küßte sie und umarmte sie; und ihre Basen taten desgleichen. Dann befragte sie ihre Mutter nach dem König Badr Bâsim, und die berichtete ihr: ›Liebe Tochter, er kam mit seinem Oheim hierher; dann holte sein Oheim Hyazinthe und Juwelen, brachte sie zusammen mit ihm dem König es-Samandal und warb um dessen Tochter; der aber versagte sie ihm und gebrauchte heftige Worte gegen deinen Bruder. Nun hatte ich deinem Bruder an die tausend Reiter zu Hilfe geschickt, und da kam es zwischen ihnen und König es-Samandal zum Kampfe. Doch Allah half deinem Bruder wider ihn, und so konnte er die Wachen und Krieger des Königs töten und ihn selbst gefangen nehmen. Diese Kunde ward deinem Sohne berichtet; und es scheint, er fürchtete für sein Leben, und verließ uns ohne unseren Willen, seither ist er nicht zu uns zurückgekehrt, und wir haben auch keine Kunde von ihm vernommen.‹ Darauf fragte Dschullanâr nach ihrem Bruder Sâlih; und ihre Mutter berichtete ihr: ›Er sitzt auf dem Throne der Herrschaft an Stelle des Königs es-Samandal, und er hat nach allen Richtungen ausgesandt, um deinen Sohn und die Prinzessin Dschauhara zu suchen.‹ Als Dschullanâr diese Worte von ihrer Mutter vernommen hatte, ward sie tief betrübt um ihren Sohn; aber gegen ihren Bruder Sâlih ergrimmte sie gewaltig, da er ja ihren Sohn ohne ihre Erlaubnis mitgenommen und ins Meer hinabgeführt hatte. Dann sprach sie: ›Liebe Mutter, ich bin in Sorge um unser Reich, da ich zu euch gekommen bin, ohne jemandem von dem Volke des Landes etwas zu sagen; und ich fürchte, wenn ich zu lange fortbleibe, so wird das Land in Aufruhr wider uns geraten, und die Herrschaft wird aus unseren Händen gleiten. Darum halte ich es für das Richtige, daß ich heimkehre und das Reich regiere, bis Allah die Sache meines Sohnes für uns zum besten lenkt. Nun vergeßt meinen Sohn nicht und verabsäumt nichts, was ihn angeht; denn wenn ihm ein Leids geschieht, so bin ich des Todes, das ist gewiß. Ich sehe ja die Welt nur in ihm, und ich habe keine Freude außer an seinem Leben.‹ ›Herzlich gern, liebe Tochter‹, erwiderte ihr jene, ›frage nicht nach dem, was wir durch die Trennung von ihm und um seines Fernseins willen leiden.‹ Darauf schickte die Mutter von neuem Leute aus, um nach dem König zu suchen, während Dschullanâr betrübten Herzens und mit Tränen im Auge in ihr Land zurückkehrte; denn die Welt war ihr zu eng geworden.«

»Sehen wir aber, wie es dem König Badr Bâsim weiter erging! Als die Prinzessin Dschauhara ihn verzaubert und ihn mit ihrer Sklavin zur Durstinsel geschickt hatte mit dem Befehl, sie solle ihn dort lassen, auf daß er vor Durst stürbe, da hatte ihn ja die Sklavin nicht dorthin, sondern zu einer grünen Insel gebracht, auf der Fruchtbäume sprossen und Bäche flossen. Und er begann von den Früchten zu picken und sich am Wasser der Bäche zu erquicken. So lebte er Tage und Nächte in Vogelgestalt dahin, ohne zu wissen, wohin er sich wenden, noch auch wie er fliegen sollte. Während er nun so eines Tages auf jener Insel dasaß, kam plötzlich ein Vogelsteller dorthin, der sich etwas erjagen wollte, mit dem er sein Leben fristen könnte. Der sah den König Badr Bâsim in der Gestalt eines Vogels mit weißem Gefieder, mit rotem Schnabel und roten Beinen, so schön, daß er den Blick entzückte und die Sinne berückte. Wie jener Mann ihn anschaute, hatte er Gefallen an ihm, und er sprach bei sich selber: ›Das ist wirklich ein schöner Vogel, ich habe noch nie einen gesehen ihm gleich an Schönheit und Gestalt!‹ Dann warf er das Netz über ihn und fing ihn und trug ihn in die Stadt, indem er sich sagte ›Ich will ihn verkaufen und Geld mit ihm verdienen.‹ Da begegnete ihm einer vom Volke der Stadt und fragte ihn: ›Wieviel kostet dieser Vogel, du Finkler?‹ Jener antwortete ihm: ›Wenn du ihn gekauft hast, was willst du dann mit ihm tun?‹ ›Ich will ihn schlachten und aufessen‹, sagte der Mann; doch der Vogelsteller entgegnete ihm: ›Wer hätte wohl das Herz, diesen Vogel zu töten und zu essen? Nein, ich will ihn dem König schenken; der wird mir mehr geben, als du mir für ihn geben würdest, und der wird ihn nicht schlachten, sondern er wird seine Freude an ihm haben, an seiner Schönheit und Anmut. In meinem ganzen Leben habe ich, solange ich Vogelsteller bin, weder unter den Vögeln des Meeres noch unter dem Getier des Feldes seinesgleichen gesehen. Wenn du ihn auch gern haben möchtest, so würdest du mir als höchsten Preis doch nur einen Dirhem geben. Ich will ihn, bei Allah dem Allmächtigen, nicht verkaufen.‹ So trug er denn den Vogel zum Palaste des Königs; und als der ihn sah, fand er Gefallen an seiner Schönheit und Anmut und an der roten Farbe seines Schnabels und seiner Beine. Deshalb schickte er einen Diener hin, um ihn dem Manne abzukaufen. Und als der Diener an den Vogelsteller herantrat, sprach er zu ihm: ›Willst du diesen Vogel verkaufen?‹ ›Nein‹, antwortete jener, ›er ist ein Geschenk von mir an den König.‹ Da nahm der Diener den Vogel, begab sich mit ihm zum König und tat dem Herrscher kund, was der Mann gesagt hatte. Der König nahm das Geschenk an und ließ dem Vogelsteller zehn Dinare geben; nachdem der sie empfangen hatte, küßte er den Boden und ging von dannen. Der Diener aber brachte den Vogel ins Innere des Palastes, tat ihn in einen schönen Käfig und hängte ihn auf; auch setzte er ihm Speise und Trank hin. Als darauf der König aus dem Staatssaal herunterkam, sprach er zu dem Diener: ›Wo ist der Vogel? Bring ihn mir, auf daß ich ihn anschaue; denn bei Allah, er ist schön.‹ Da brachte der Diener den Käfig und stellte ihn vor den König hin. Wie der nun sah, daß der Vogel von dem Futter, das neben ihm stand, nicht gefressen hatte, rief er: ›Bei Allah, ich weiß nicht, was er frißt, auf daß ich ihn damit füttern könnte!‹ Darauf befahl er, die Speisen zu bringen; und als die Tische vor ihm gebreitet waren, aß er davon. Wie aber der Vogel das Fleisch und die anderen Speisen, die Süßigkeiten und Früchte erblickte, aß er von allem, was auf dem Tische vor dem König war; der König staunte über ihn und wunderte sich, daß er so aß, und desgleichen taten alle, die zugegen waren. Da sagte der König zu den Eunuchen und Mamluken, die um ihn standen: ›In meinem Leben habe ich noch keinen Vogel so essen sehen wie diesen hier.‹ Dann befahl er, seine Gemahlin zu rufen, damit auch sie den Vogel anschauen könnte; und der Diener ging, um sie zu rufen. Als er vor ihr stand, sprach er zu ihr: ›Hohe Herrin, der König verlangt nach dir, damit du den Vogel da anschauest, den er gekauft hat. Der ist nämlich, als wir das Essen auftrugen, aus dem Käfig geflogen und hat sich auf den Tisch gesetzt und von allem gegessen, was dort war. Drum erhebe dich, o Herrin, und schau den Vogel an; denn er ist schön anzusehen, ja er ist eins von den Wundern der Zeit.‹ Als die Königin die Worte des Eunuchen vernommen hatte, kam sie eilends herbei; doch wie sie den Vogel erblickte und genauer betrachtete, verhüllte sie ihr Antlitz und wandte sich ab, um wieder zu gehen. Der König eilte ihr nach und sprach zu ihr: ›Weshalb verhüllst du dein Antlitz? Es ist doch niemand bei dir als die Kammerfrauen und die Eunuchen, die dir dienen, und dein Gemahl!‹ Da rief sie: ›O König, dieser ist kein richtiger Vogel, sondern ein Mann wie du!‹ Auf diese Worte seiner Gemahlin erwiderte der König: ›Du lügst! Du machst des Scherzens zuviel! Wie kann er etwas anderes als ein Vogel sein?‹ Allein sie gab ihm zur Antwort: ›Bei Allah, ich treibe keinen Scherz mit dir! Ich sage dir nur die Wahrheit. Dieser Vogel ist der König Badr Bâsim, der Sohn des Königs Schahrimân, der Herr des Landes der Perser; und seine Mutter ist Dschullanâr, die Meermaid.‹«

SIEBENHUNDERTEINUNDFÜNFZIGSTE NACHT

»Der König fragte sie: ›Wie ist er zu dieser Gestalt gekommen?‹ Sie erwiderte ihm: ›Prinzessin Dschauhara, die Tochter des Königs es-Samandal, hat ihn verzaubert.‹ Und dann erzählte sie ihm alles, was geschehen war, von Anfang bis zu Ende wie er um Dschauhara bei ihrem Vater geworben hatte, der Vater aber nicht damit einverstanden gewesen war; wie dann sein Oheim Sâlih gegen den König es-Samandal gekämpft und ihn besiegt und gefangen genommen hatte. Über die Worte seiner Gemahlin war der König aufs höchste erstaunt, und da sie, die Königin, seine Gemahlin, die größte Zauberin ihrer Zeit war, so sprach er zu ihr: ›Bei meinem Leben, befreie ihn von seinem Zauber, laß ihn nicht in dieser Qual! Allah der Erhabene möge Dschauharas Hand abschlagen! Wie gemein ist sie doch! Wie arm ist sie an Glauben, wie reich aber an List und Tücke!‹ Darauf sagte sie: ›Sprich zu ihm: O Badr Bâsim, begib dich in die Kammer dort!‹ Der König befahl ihm, sich in die Kammer zu begeben, und als der Vogel den Befehl des Königs vernommen hatte, eilte er dorthin. Die Königin aber verschleierte ihr Antlitz, nahm eine Schale Wassers in die Hand, begab sich auch in die Kammer, murmelte einige unverständliche Worte über dem Wasser und sprach dann zu dem Vogel: ›Bei diesen Namen, den mächtigen, und diesen Versen, den prächtigen! Bei Allah dem Erhabenen, dem Schöpfer des Himmels und der Erden, der die Toten lässet lebendig werden, dem Verteiler der Lebensgüter und der Lebenszeiten, verlaß diese Gestalt, in der du bist, und kehre zurück in die Gestalt, die dir von Allah bei deiner Erschaffung verliehen ist!‹ Kaum hatte sie ihre Worte zu Ende gesprochen, da ging ein Schütteln über den Vogel, und er kehrte in seine menschliche Gestalt zurück. Und nun sah der König vor sich einen schönen Jüngling, wie es auf dem Angesichte der Erde keinen schöneren gab. König Badr Bâsim aber, der seine frühere Gestalt wieder erschaute, rief: ›Es gibt keinen Gott außer Allah, Mohammed ist der Gesandte Allahs! Preis sei dem Schöpfer aller Kreatur, dem Bestimmer ihrer Lebensgüter und Lebenszeiten!‹ Dann küßte er dem König beide Hände und wünschte ihm langes Leben; und der König küßte ihm das Haupt und sprach zu ihm: ›O Badr Bâsim, erzähle mir deine Geschichte von Anfang bis zu Ende!‹ Da erzählte er dem König seine Erlebnisse und verschwieg ihm nichts. Der König verwunderte sich darüber und sprach zu ihm: ›O Badr Bâsim, jetzt hat Allah dich von dem Zauber befreit. Was aber hat dein Sinn beschlossen? Was gedenkst du zu tun?‹ ›O größter König unserer Zeit‹, erwiderte er, ›ich bitte, daß du mir in deiner Güte ein Schiff ausrüstest mit einer Mannschaft von deinen Dienern und mit allem, dessen ich bedarf. Denn ich bin seit langer Zeit in der Fremde, und ich fürchte, das Reich könnte mir verloren gehen. Ich glaube auch, meine Mutter ist nicht mehr am Leben, weil ich ihr entrissen bin, ja, ich habe die schwere Besorgnis, daß sie aus Gram um mich gestorben ist; denn sie ahnt ja nicht, was aus mir geworden ist, und weiß nicht, ob ich noch am Leben oder tot bin. So bitte ich dich denn, o König, daß du deiner Güte die Krone aufsetzest, indem du meinen Wunsch erfüllst.‹ Wie nun der König seine Schönheit und Anmut betrachtete und seine beredten Worte vernommen hatte, sprach er: ›Ich höre und willfahre!‹ Dann rüstete er ein Schiff aus, ließ alles, dessen er bedurfte, dorthin schaffen und gab ihm eine Schar seiner Diener mit. Badr Bâsim aber ging alsbald an Bord, nachdem er von dem König Abschied genommen hatte. Nun fuhren sie auf dem Meere dahin, bei günstigem Winde, zehn Tage lang ununterbrochen. Als jedoch der elfte Tag kam, geriet das Meer in heftige Wallung, das Schiff hob sich und senkte sich, und die Seeleute konnten es nicht mehr in ihrer Gewalt behalten. So trieben sie dahin, während die Wogen mit ihnen spielten, bis sie sich einem Felsen mitten im Meere näherten. Und jener Fels stürzte plötzlich auf das Schiff nieder, so daß es zerbrach und alle, die auf ihm waren, ertranken, nur allein König Badr Bâsim konnte sich noch auf eine der Schiffsplanken schwingen, nachdem er bereits dem Tode ins Auge gesehen hatte. Jene Planke trieb mit ihm auf dem Meere einher, ohne daß er wußte, wohin die Fahrt ging, und ohne daß er die Kraft hatte, das Brett zu lenken; ziellos ward es mit ihm von Wogen und Wind dahingetragen. Und das währte drei Tage lang; am vierten Tage erst landete das Brett mit ihm an der Meeresküste. Dort erblickte er eine Stadt, die so weiß war, daß sie einer schneeweißen Taube glich, und die war auf einer Landzunge erbaut, die sich ins Meer erstreckte. Das war ein wunderbarer Bau, seine Säulen strebten hoch ins Blau, und seine Mauern sah man ragen, von den Wellen des Meeres geschlagen. Wie nun König Badr Bâsim jene Landzunge, auf der sich eine solche Stadt befand, betrachtete, freute er sich gar sehr, zumal er schon vor Hunger und Durst dem Untergang nahe gewesen war. Er stieg von der Planke und wollte zur Stadt hinauf gehen; aber da kamen Maultiere und Esel und Pferde, zahlreich wie der Sand am Meere, auf ihn zu und begannen nach ihm zu schlagen und ihn zu hindern, daß er vom Meere zur Stadt hinaufstieg. Da schwamm er bis zur Rückseite der Stadt und stieg dort ans Land. Aber er fand keinen Menschen in der Stadt, und verwundert sprach er: ›Wem mag wohl diese Stadt gehören? In ihr ist kein König noch irgendein Bewohner? Woher mögen diese Maultiere und Esel und Pferde stammen, die mich an der Landung hinderten?‹ Und er begann, versunken in Gedanken über sein Los, weiterzuschreiten, ohne zu wissen, wohin er ging. Nach einer Weile aber sah er einen alten Mann, einen Krämer. Wie König Badr Bâsim seiner gewahr geworden war, grüßte er ihn, und jener gab ihm den Gruß zurück. Dann schaute der Alte ihn an, und wie er in ihm einen schönen Jüngling erkannte, fragte er ihn ›Junger Mann, woher kommst du, und was hat dich in diese Stadt geführt?‹ Da erzählte Badr Bâsim ihm seine ganze Geschichte von Anfang bis zu Ende. Darüber staunte der Alte, und dann fragte er weiter: ›Mein Sohn, hast du niemanden auf deinem Wege gesehen?‹ ›Mein Vater‹, antwortete er, ›ich habe immer nur über diese Stadt gestaunt, weil sie menschenleer war.‹ Nun bat ihn der Scheich: ›Mein Sohn, tritt in meinen Laden ein, damit du nicht umkommst.‹ Badr Bâsim trat ein und setzte sich im Laden nieder. Darauf ging der Alte hin und holte ihm ein wenig Speise und sagte nunmehr: ›Mein Sohn, geh noch weiter ins Innere des Ladens. Preis sei Ihm, der dich vor dieser Teufelin behütet hat!‹ Das erschreckte den König Badr Bâsim gewaltig; dennoch aß er von der Speise des Scheichs, bis er gesättigt war. Dann wusch er sich die Hände, blickte den Alten an und sprach zu ihm: ›Lieber Herr, warum sagtest du solche Worte? Du hast mich wahrlich mit Furcht erfüllt vor dieser Stadt und ihren Bewohnern!‹ Da hub der Scheich an: ›Mein Sohn, wisse, diese Stadt ist eine Stadt der Zauberer, und in ihr herrscht eine Königin, die eine Zauberin ist; die gleicht einer Teufelin, ja, sie ist eine Hexe voll Lug und Tücke und Trug. All die Pferde und Maultiere und Esel, die du gesehen hast, sind in Wirklichkeit Menschenkinder wie du und wie ich. Sie sind Fremdlinge; denn jeden, der in diese Stadt kommt und der ein Jüngling ist wie du, den nimmt diese ungläubige Hexe zu sich und bleibt vierzig Tage mit ihm zusammen. Nach den vierzig Tagen aber verhext sie ihn, und dann wird er ein Maultier oder ein Pferd oder ein Esel, eins von jenen Tieren, die du am Meeresstrande gesehen hast.‹ «

SIEBENHUNDERTZWEIUNDFÜNFZIGSTE NACHT

»›Sie hat auch schon alle Bewohner der Stadt verzaubert; und jene haben, als du an Land steigen wolltest, gefürchtet, sie würde dich verzaubern gleich ihnen; und deshalb wollten sie dir durch ein Zeichen sagen: Lande nicht, damit die Hexe dich nicht sieht! Das taten sie aus Mitleid mit dir und aus Furcht, sie würde dir dasselbe antun wie ihnen.‹ Dann fuhr er fort: ›Sie hat diese Stadt ihren Bewohnern durch Zauberei entrissen, und ihr Name ist Königin Lâb – das heißt auf arabisch Berechnung der Sonne.‹ Als Badr Bâsim diese Worte von dem Scheich vernommen hatte, erschrak er über die Maßen und begann zu zittern wie ein Rohr im Winde; und er sprach: ›Kaum glaubte ich mich befreit von der Not, in die ich durch Zauberei geraten war, da wirft mich schon das Schicksal in eine noch schlimmere Bedrängnis!‹ Dann versank er in Gedanken über sein Los und seine Erlebnisse. Wie aber der Alte ihn anschaute und erkannte, welch arge Furcht ihn erfüllte, sprach er zu ihm: ›Mein Sohn, setze dich auf die Schwelle des Ladens und betrachte jene Geschöpfe, ihre Gewänder und Farben und die Gestalten, in die sie verzaubert sind. Doch fürchte dich nicht; denn die Königin und alle Bewohner der Stadt lieben und achten mich, sie würden nie mein Herz erregen noch mein Gemüt bekümmern.‹ Nachdem der Alte so gesprochen hatte, ging Badr Bâsim hinaus und setzte sich an der Tür des Ladens nieder, um sich alles anzuschauen. Da zogen die Leute an ihm vorüber, und er sah ein Volk, dessen Zahl unermeßlich war. Doch wie die Leute ihn erblickten, traten sie an den Alten heran und sprachen zu ihm: ›Scheich, ist dies dein Gefangener und deine Beute dieser Tage?‹ ›Er ist meines Bruders Sohn‹, erwiderte jener; ›da ich hörte, daß sein Vater gestorben sei, sandte ich nach ihm und ließ ihn kommen, um meine heiße Sehnsucht nach ihm zu stillen.‹ Darauf sagten die andern: ›Fürwahr, dieser ist schön unter den Jünglingen; aber wir sind um ihn besorgt wegen der Königin Lâb und fürchten, sie wird ihre Tücke gegen dich wenden und ihn dir nehmen; denn sie liebt die schönen Jünglinge.‹ Doch der Alte versetzte: ›Die Königin wird sich meinem Wunsche nicht widersetzen, denn sie achtet und liebt mich; und wenn sie erfährt, daß er der Sohn meines Bruders ist, so wird sie ihm nichts anhaben, noch auch mich quälen oder mein Gemüt betrüben dadurch, daß sie sich an ihm vergreift.‹ Nun blieb der König Badr Bâsim einen Monat lang bei dem Alten, indem er dort aß und trank; und der Scheich gewann ihn sehr lieb. Als er dann aber eines Tages vor dem Laden des Alten saß, wie er es gewohnt war, kamen plötzlich tausend

Eunuchen des Wegs; die trugen gezückte Schwerter in den Händen und waren in mancherlei Gewänder gekleidet, und die Gürtel um ihren Leib waren mit Edelsteinen besetzt; alle ritten sie auf arabischen Rossen, und die Schwerter in ihren Gehenken waren aus indischem Stahl. Wie sie zu dem Laden des Scheichs kamen, grüßten sie und zogen weiter. Nach ihnen kamen tausend Sklavinnen, Monden gleich; auch die trugen mancherlei Gewänder aus Seidenatlas, die mit Goldstickereien verziert und mit allerlei Edelsteinen besetzt waren, und alle waren mit Lanzen bewaffnet. In ihrer Mitte aber ritt eine Maid auf einer Araberstute in einem goldenen Sattel, der mit vielerlei Edelsteinen und Hyazinthen besetzt war. Die zogen dahin, bis sie den Laden des Alten erreichten, grüßten und ritten weiter. Doch dann kam auch die Königin Lâb in einem prächtigen Prunkzuge des Weges und ritt wie die anderen auf den Laden des Alten zu. Da fiel ihr Blick auf Badr Bâsim, der dort vor dem Laden saß, als wäre er der Mond in seiner Fülle. Und wie nun die Königin Lâb ihn anschaute, ward sie von seiner Schönheit und Anmut bezaubert und verwirrt, und heiße Liebe zu ihm erfüllte ihr Herz. Drum ritt sie an den Laden heran, stieg vom Rosse und setzte sich neben König Badr Bâsim nieder; zum Scheich aber sprach sie: ›Woher hast du diesen Schönen?‹ Jener gab ihr zur Antwort: ›Er ist der Sohn meines Bruders; vor kurzem ist er zu mir gekommen.‹ Die Königin fuhr fort: ›Laß ihn heut abend bei mir sein, auf daß ich mit ihm plaudern kann!‹ Aber der Alte fragte sie: ›Willst du ihn von mir nehmen und ihn nicht verzaubern?‹ ›Jawohl‹, erwiderte sie; und er sagte darauf: ›Schwöre es mir!‹ Da schwor sie ihm, sie wolle ihm kein Leid antun und wolle ihn nicht verzaubern; dann befahl sie, ihm ein schönes Roß zu bringen, das gesattelt und mit goldenem Zaum geschirrt war und lauter goldenes und juwelenbesetztes Zeug trug. Dem Alten gab sie tausend Dinare mit den Worten: ›Laß sie dir zugute kommen!‹ Darauf nahm sie den König Badr Bâsim mit sich, und wie sie ihn dahinführte, glich er dem vollen Monde in der vierzehnten Nacht. Alles Volk aber, das ihn bei ihr sah, blickte traurig auf ihn und auf seine Schönheit. Denn alle sagten: ›Bei Allah, dieser Jüngling verdient es nicht, daß die Verfluchte da ihn verzaubert!‹ Wohl hörte König Badr Bâsim die Worte der Leute, aber er schwieg und stellte seine Sache Allah dem Erhabenen anheim. So zogen sie zum Schlosse weiter.«

SIEBENHUNDERTDREIUNDFÜNFZIGSTE NACHT

»Dort saßen die Emire und die Eunuchen und die Großen des Reiches ab, und sie ließ durch die Kammerherren allen Würdenträgern des Reiches befehlen, sich zurückzuziehen; jene küßten den Boden und kehrten um, während sie sich mit den Eunuchen und den Dienerinnen in das Schloß begab. Als nun König Badr Bâsim in das Schloß hineinschaute, erblickte er einen Palast, dessen gleichen er noch nie gesehen hatte; da waren die Mauern aus

Gold erbaut, und in seiner Mitten war ein großes Becken, mit Wasser gefüllt und von einem weiten Blumengarten umgeben. Und weiter schaute König Badr Bâsim in den Garten hinein; dort erblickte er Vögel, die in allen Weisen und Stimmen sangen, solchen, die heiter, und solchen, die traurig klangen, und jene Vögel waren von mancherlei Gestalt und Art. Überall erblickte er große Pracht, und so rief er aus: ›Preis sei Allah, in seiner Güte und Milde leiht er auch denen seine Gaben, die andere Götter neben ihm haben!‹ Die Königin setzte sich an einem Fenster nieder, das auf den Garten schaute, auf ein Lager aus Elfenbein, das mit einem kostbaren Polster bedeckt war, und König Badr Bâsim setzte sich ihr zur Seite. Da küßte sie ihn und zog ihn an ihre Brust. Dann befahl sie den Dienerinnen, den Tisch zu bringen; und sie brachten einen Tisch aus rotem Golde, der mit Perlen und Edelsteinen besetzt war und auf dem sich Speisen von jeglicher Art befanden. Davon aßen die beiden, bis sie gesättigt waren, und dann wuschen sie sich die Hände. Ferner brachten die Dienerinnen Schalen aus Gold und Silber und Kristall, dazu auch alle Arten von Blumen und Schüsseln voll getrockneter Früchte. Schließlich hieß die Königin die Sängerinnen kommen, und nun traten herein zehn Jungfrauen, wie Monde anzuschauen; die trugen in ihren Händen allerlei Musikinstrumente. Die Königin aber füllte einen Becher und trank ihn aus, und füllte einen zweiten und reichte ihn dem König Badr Bâsim; der nahm ihn und trank ihn aus. So tranken die beiden miteinander, bis sie genug getrunken hatten. Dann befahl sie den Sängerinnen, zu singen, und sie sangen allerlei Weisen, bis es den König Badr Bâsim deuchte, der ganze Palast tanze mit ihm vor Freuden. Da ward sein Verstand berückt, und seine Brust weitete sich, so daß er die Fremdlingsschaft vergaß und sprach: ›Wahrlich, diese Königin ist jung und schön; ich will sie nimmermehr verlassen. Denn ihr Reich ist größer als das meine, und sie ist schöner als die Prinzessin Dschauhara!‹ Und nun trank er weiter mit ihr, bis es Abend ward; auch als die Lampen und die Kerzen angezündet waren und die Weihrauchpfannen glühten, tranken die beiden immer weiter, bis sie trunken waren, während die Sängerinnen sangen. Wie aber die Königin Lâb berauscht war, erhob sie sich von der Stätte, da sie saß, legte sich auf ein Ruhelager und befahl den Dienerinnen, fortzugehen; dann hieß sie den König Badr Bâsim, sich an ihrer Seite niederzulegen. Und er ruhte an ihrer Seite in allen Wonnen des Lebens, bis es Tag ward. «

SIEBENHUNDERTVIERUNDFÜNFZIGSTE NACHT

»Als die Königin aus dem Schlafe erwachte, ging sie in das Bad, das sich im Schlosse befand, begleitet von König Badr Bâsim, und dort wuschen sich die beiden. Nachdem sie das Bad verlassen hatten, legte sie ihm die schönsten Gewänder an, und dann hieß sie das Weingerät bringen. Sobald die Dienerinnen es gebracht hatten, tranken die beiden. Dann erhob sich die

Königin und führte den König Badr Bâsim an der Hand, und beide setzten sich auf die Sessel nieder. Darauf gebot sie, die Speisen zu bringen; und beide aßen und wuschen sich die Hände. Und wiederum brachten die Dienerinnen ihnen das Weingerät, die Früchte, die Blumen und das Naschwerk. So saßen sie da, essend und trinkend, während die Sängerinnen mancherlei Weisen sangen, bis es Abend ward. Vierzig Tage lang taten sie nichts als essen und trinken und fröhlich sein. Da fragte die Königin: ›Sag, Badr Bâsim, ist diese Stätte schöner oder der Laden deines Oheims, des Krämers?‹ ›Bei Allah, o Königin‹, antwortete jener, ›hier ist es schöner! Mein Oheim ist doch nur ein Bettelmann, der Bohnen verkauft.‹ Sie lachte ob seiner Worte, und dann ruhten die beiden miteinander in allen Freuden bis zum Morgen. Doch als König Badr Bâsim aus dem Schlafe erwachte, fand er die Königin Lâb nicht mehr an seiner Seite. Da sprach er: ›Wüßte ich doch nur, wohin sie gegangen ist!‹ Und

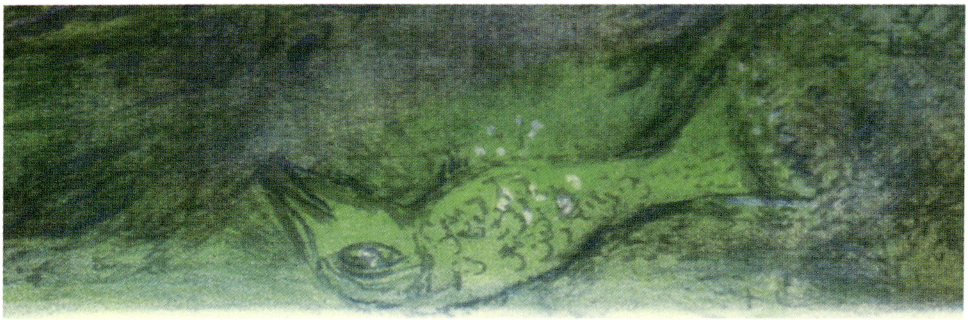

Detail aus der siebenhundertneununddreißigsten Nacht

er ward beunruhigt durch ihr Fernsein und wußte nicht, was er selber tun sollte. Als sie aber eine lange Zeit fortblieb und nicht zurückkehrte, sagte er sich immer wieder: ›Wohin mag sie nur gegangen sein?‹ Dann legte er seine Gewänder an und begann nach ihr zu suchen; doch er fand sie nicht. Schließlich sprach er bei sich: ›Vielleicht ist sie in den Blumengarten gegangen‹, und er ging in den Garten; dort erblickte er einen fließenden Bach und nahe bei ihm einen weißen Vogel. Am Ufer jenes Baches stand auch ein Baum, und in dessen Krone waren Vögel von mancherlei Farben; er konnte die Vögel schauen, aber sie konnten ihn nicht sehen. Da flog plötzlich ein schwarzer Vogel zu jenem weißen Vogelweibchen hinab und begann mit ihm zu schnäbeln, wie die Tauben schnäbeln; dann besprang der schwarze Vogel jenes weiße Vogelweibchen dreimal. Nach einer Weile jedoch verwandelte das Weibchen sich in Menschengestalt, und als der König sie anschaute, war es die Königin Lâb. Daran erkannte er, daß auch der schwarze Vogel ein verzauberter Mensch war, und daß sie ihn liebte und sich selber in ein Vogelweibchen zu verzaubern pflegte, um seine Liebe zu genießen; und die Eifersucht packte ihn, und er ward zornig wider die Königin Lâb um des schwarzen Vogels willen. Darauf kehrte er an seine Stätte zurück und legte sich nieder auf sein Ruhelager. Nach einer Weile kam auch die Königin Lâb wieder zu ihm und begann ihn zu küssen und mit ihm zu scherzen, während er in seinem großen Zorne wider sie kein einziges Wort mit ihr redete. Sie erkannte, wie es mit ihm stand, und war überzeugt, daß er sie gesehen hatte, wie sie zum Vogel geworden war und wie jener andere Vogel sie besprungen hatte; aber sie sagte ihm nichts davon, sondern verbarg, was in ihr vorging. Als er ihr dann zu Willen gewesen war, sprach er zu ihr: ›O Königin, ich möchte, daß du mir erlaubtest, zum Laden meines Oheims zu gehen; denn ich sehne mich nach ihm, da ich ihn schon seit vierzig Tagen nicht mehr gesehen habe.‹ ›Geh zu ihm‹, erwiderte sie, ›aber bleib mir nicht zu lange aus; denn ich kann mich nicht von dir trennen und vermag es nicht zu ertragen, auch nur eine einzige Stunde dir fern zu sein.‹ ›Ich höre und gehorche!‹ gab er zur Antwort; und er saß auf und begab sich zum Laden des alten Krämers. Der hieß ihn willkommen, trat auf ihn zu, umarmte ihn und fragte ihn: ›Wie ist es dir bei jener Ketzerin ergangen?‹ ›Bisher erging es mir wohl und gut‹, antwortete Badr Bâsim, ›aber in der letzten Nacht, nachdem sie sich an meiner Seite zur Ruhe gelegt hatte, wachte ich auf und fand sie nicht. Da kleidete ich mich an und lief umher, um nach ihr zu suchen, bis ich in den Garten kam.‹ Und weiter berichtete er ihm alles, was er gesehen hatte an dem Flusse und bei den Vögeln auf dem Baume. Als der Scheich das von ihm vernommen hatte, sprach er: ›Hüte dich vor ihr! Denn wisse, die Vögel, die auf dem Baume waren, sind lauter fremde Jünglinge, die sie geliebt und durch ihren Zauber in Vögel verwandelt hat. Und jener schwarze Vogel, den du gesehen hast, war einer ihrer Mamluken; sie war in heißer Liebe zu ihm entbrannt, doch als er ein Auge auf eine ihrer Sklavinnen geworfen hatte, verzauberte sie ihn in die Gestalt eines schwarzen Vogels.‹«

SIEBENHUNDERTFÜNFUNDFÜNFZIGSTE NACHT

»›Und‹, fuhr der Scheich fort, ›sooft es sie nach ihm gelüstet, verwandelt sie sich in ein Vogelweibchen, um seine Liebe zu genießen; denn sie liebt ihn immer noch gar sehr. Als sie aber bemerkte, daß du weißt, wie sie es treibt, plante sie insgeheim Böses wider dich, da sie dich nicht aufrichtig liebt. Aber dir soll nichts Arges durch sie widerfahren, solange ich dich schütze! Drum fürchte dich nicht; denn ich bin ein Muslim, und mein Name ist 'Abdallâh. Es gibt zu meiner Zeit keinen größeren Zauberer als mich; doch ich wende den Zauber nur an, wenn ich dazu gezwungen bin. Oftmals pflege ich den Zauber dieser Verruchten zunichte zu machen und die Menschen von ihr zu befreien; ich kümmere mich nicht um sie, denn sie hat keine Macht über mich. Ja, sie fürchtet sich vielmehr ganz gewaltig vor mir, und auch alle in der Stadt, die gleich ihr die Zauberei verstehen, leben in der gleichen Angst vor mir, sie alle, die gleich ihr das Feuer verehren statt des mächtigen Königs der Ehren. Wenn es wieder Morgen wird, so komm zu mir und laß mich wissen, was sie mit dir tut. Denn sie wird noch heute Nacht auf dein Verderben sinnen; ich aber werde dir sagen, was du mit ihr tun sollst, um ihrer Tücke zu entgehen.‹ Darauf nahm der König Badr Bâsim Abschied von dem Alten und kehrte zur Königin zurück. Er traf sie, wie sie auf ihn wartete; und sobald sie ihn erblickte, eilte sie auf ihn zu, ließ ihn an ihrer Seite sitzen, hieß ihn willkommen und brachte ihm Speise und Trank. Beide aßen, bis sie gesättigt waren; dann wuschen sie sich die Hände. Schließlich befahl sie, den Wein zu bringen, und als der gebracht war, begannen sie zu trinken bis zur Mitte der Nacht. Da neigte sie sich ihm zu und reichte ihm Becher auf Becher, bis er trunken ward und Sinn und Verstand verlor. Als sie ihn in solchem Zustande sah, sprach sie zu ihm: ›Ich beschwöre dich bei Allah und bei dem, was du anbetest, willst du mir, wenn ich dich nach etwas frage, auf meine Frage antworten und mir die Wahrheit darüber sagen?‹ In seiner Trunkenheit erwiderte er ihr: ›Ja, meine Herrin.‹ ›Ach, mein Gebieter, du Licht meiner Augen‹, fuhr sie fort, ›als du aus deinem Schlafe erwachtest und mich nicht fandest, da suchtest du nach mir und kamst in den Garten und sahest mich in der Gestalt eines weißen Vogels und sahest auch den schwarzen Vogel, der mich besprang. Nun will ich dir über diesen Vogel die Wahrheit sagen: Er war einer meiner Mamluken, und ich war ihm in heißer Liebe zugetan; doch eines Tages warf er ein Auge auf eine meiner Sklavinnen, und da packte mich die Eifersucht, und ich verwandelte ihn in die Gestalt eines schwarzen Vogels, während ich die Sklavin töten ließ. Jetzt aber kann ich ohne ihn nicht eine einzige Stunde leben, und immer, wenn ich mich nach ihm sehne, verwandle ich mich in ein Vogelweibchen und eile zu ihm, damit er mich bespringen und mich besitzen kann, wie du es gesehen hast. Bist du deshalb nicht erzürnt auf mich, wiewohl ich – bei dem Feuer im Lichtgewand, beim Schatten und bei der Hitze Brand! – dich mehr liebe als je und dich zu meinem Anteil an dieser Welt gemacht habe?‹ Trunken wie er war, gab er ihr zur Antwort: ›Ja, wenn du meinst, daß ich zürne aus diesem Grunde, so ist das recht. Mein Zorn hat keinen anderen Grund als diesen.‹ Da umarmte und küßte sie ihn und täuschte ihm Liebe vor; und als sie sich zur Ruhe begab, legte er sich an ihrer Seite nieder. Bald nach Mitternacht aber erhob sie sich von ihrem Lager; König Badr Bâsim war wach, doch er tat, als ob er schliefe, und blickte verstohlen, um zu sehen, was sie tat. So erkannte er, daß sie aus einem roten Beutel etwas Rotes herausnahm und es mitten im Zimmer einpflanzte; das wurde zu einem Bach, der wie ein Strom dahinfloß. Dann nahm sie eine Handvoll Gerste, streute die auf den Boden und bewässerte sie aus jenem Bache; nun wurden die Körner zu einem Sihrenfelde, und die Königin pflückte davon und mahlte es zu Mehl. Das legte sie beiseite, und dann kehrte sie zurück und ruhte wieder neben Badr Bâsim bis zum Morgen. Sobald der neue Tag graute, erhob er sich und wusch sein Antlitz; dann bat er die Königin um Erlaubnis, zum Scheich zu gehen. Nachdem sie ihm dies gewährt hatte, begab er sich zu dem Alten und tat ihm kund, was sie vor seinen Augen getan hatte. Wie der Scheich diese Worte von ihm vernahm, lächelte er und sprach: ›Bei Allah, diese ketzerische Hexe plant Unheil wider dich; du aber kümmere dich gar nicht um sie!‹ Dann holte er für ihn etwa ein Pfund von zerstoßenem Röstkorn und sprach zu ihm: ›Nimm dies mit dir. Wisse, wenn sie das sieht, wird sie dich fragen, was das sei und was du damit tun wollest. Dann sprich zu ihr: ›Überfluß am Gutem ist gut‹, und iß davon. Wenn sie aber ihr Röstkorn holt und zu dir sagt: ›Iß von diesem Korn!‹ so tu, als ob du davon äßest, doch iß nur von diesem hier. Hüte dich, von ihrem Röstkorn etwas zu essen, sei es auch nur ein einziges Körnchen. Denn wenn du auch nur ein einziges Korn davon issest, so wird ihr Zauber Macht über dich gewinnen, und sie wird dich verzaubern, indem sie zu dir spricht: ›Verlasse diese Menschengestalt!‹ und du wirst deine Gestalt verlieren und irgendeine andere annehmen, die sie wünscht. Wenn du aber nicht davon issest, so wird ihr Zauber zunichte und wird dir in keiner Weise schaden. Dann wird sie ganz beschämt zu dir sagen: ›Ich scherzte nur mit dir‹, und wird heiße Liebe zu dir bekennen; aber das ist alles nur Heuchelei und Tücke von ihr. Nun heuchle auch du Liebe zu ihr und sprich: ›Meine Gebieterin, du Licht meiner Augen, iß von diesem Röstkorn und sieh, wie köstlich es ist.‹ Wenn sie auch nur ein Körnchen davon gegessen hat, so nimm Wasser in deine Hand, sprenge es ihr ins Antlitz und sprich zu ihr: ›Verlasse diese Menschengestalt und nimm die und die Gestalt an!‹, eine Gestalt, die du wünschest. Danach verlasse sie und komm zu mir, damit ich dich weiter beraten kann.‹ Darauf nahm Badr Bâsim Abschied von dem Alten und ging wieder fort, bis er zum Schlosse hinaufstieg und zur Königin eintrat. Als sie ihn erblickte, rief sie ihm zu: ›Willkommen, herzlich willkommen!‹ Und sie eilte auf ihn zu und küßte ihn und sprach: ›Du bist aber lange ausgeblieben, mein Gebieter!‹ Er gab ihr zur Antwort: ›Ich war bei meinem Oheim, und er hat mir von diesem Röstkorn zu essen gegeben.‹ ›Wir haben noch besseres Röstkorn als das‹, erwiderte sie und legte sein Korn in eine Schüssel, während sie ihr eigenes in eine andere Schüssel tat. Dann sagte sie zu ihm: ›Iß von diesem, denn es ist besser als dein Röstkorn!‹ Er also tat, als ob er davon äße, und als sie vermeinte, daß er das getan hätte, nahm sie Wasser in ihre Hand und besprengte ihn damit, indem sie sprach: ›Verlasse diese Gestalt, du Galgenvogel, du Elender, und nun sollst du in die eines Maultieres übergehen, einäugig und häßlich anzusehen!‹ Aber er verwandelte sich nicht; und als sie ihn unverändert dastehen sah, eilte sie auf ihn zu, küßte ihn auf die Stirn und rief: ›Ach, mein Liebling, ich scherzte ja nur mit dir! Zürne mir deshalb nicht!‹ ›Bei Allah, meine Gebieterin‹, antwortete er ihr, ›ich zürne dir ganz und gar nicht, nein, ich glaube fest, daß du mich liebst. Und nun iß du von meinem Röstkorn!‹ Sie nahm einen Mundvoll davon und aß; doch kaum war das Korn in ihren Magen gedrungen, so fiel sie in Krämpfe. König Badr Bâsim aber nahm Wasser in seine Hand und sprengte es ihr ins Gesicht, indem er sprach: ›Verlasse diese Menschengestalt und werde zu einer grauen Mauleselin alsbald!‹ Und da sah sie sich sofort in ein solches Tier verwandelt. Nun begannen ihr die Tränen über die Wangen zu rinnen, und sie fing an, ihr Gesicht an seinen Füßen zu reiben. Da wollte er ihr die Zügel anlegen, aber sie wollte sich nicht zäumen lassen; so verließ er sie und begab sich zu dem Alten und tat ihm kund, was geschehen war. Der Scheich ging hin und holte ihm einen Zügel und sprach zu ihm: ›Nimm diesen Zaum und leg ihn ihr an!‹ Jener nahm ihn und ging zu der Königin zurück. Als sie ihn erblickte, kam sie auf ihn zu; und er legte ihr den Zaum ins Maul, bestieg sie und ritt aus dem Palaste hinaus zum Scheich 'Abdallâh. Wie der sie erblickte, lief er ihr entgegen und rief ihr zu: ›Dich mache Allah der Erhabene zuschanden, du Verruchte!‹ Dann sprach er zu Badr Bâsim: ›Mein Sohn, jetzt ist deines Bleibens nicht länger in dieser Stadt. Reite fort auf ihr, wohin du willst. Aber hüte dich, den Zügel irgend jemandem anzuvertrauen!‹ König Badr Bâsim dankte ihm, nahm Abschied von ihm und ritt fort, drei Tage lang ohne Aufenthalt. Als er sich dann einer Stadt näherte, begegnete ihm ein Greis von ehrwürdigem Aussehen und sprach zu ihm: ›Mein Sohn, woher kommst du?‹ Dem gab er zur Antwort: ›Aus der Stadt dieser Zauberin hier.‹ Jener fuhr fort: ›Du bist heute nacht mein Gast.‹ Da willigte er ein und zog mit dem Alten des Weges dahin. Doch plötzlich kam ihnen eine alte Frau entgegen, und als sie die Mauleselin erblickte, weinte sie und rief: ›Es gibt keinen Gott außer Allah! Diese Mauleselin gleicht der Mauleselin meines Sohnes, die gestorben ist, und um die mein Herz betrübt ist. Um Allahs willen, lieber Herr, verkaufe sie mir!‹ Doch er entgegnete ihr: ›Bei Allah, Mütterchen, ich kann sie nicht verkaufen.‹ Da fuhr sie fort: ›Um Allahs willen, schlag mir meine Bitte nicht ab! Mein Sohn wird, wenn ich ihm diese Mauleselin nicht kaufe, des Todes sein, das ist gewiß.‹ Und sie bestürmte ihn mit Bitten, bis er ausrief: ›Ich verkaufe sie nur um tausend Goldstücke!‹ Denn er sagte sich: ›Woher kann diese Alte tausend Goldstücke beschaffen?‹ Aber sie zog alsbald tausend Dinare aus ihrem Gürtel; wie König Badr Bâsim das sah, sprach er zu ihr: ›Mütterchen, ich scherzte nur mit dir; ich kann sie nicht verkaufen.‹ Da blickte der Greis ihn an und sprach zu ihm: ›Mein Sohn, in dieser Stadt darf niemand lügen; denn jeder, der hier lügt, wird hingerichtet.‹ Nun stieg der König Badr Bâsim von dem Maultier ab.«

SIEBENHUNDERTSECHSUNDFÜNFZIGSTE NACHT

»Nachdem der König Badr Bâsim von dem Maultier abgestiegen war und es der Alten übergeben hatte, zog sie ihm sofort den Zaum aus dem Maule. Dann nahm sie Wasser in ihre Hand, besprengte die Mauleselin damit und sprach: ›Meine Tochter, verlasse diese Gestalt und nimm deine einstige Gestalt wieder an.‹ Und auf der Stelle verwandelte sie sich und kehrte in ihre frühere Gestalt zurück; und die beiden Frauen eilten aufeinander zu und umarmten sich. Nun erkannte König Badr Bâsim, daß die Alte dort die Mutter der Königin Lâb war, und daß man ihn überlistet hatte. Er wollte fliehen; aber da ließ die Alte einen lauten Pfiff erschallen, und alsbald stand vor ihr ein Dämon, wie ein mächtiger Fels so groß. In seinem Schrecken blieb der König Badr Bâsim stehen; die Alte aber stieg auf den Rücken des Dämons, ließ ihre Tochter hinter sich reiten und nahm den König Badr Bâsim vor sich. Dann flog der Dämon mit ihnen davon; und kaum war eine kleine Weile vergangen, als sie schon bei dem Palaste der Königin Lâb ankamen. Nachdem die sich auf ihren Thron gesetzt hatte, wandte sie sich zu König Badr Bâsim und sprach zu ihm: ›Du Galgenvogel, jetzt bin ich wieder an diese Stätte gelangt und habe mein Ziel erreicht; und bald werde ich dir zeigen, was ich mit dir und mit dem alten Krämer dort tun werde. Wieviel Gutes habe ich ihm getan! Und nun handelt er so übel an mir; denn du hast deinen Willen nur durch ihn ausführen können.‹ Darauf nahm sie Wasser und besprengte ihn damit, indem sie sprach: ›Verlasse diese Gestalt, in der du bist, und gestalte dich zu einem Vogel, häßlich anzusehen, ja dem häßlichsten, den es an Vögeln gibt.‹ Auf der Stelle verwandelte er sich und ward zu einem Vogel, der häßlich anzusehen war; und sie sperrte ihn in einen Käfig und versagte ihm Speise und Trank. Eine Dienerin aber, die ihn sah, hatte Mitleid mit ihm, und sie begann ihm Futter und Wasser zu bringen, ohne daß die Königin es wußte. Und als nun die Dienerin eines Tages bemerkte, daß ihre Herrin achtlos war, ging sie hinaus und eilte zu dem alten Krämer und tat ihm kund, was geschehen war. Und sie fügte hinzu: ›Die Königin Lâb ist entschlossen, den Sohn deines Bruders zu verderben.‹ Der Scheich dankte ihr und sprach zu ihr: ›Jetzt muß ich gewißlich diese Stadt von ihr nehmen und dich statt ihrer zur Königin machen.‹ Dann ließ er einen lauten Pfiff erschallen, und es erschien vor ihm ein Dämon mit vier Flügeln. Zu dem sprach er: ›Nimm diese Maid und trag sie zur Stadt Dschullanârs, der Meermaid, und ihrer Mutter Farâscha; denn die beiden sind die größten Zauberinnen auf dem Angesicht der Erde.‹ Zu der Dienerin aber sprach er: ›Wenn du dort angekommen bist, so sage den beiden, daß König Badr Bâsim der Gefangene der Königin Lâb ist.‹ Der Dämon nahm die Maid auf seinen Rücken und flog mit ihr davon. Kaum war eine kleine Weile vergangen, so stieg er schon mit ihr auf das Schloß der Königin Dschullanâr, der Meermaid, hernieder. Und die Dienerin schritt von der Dachterrasse des Schlosses hinab und begab sich zur Königin Dschullanâr, küßte den Boden vor ihr und tat ihr kund, was ihrem Sohne widerfahren war, von Anfang bis zu Ende. Da erhob Dschullanâr sich vor ihr, erwies ihr Ehren und dankte ihr. Dann ließ sie in der Stadt die Trommeln der Freudenbotschaft schlagen und allem Volk und den Großen ihres Reiches verkünden, daß der König Badr Bâsim gefunden sei. Danach versammelten Dschullanâr und ihre Mutter Farâscha und ihr Bruder Sâlih alle

Stämme der Geister und der Krieger des Meeres; denn die Könige der Geister waren ihnen untertan geworden, seit König es-Samandal gefangen genommen war. Und alsbald flogen sie in die Lüfte empor, stürzten sich auf die Stadt der Zauberin hernieder, plünderten den Palast und töteten alle Ketzer, die dort waren, in einem Augenblick. Und Dschullanâr sprach zu der Dienerin: ›Wo ist mein Sohn?‹ Da holte die Dienerin den Käfig und brachte ihn vor sie; und indem sie auf den Vogel wies, der darin war, sprach sie: ›Dies ist dein Sohn!‹ Sogleich befreite die Königin ihn aus dem Käfig; nahm Wasser in ihre Hand und besprengte ihn damit, indem sie sprach: ›Verlasse diese Gestalt und nimm wieder deine einstige Gestalt an!‹ Kaum hatte sie diese Worte beendet, da schüttelte er sich und ward wieder ein Mensch, wie er es zuvor gewesen war. Und als seine Mutter ihn nun in seiner ursprünglichen Gestalt erblickte, eilte sie auf ihn zu und umarmte ihn und weinte bitterlich. Desgleichen taten sein Oheim Sâlih und seine Großmutter Farâscha und seine Basen, und sie küßten ihm die Hände und die Füße. Darauf sandte seine Mutter nach dem Scheich 'Abdallâh und dankte ihm für alles, was er an ihrem Sohne getan hatte; ferner vermählte sie ihn mit der Dienerin, die er mit der Botschaft an sie geschickte hatte, und er ging zu ihr ein. Dann machte sie ihn zum König über jene Stadt und ließ die Überlebenden aus der Stadt, die Muslime waren, sich versammeln und dem Scheich 'Abdallâh huldigen, indem sie ihnen Eid und Schwur abnahm, daß sie ihm gehorchen und dienen wollten. ›Wir hören und gehorchen!‹ erwiderten sie. Schließlich nahmen sie und die Ihren Abschied von Scheich 'Abdallâh und kehrten in ihre Hauptstadt zurück. Und als sie zu ihrem Palaste kamen, zogen ihnen die Einwohner in lautem Jubel entgegen; und drei Tage lang schmückten sie die Stadt in ihrer großen Freude über ihren König Badr Bâsim; ja, sie waren hochbeglückt über seine Heimkehr. Darauf sprach König Badr Bâsim zu seiner Mutter: ›Liebe Mutter, jetzt bleibt nichts mehr übrig, als daß ich mich vermähle; dann wollen wir alle immerdar miteinander vereinigt sein.‹ ›Mein Sohn‹, erwiderte sie, ›der Plan, den du hast, ist trefflich. Warte aber, bis wir erforscht haben, welche unter den Töchtern der Könige für dich die Rechte ist.‹ Und seine Großmutter Farâscha und seine Basen von Vaters und von Mutters Seite her sprachen: ›Wir alle, o Badr Bâsim, wollen dir sogleich zu deinem Wunsche verhelfen.‹ Dann machte sich eine jede von ihnen auf und ging fort, um in den Landen zu suchen; und Dschullanâr, die Meermaid, schickte ihre Kammerfrauen auf den Rücken von Dämonen aus, indem sie ihnen befahl, sie sollten keine Stadt und keines von den Schlössern der Könige auslassen, sondern überall nach den schönen Mädchen ausschauen, die dort wären. Wie nun König Badr Bâsim sah, daß sie große Mühe hierauf verwandten, sprach er zu seiner Mutter Dschullanâr: ›Liebe Mutter, laß ab davon; denn mir gefällt nur Dschauhara, die Tochter des Königs es-Samandal, da sie ein Juwel ist, wie ihr Name besagt.‹ Seine Mutter antwortete ihm: ›Jetzt weiß ich, was du suchst‹, und sie sandte Leute aus, die ihr den König es-Samandal bringen sollten. Die führ-

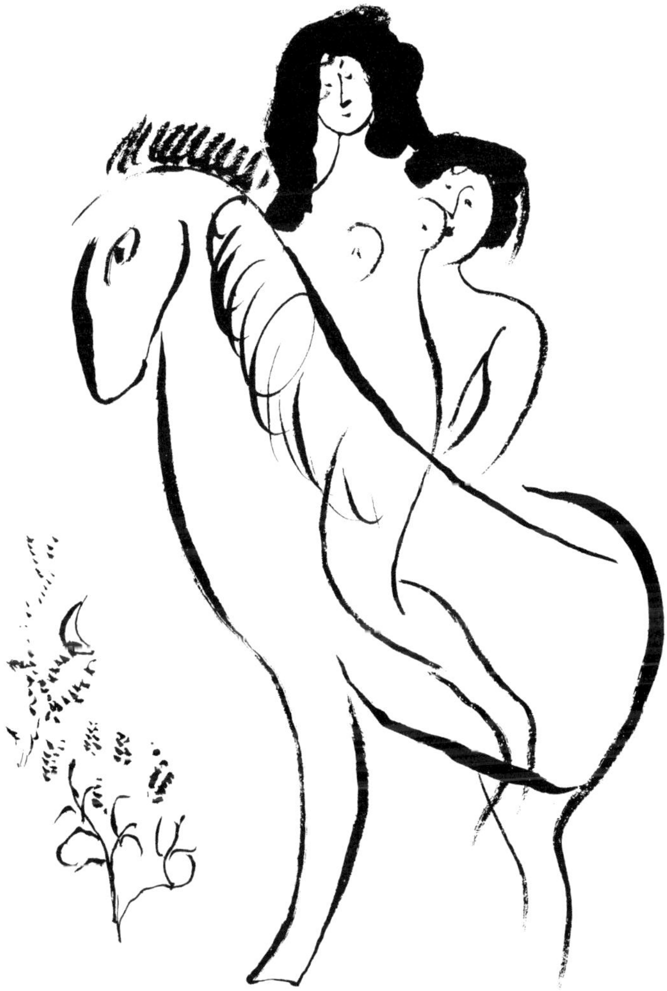

Die Alte aber stieg auf den Rücken des Dämons
und ließ ihre Töchter hinter sich reiten.
Dann flog der Dämon mit ihnen davon...

ten ihn auch alsbald vor sie; und dann schickte sie nach ihrem Sohne Badr Bâsim und ließ ihn, als er zu ihr kam, wissen, daß der König es-Samandal zugegen sei. So begab sich denn Badr Bâsim zu ihm, und als der ihn kommen sah, erhob er sich vor ihm, begrüßte ihn und hieß ihn willkommen. Darauf erbat König Badr Bâsim von ihm seine Tochter Dschauhara zur Gemahlin. Und jener sprach: ›Sie steht dir zu Diensten, sie ist deine Sklavin, die deines Befehls gewärtig ist.‹ Dann entsandte er einige seiner Freunde in sein Land und befahl ihnen, seine Tochter Dschauhara zu holen und ihr kundzutun, daß ihr Vater bei König Badr Bâsim sei, dem Sohne der Meermaid Dschullanâr. Sie flogen in die Luft empor und blieben eine Weile fort; dann kehrten sie mit der Prinzessin Dschauhara zurück. Und als sie ihren Vater erblickte, eilte sie auf ihn zu und umarmte ihn. Er aber schaute sie an und sprach zu ihr: ›Meine Tochter, wisse, ich habe dich zur Gemahlin bestimmt für diesen König an Edelmut reich, diesen Helden, dem Löwen gleich, den König Badr Bâsim, den Sohn der Königin Dschullanâr. Denn er ist der schönste unter den Männern seiner Zeit, der anmutigste, der höchste nach seinem Range und der adeligste nach seiner Abkunft. Er allein ist deiner wert, und nur du bist seiner wert.‹ ›Lieber Vater‹, erwiderte sie ihm, ›ich kann dir nicht widersprechen; handle nach deinem Sinn, Sorge und Kummer sind nun dahin, und ich bin ihm jetzt eine Dienerin!‹ Da holte man die Kadis und die Zeugen, und man schrieb den Ehevertrag zwischen dem König Badr Bâsim, dem Sohne der Königin Dschullanâr, der Meermaid, und der Prinzessin Dschauhara. Und die Bürger schmückten ihre Stadt, die Freudentrommeln wurden geschlagen, und alle, die in den Gefängnissen waren, wurden freigelassen. Ferner kleidete der König die Witwen und Waisen und verlieh Ehrengewänder an die Großen des Reiches, die Emire und die Vornehmen. Ein großes Fest ward gefeiert, Hochzeitsmahle wurden gerüstet, und zehn Tage lang waren alle Menschen guter Dinge früh und spät. Die Braut aber ward in neun Festgewändern vor König Badr Bâsim zur Schau gestellt; und er verlieh dem König es-Samandal ein Ehrengewand und entließ ihn in seine Heimat, zu seinem Volk und zu den Seinen. Und nun lebten sie herrlich und in Freuden, sie aßen und tranken und genossen alle Wonnen, bis Der zu ihnen kam, der die Freuden schweigen heißt und der die Freundesbande zerreißt. Und dies ist das Ende von ihrer Geschichte; Allahs Barmherzigkeit werde ihnen allen zuteil!«

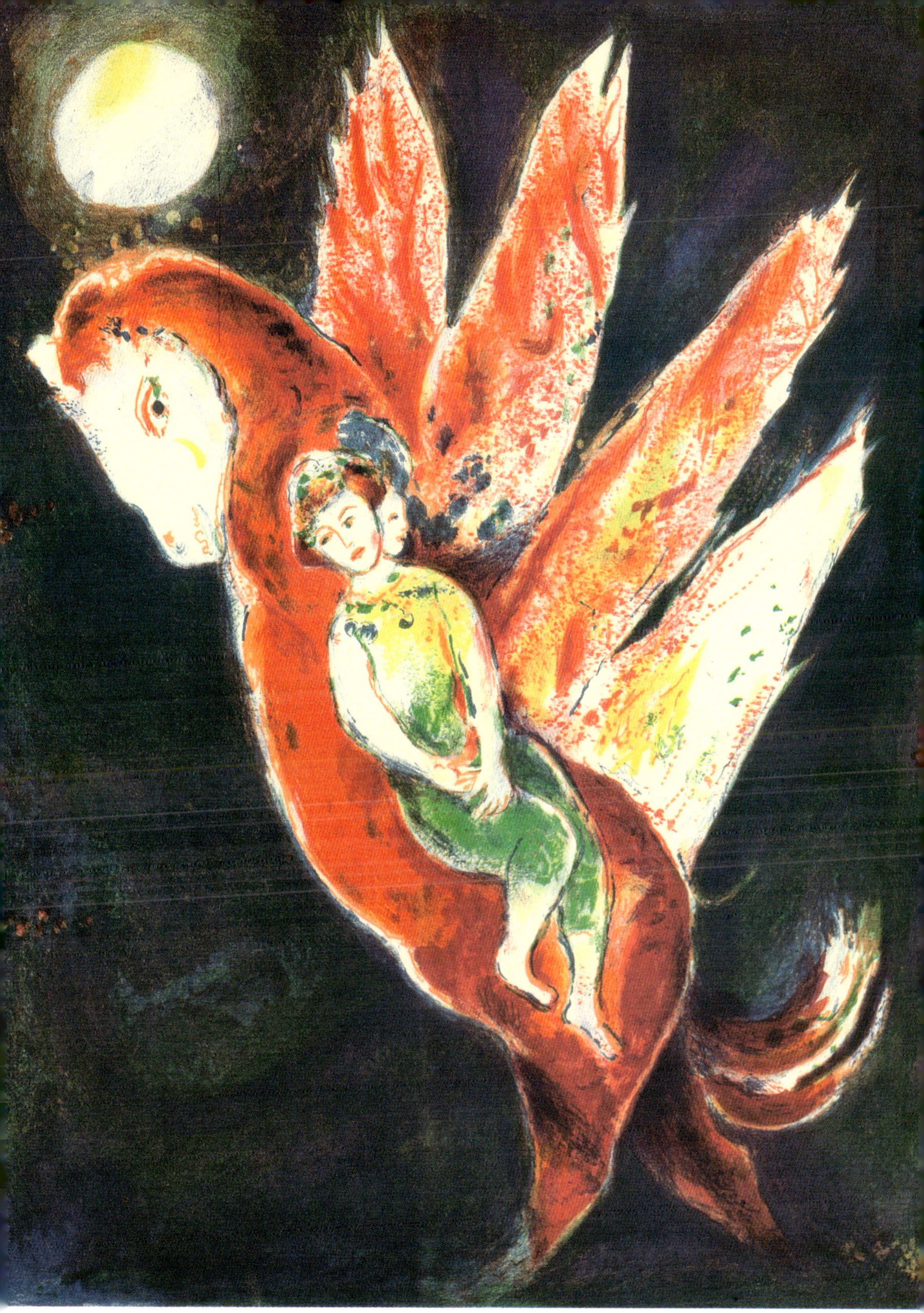

Siebenhundertsechsundfünfzigste Nacht

Die Geschichte von 'Abdallâh, dem Landbewohner, und 'Abdallâh, dem Meermann

»Es war einmal ein Fischer, 'Abdallâh geheißen; der hatte eine große Familie, denn bei ihm waren neun Kinder und deren Mutter. Aber er war arm und besaß nichts als sein Netz. Jeden Tag ging er zum Meere, um zu fischen; und wenn er wenig gefangen hatte, so verkaufte er es und verwandte den Erlös für seine Kinder je nach Maßgabe dessen, was Allah ihm beschert hatte; fing er aber viel, so kochte er ein gutes Gericht und holte Früchte. Dann gab er so lange Geld aus, bis ihm nichts mehr übrig blieb; und er pflegte darauf bei sich zu sprechen: ›Das Brot für morgen kommt morgen!‹ Als seine Frau ihm noch ein Kind schenkte, waren es ihrer zehn; und gerade an jenem Tage mußte es sein, daß der Mann ganz und gar nichts besaß. Die Frau sprach zu ihm: ›Mein Gebieter, schau doch für mich nach etwas, von dem ich mich nähren kann!‹ Er gab ihr zur Antwort: ›Ich will noch heute, auf den Segen Allahs des Erhabenen hin, zum Meere gehen, für das Glück dieses Neugeborenen, auf daß wir sehen, ob das Geschick ihm günstig ist.‹ Darauf sagte sie zu ihm: ›Setze dein Vertrauen auf Allah!‹ So nahm er denn das Netz und begab sich zum Meere. Dann warf er es aus für das Glück jenes kleinen Kindleins, indem er sprach: ›O Gott, laß den Lebensunterhalt leicht für ihn werden und ohne Beschwerden, reichlich und nicht kärglich.‹ Nachdem er eine Weile gewartet hatte, zog er es hoch; und es kam hoch, voll von Abfall, Sand, Kieseln und Tang, aber von Fischen konnte er nichts darin entdecken, weder viel noch wenig. Dann warf er es ein zweites Mal aus und wartete; doch als er es herauszog, fand er wieder keine Fische darin. Und von neuem warf er es aus, ein drittes, ein viertes und ein fünftes Mal; dennoch kam kein Fisch in ihm hoch. Da ging er an eine andere Stelle und flehte zu Allah dem Erhabenen um sein täglich Brot. Unaufhörlich mühte er sich so, bis der Tag sich neigte; aber er fing auch nicht einmal ein Salzfischlein. Da wunderte er sich in seiner Seele und sprach: ›Hat Allah denn dies Neugeborene ohne sein täglich Brot erschaffen? Das ist doch ganz unmöglich! Denn Er, der den Menschen mit dem Spalt des Mundes vollendet, hat sich auch für seine Speise verpfändet; und Allah der Erhabene ist der Allgütige, der die Nahrung spendet.‹ Alsdann lud er sein Netz auf und kehrte heim, gebrochenen Mutes und das Herz voll von Sorgen um die Seinen, daß er sie ohne Speise lassen mußte, zumal da seine Frau im Kindbett lag. So zog er seines Weges weiter, indem er bei sich selber sprach: ›Was soll ich nur tun? Was soll ich heute abend den Kindern sagen?‹ Wie er aber zu dem Ofen eines Bäckers gelangte, sah er dort ein Gedränge; denn es war eine Zeit der Teuerung, und in jenen Tagen ward nur wenig Nahrung bei den Menschen gefunden; die Leute hielten dem Bäcker das Geld hin, aber er achtete ihrer nicht, weil das Gedränge so groß war. Der Fischer blieb dort stehen und schaute zu; und als er den Duft des warmen Brotes roch, gelüstete es seine Seele danach, weil ihn hungerte. Da erblickte ihn der Bäcker, und er rief ihm zu: ›Komm her, Fischer!‹ Als der zu ihm herangetreten war, fragte er ihn: ›Willst du Brot?‹ Doch der Fischer schwieg. Dann fuhr der Bäcker fort: ›Sprich nur, scheue dich nicht; denn Allah ist gütig! Wenn du kein Geld bei dir hast, so will ich dir Brot geben und warten, bis es dir wieder gut geht.‹ ›Bei Allah‹, erwiderte der Fischer, ›Meister, ich habe kein Geld; doch gib mir Brot genug für die Meinen, und ich will dies Netz als Pfand bis morgen bei dir lassen.‹ Da sagte der Bäcker: ›Armer Kerl, dies Netz ist dein Laden und das Tor zu deinem täglichen Brot. Wenn du es verpfändest, womit willst du fischen? Sage mir nur, wieviel dir genügt!‹ ›Für zehn Para‹, antwortete der Fischer; und da gab der Bäcker im Brot für zehn Para und reichte ihm auch noch zehn Para hin, indem er zu ihm sprach: ›Nimm diese zehn Parastücke und koche dir dafür ein Gericht Fleisch; dann bist du mir zwanzig Para schuldig. Morgen kannst du mir Fische dafür bringen. Wenn du aber nichts fängst, so komm und hol dir dein Brot und deine zehn Para; ich will gern warten, bis das Glück wieder zu dir kommt.‹«

NEUNHUNDERTEINUNDVIERZIGSTE NACHT

»›Dann bringe mir Fische für alles, was ich von dir zu fordern habe.‹ Da sagte der Fischer: ›Allah der Allmächtige lohne es dir und vergelte dir an meiner Statt mit allem Guten!‹ Darauf nahm er das Brot und die zehn Parastücke und ging freudigen Herzens von dannen; nachdem er gekauft hatte, was ihm erreichbar war, trat er zu seiner Frau ein, und er sah, wie sie dasaß und die Kinder tröstete, die vor Hunger weinten, indem sie zu ihnen sprach: ›Gleich bringt euer Vater euch etwas zum Essen!‹ Als er nun wirklich bei ihnen war, legte er das Brot vor sie hin, und sie aßen, während er seiner Frau erzählte, wie es ihm ergangen war; und sie sprach: ›Allah ist gütig!‹ Am nächsten Tage lud er sein Netz wieder auf und ging aus seinem Hause, indem er sprach: ›Ich flehe dich an, o Herr, gewähre mir heute so viel, daß ich mit reinem Gesicht vor dem Bäcker dastehe!‹ Als er zum Meere kam, warf er das Netz aus und zog es wieder ein; aber es kam kein Fisch darin hoch. Wiederum mühte er sich unablässig, bis der Tag zur Rüste ging, ohne daß er etwas gefangen hätte. Voll schweren Kummers kehrte er heim; und da der Weg zu seinem Hause an dem Ofen des Bäckers vorbeiführte, so sprach er bei sich selber: ›Wie soll ich nun zu meinem Hause gehen? Ich will doch meinen Schritt beeilen, damit der Bäcker mich nicht sieht!‹ Als er dann zum Ofen des Bäckers kam, sah er dort wieder ein Gedränge, und er beeilte seinen Gang aus Scheu vor dem Bäcker, auf daß der ihn nicht sähe. Aber der Bäcker hob seinen Blick zu ihm auf und rief: ›Du, Fischer, komm her, hol dir dein Brot und dein Geld. Du hast es wohl vergessen!‹ ›Nein, bei Allah‹, erwiderte jener, ›ich hab es nicht vergessen; ich schämte mich nur vor dir, weil ich auch heute keine Fische gefangen habe.‹ Doch der Bäcker fuhr fort: ›Schäme dich nicht! Habe ich dir nicht gesagt, daß es Zeit für dich hat, bis das Glück wieder zu dir kommt?‹ Darauf gab er ihm das Brot und die zehn Para; und der Fischer ging zu seiner Frau und berichtete ihr das Geschehene. Sie sagte darauf: ›Allah ist gütig! So Gott der Erhabene will, wird das Glück wieder bei dir einkehren, und du kannst ihm deine Schuld bezahlen.‹ Vierzig Tage lang ging es so weiter; jeden Tag zog er zum Meere von Sonnenaufgang bis Sonnenuntergang und mußte ohne Fische heimkehren; und immer holte er Brot und Geld von dem Bäcker, ohne daß der je einmal von den Fischen zu ihm sprach oder ihn warten ließ wie die anderen Leute, sondern er gab ihm stets die zehn Para und das Brot. So oft der Fischer zu ihm sprach: ›Bruder, rechne ab mit mir!‹ erwiderte er ihm: ›Geh; dies ist nicht die Zeit zum Abrechnen. Wenn das Glück wieder zu dir kommt, will ich mit dir abrechnen.‹ Dann segnete der Fischer ihn und verließ ihn, indem er ihm dankte. Am einundvierzigsten Tage nun sprach er zu seiner Frau: ›Ich will dies Netz zerreißen und vor diesem Leben Ruhe haben!‹ ›Weshalb denn?‹ fragte sie; und er gab ihr zur Antwort: ›Es scheint, als ob mein Lebensunterhalt nicht mehr aus dem Meere kommt. Wie lange soll dies Leben noch dauern? Bei Allah, ich vergehe aus Scham vor dem Bäcker; und ich will hinfort nicht zum Meere gehen, damit ich nicht bei seinem Ofen vorbeikomme. Ich habe ja keinen anderen Weg als den, der an ihm vorbeiführt; und jedesmal, wenn ich dort vorüberkomme, ruft er mich und gibt mir das Brot und die zehn Parastücke. Wie lange soll ich noch Schulden bei ihm machen?‹ Da sprach sie zu ihm: ›Preis sei Allah dem Erhabenen, der dir sein Herz geneigt gemacht hat, so daß er dir die Nahrung gibt. Was mißfällt dir daran?‹ Er entgegnete: ›Jetzt hat er schon eine große Summe Dirhems von mir zu fordern, und er wird sicherlich verlangen, was ihm gebührt!‹ ›Hat er dir harte Worte gegeben?‹ ›Nein; er will sogar nicht mit mir abrechnen und sagt immer: Wenn das Glück wieder zu dir kommt.‹ ›Wenn er dich mahnen sollte, so sprich du zu ihm: Warte, bis das Glück kommt, auf das wir beide hoffen, ich und du.‹ ›Und wann kommt endlich das Glück, auf das wir hoffen?‹ ›Allah ist gütig!‹ ›Du hast recht‹, sagte der Fischer, lud sich sein Netz wieder auf und begab sich zum Meere, indem er betete: ›O Herr, gewähre mir etwas, sei es auch nur ein einziger Fisch, damit ich ihn dem Bäcker schenken kann!‹ Dann warf er das Netz ins Meer; und als er es herausziehen wollte, fand er, daß es schwer war; er mühte sich lange mit ihm ab, bis er ganz ermattet war. Wie er es aber am Lande hatte, entdeckte er darin einen toten Esel, der schon aufgedunsen war und abscheulich stank. Ihm ward ganz übel, und als er das Tier aus dem Netze herausgeholt hatte, sprach er: ›Es gibt keine Macht und es gibt keine Majestät außer bei Allah, dem Erhabenen und Allmächtigen! Ich kann nicht mehr! Ich sage da zu meiner Frau: ›Aus dem Meere kommt kein Lebensunterhalt mehr für mich; laß mich dies Gewerbe aufgeben!‹ Und sie antwortet mir: ›Allah ist gütig! Das Glück wird zu dir kommen.‹ ›Ja, ist denn dieser tote Esel etwa das Glück?‹ Nun kam wieder schwerer Kummer über ihn, und er begab sich an eine andere Stelle, um dem Geruch des Esels fern zu sein; dort nahm er das Netz und warf es von neuem aus. Nachdem er eine ganze Weile gewartet hatte, zog er daran und fühlte, daß es schwer war, und er mühte sich so lange damit ab, bis ihm das Blut aus den Händen rieselte. Als er es schließlich am Lande hatte, entdeckte er darin ein menschliches Wesen, und er vermeinte, daß es einer von den Dämonen des Herren Salomo sei, die er in kupferne Flaschen zu sperren und ins Meer zu werfen pflegte, und daß die Flasche im langen Laufe der Jahre zerbrochen und jener Dämon aus ihr herausgekrochen und in das Netz geraten sei. Deshalb floh er vor ihm und schrie: ›Gnade! Gnade! O Dämon Salomos!‹ Doch jenes Menschenwesen rief ihm aus dem Netze zu: ›Komm her, Fischer, und flieh nicht vor mir; denn ich bin ein Mensch wie du! Befreie mich, auf daß du himmlischen Lohn dafür empfangest!‹ Wie der Fischer seine Worte vernahm, beruhigte sich sein Herz, und er trat zu ihm hin und fragte ihn: ›Bist du denn nicht ein Dämon aus der Geisterwelt?‹ ›Nein‹, erwiderte jener, ›ich bin ein Mensch, der an Allah und seinen Gesandten glaubt.‹ Und als der Fischer ihn fragte: ›Wer hat dich ins Meer geworfen?‹ fuhr er fort: ›Ich gehöre zu den Kindern des Meeres, und ich wandelte gerade umher, als du das Netz über mich warfst. Wir sind ein Volk, das den Befehlen Allahs gehorcht, und wir sind gütig gegen die Geschöpfe Allahs des Erhabenen. Wenn ich mich nicht fürchtete und mich nicht scheute, zu den Ungehorsamen zu gehören, so hätte ich dein Netz zerrissen; aber ich fügte mich in das, was Allah mir vorherbestimmt hat. Und du wirst, so du mich befreist, mein Gebieter; denn ich bin dein Gefangener. Willst du mich nun freilassen im Begehren nach dem Antlitze Allahs des Erhabenen und einen Bund mit mir schließen und mein Freund werden? Dann will ich jeden Tag an dieser Stätte zu dir kommen; und wenn du mich besuchst, so bringe mir ein Geschenk mit von den Früchten des Landes. Denn bei euch gibt es Trauben und Feigen, Wassermelonen und Pfirsiche, Granatäpfel und dergleichen mehr; alles, was du mir bringst, soll mir von dir willkommen sein. Wir aber haben Korallen und Perlen, Chrysolithe und Smaragde, Rubinen und andere Edelsteine, und ich will dir den Korb, in dem du mir die Früchte bringst, mit Juwelen von den Edelsteinen des Meeres füllen. Was sagst du zu diesem Vorschlag, mein Bruder?‹ Der Fischer gab ihm zur Antwort: ›Die Fâtiha sei zwischen mir und dir auf diesen Vorschlag!‹ Da sprachen sie alle beide die Fâtiha, und der Fischer befreite ihn aus dem Netze. Nun fragte er den Mann: ›Wie heißest du?‹ Und jener erwiderte: ›Ich heiße ’Abdallâh der Meermann; und wenn du an diese Stätte kommst und mich nicht siehst, so ruf und sprich: ›Wo bist du, o ’Abdallâh, o Meermann?‹ Dann werde ich sofort bei dir sein! Du aber, wie heißest du?‹ «

»Der Fischer antwortete: ›Ich heiße 'Abdallâh!‹ Und der andere fuhr fort: ›So bist du denn 'Abdallâh der Landbewohner, und ich bin 'Abdallâh der Meermann. Warte du hier, bis ich wiederkomme und dir ein Geschenk bringe.‹ ›Ich höre und gehorche!‹ erwiderte der Fischer, während 'Abdallâh der Meermann im Wasser verschwand. Schon bereute 'Abdallâh der Landbewohner, daß er jenen aus dem Netz befreit hatte; denn er sagte sich: ›Woher soll ich wissen, daß er zu mir zurückkehrt? Vielleicht hat er mich nur zum besten gehabt, damit ich ihn losließ. Hätte ich ihn festgehalten, so hätte ich ihn vor dem Volke in der Stadt zur Schau stellen können; dann hätte ich für ihn Geld von jedermann eingenommen und hätte ihn auch in die Häuser der Vornehmen führen können.‹ So bereute er, daß er ihn freigelassen hatte, und sagte zu sich selber: ›Dein Fang entschwand aus deiner Hand!‹ Während er noch darüber klagte, daß jener seiner Hand entwischt sei, kehrte plötzlich 'Abdallâh der Meermann zu ihm zurück, die Hände voll von Perlen und Korallen, Smaragden, Rubinen und anderen Edelsteinen, und er sprach zu ihm: ›Nimm hin, mein Bruder, und sei mir nicht böse! Ich hatte keinen Korb bei mir; sonst hätte ich ihn für dich gefüllt.‹

Darüber war 'Abdallâh der Landbewohner erfreut, und er nahm die Edelsteine von dem Meermanne hin; der aber sprach zu ihm: ›Komm jeden Tag vor Sonnenaufgang an diese Stätte‹, nahm Abschied von ihm, wandte sich und verschwand im Meere. Der Fischer nun eilte voller Freuden in die Stadt zurück und hielt nicht eher an, als bis er zu dem Ofen des Bäckers kam und zu ihm sprach: ›Mein Bruder, jetzt ist das Glück zu uns gekommen; drum rechne mit mir ab!‹ Der Bäcker antwortete ihm: ›Es bedarf keiner Abrechnung, wenn du etwas hast, so gib es mir, und wenn du nichts hast, so nimm dein Brot und dein Geld und geh, bis das Glück bei dir einkehrt.‹ Doch der Fischer fuhr fort: ›Mein Freund, das Glück ist ja bei mir eingekehrt durch die Güte Allahs. Du hast jetzt eine große Summe von mir zu fordern; nimm doch dies hier!‹ Und er nahm für ihn eine Handvoll von Perlen und Korallen, Rubinen und anderen Edelsteinen; und diese Handvoll, die von dem, was er bei sich hatte, die Hälfte ausmachte, gab er dem Bäcker, indem er zu ihm sprach: ›Gib mir etwas Bargeld, das ich heute ausgeben kann, bis ich diese Edelsteine verkauft habe.‹ Da gab der Bäcker ihm alles, was er an Geld besaß, sowie auch alles Brot in dem Korbe, den er bei sich hatte; er freute sich über jene Edelsteine und sprach zu dem Fischer: ›Ich bin dein Knecht und dein Diener!‹ Dann hob er sich alles Brot, das er dort hatte, auf den Kopf und schritt hinter dem Fischer her bis nach Hause; dort gab er es dessen Frau und Kindern, ging alsbald zum Markte und kehrte mit Fleisch und Gemüse und allen Arten von Früchten zurück. Auch verließ er den Ofen und blieb jenen ganzen Tag über bei 'Abdallâh dem Landbewohner, indem er sich mühte, ihm zu dienen, und alles besorgte, dessen er bedurfte. Da sprach der Fi-

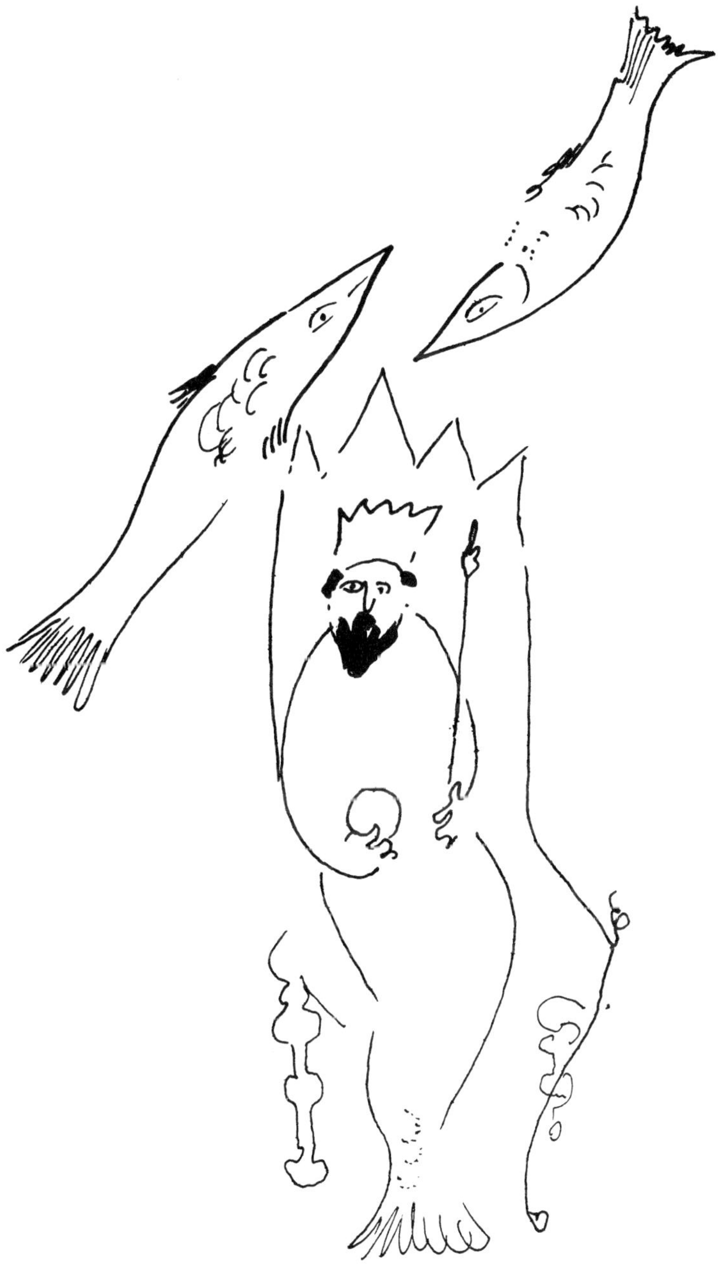

Als 'Abdallâh das Netz schließlich am Lande hatte,
entdeckte er darin ein menschliches Wesen und floh vor ihm.
Doch jenes Menschenwesen rief ihm aus dem Netze zu…

scher zu ihm: ›Bruder, du hast dich selber ermüdet.‹ Doch der Bäcker antwortete: ›Das ist meine Pflicht; denn ich bin dein Diener geworden, und du hast mich mit deiner Güte überhäuft.‹ Der Fischer aber sagte: ›Du warst mein Wohltäter in der Zeit der Not und der Teuerung.‹ Jene Nacht über blieb er bei ihm, nachdem sie gut gespeist hatten; und so wurde der Bäcker dem Fischer ein Freund. Der berichtete nun seiner Frau, wie es ihm mit 'Abdallâh dem Meermanne ergangen war; und sie sprach zu ihm: ›Bewahre dein Geheimnis, damit die Obrigkeit nicht über dich herfällt!‹ Er gab ihr zur Antwort: ›Wenn ich mein Geheimnis auch vor allen Leuten bewahre, so will ich es dem Bäcker doch nicht vorenthalten.‹ Am nächsten Tage machte er sich früh auf, nachdem er noch am Abend vorher einen Korb mit Früchten aller Art gefüllt hatte; den lud er sich vor Sonnenaufgang auf, begab sich zur Meeresküste und setzte ihn am Ufer nieder. Dann rief er: ›Wo bist du, o 'Abdallâh, o Meermann?‹ Alsbald erschien jener und sprach zu ihm: ›Zu deinen Diensten!‹ Und wie er aus dem Meere an Land gekommen war, brachte der Fischer ihm die Früchte; der Meermann lud sie auf, ging damit zum Wasser hinab und tauchte wieder unter. Nachdem er eine Weile fortgeblieben war, kehrte er zurück mit dem Korbe, der nun voll von allerlei Edelsteinen und Juwelen war. 'Abdallâh der Landbewohner lud ihn sich auf den Kopf und ging damit fort. Als er zum Ofen des Bäckers kam, sprach der zu ihm: ›Lieber Herr, ich habe dir vierzig Semmeln gebacken und in dein Haus geschickt; jetzt backe ich dir noch Feinbrot, und wenn es fertig ist, will ich es dir nach Hause bringen, und dann will ich gehen, um Gemüse und Fleisch für dich zu holen.‹ Da griff der Fischer drei Händevoll aus seinem Korbe heraus, reichte sie ihm und begab sich nach Hause; dort setzte er den Korb nieder. Dann nahm er von jeder Art einen kostbaren Edelstein, ging zum Basar der Juweliere und blieb vor dem Laden des Basarscheichs stehen und sprach zu ihm: ›Kaufe mir diese Edelsteine ab!‹ ›Zeig sie mir‹, sprach jener; und der Fischer zeigte sie ihm. Nun fragte der Scheich: ›Hast du noch andere als diese?‹ Der Fischer antwortete: ›Ich habe zu Hause einen ganzen Korb voll.‹ ›Wo ist dein Haus?‹ fragte der Scheich darauf; und 'Abdallâh erwiderte: ›In demunddem Stadtviertel.‹ Der Scheich nahm ihm die Edelsteine ab; doch dann rief er plötzlich seinen Dienern zu: ›Haltet ihn fest, denn er ist der Dieb, der die Sachen der Königin, der Gemahlin des Sultans, gestohlen hat.‹ Ferner befahl er ihnen, den Fischer zu schlagen; und nachdem sie ihn geschlagen hatten, fesselten sie ihn. Darauf machte der Scheich sich mit allen Leuten des Basars der Juweliere auf den Weg, und sie schrieen: ›Wir haben den Dieb gefaßt!‹ ›Einer hub an: ›Niemand anders hat die Waren von Demunddem gestohlen als dieser Schurke.‹ Und ein anderer sagte: ›Alles, was im Hause Desunddes war, das hat auch nur er gestohlen.‹ So sagte der eine dies und der andere das in einem fort, während der Fischer schwieg und an keinen eine Antwort verschwendete, noch auch sich mit Worten an jemanden wendete, bis man ihn vor den König gebracht hatte. Dort hub der Scheich an: ›O größter König unserer Zeit,

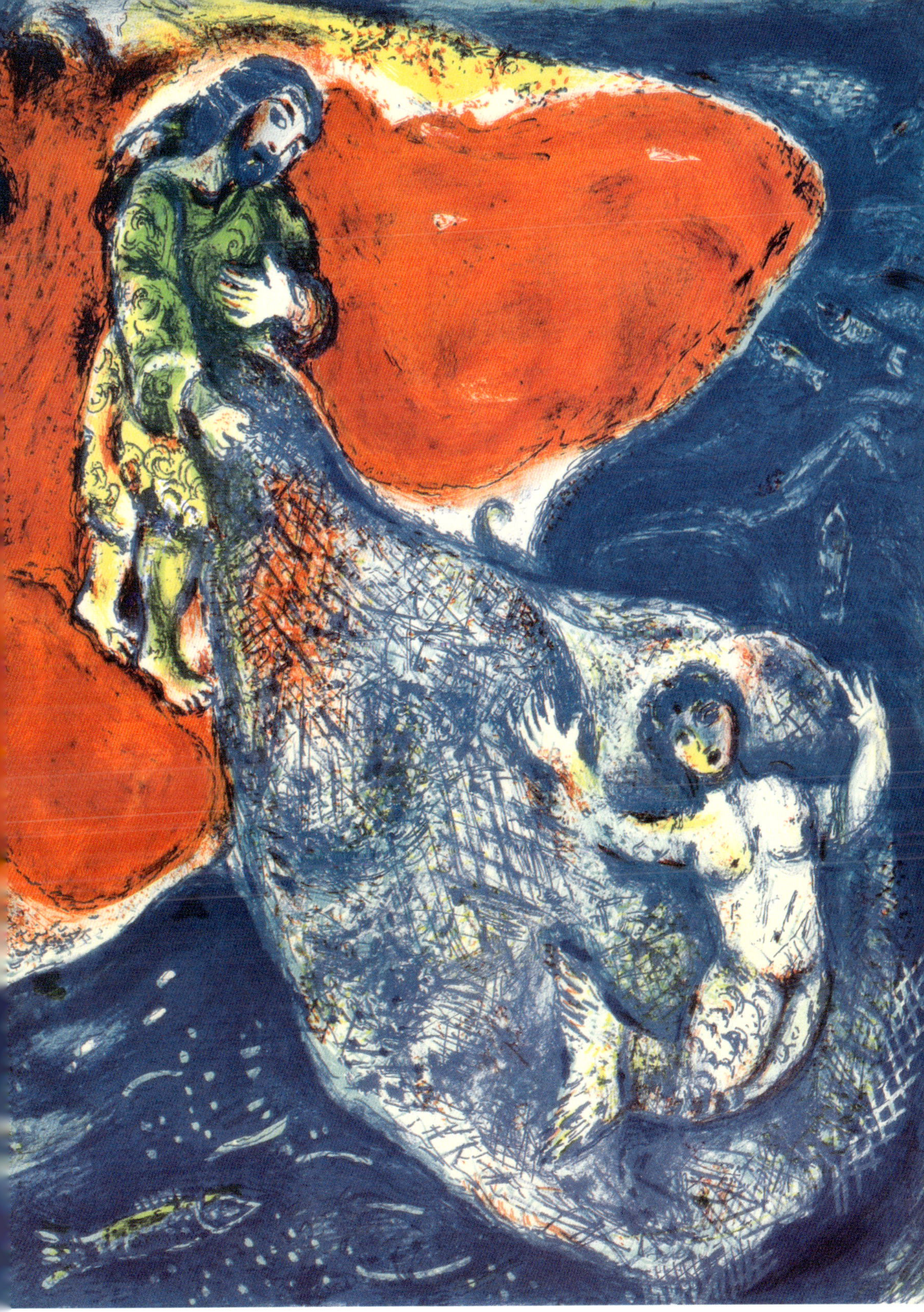

Neunhunderteinundvierzigste Nacht

als das Halsband der Königin gestohlen war, sandtest du und ließest es uns melden und verlangtest von uns die Entdeckung des Schuldigen. Nun habe ich mir mehr Mühe gegeben als alles Volk, und ich habe dir den Schuldigen entdeckt. Da steht er vor dir! Und diese Juwelen haben wir ihm aus der Hand genommen.‹ Der König befahl dem Eunuchen: ›Nimm diese Edelsteine, zeige sie der Königin und frage sie: Sind dies deine Schmuckstücke, die dir verloren gegangen sind?‹ Da nahm der Eunuch die Juwelen und trug sie zur Königin hinein; doch als sie die erblickte, ward sie darüber erstaunt und ließ dem König sagen: ›Ich habe mein Halsband in meinem Gemach gefunden; dies ist nicht mein Eigentum.‹«

NEUNHUNDERTDREIUNDVIERZIGSTE NACHT

»›Auch sind diese Juwelen noch schöner als die Edelsteine meines Halsbandes. Drum tu dem Manne kein Unrecht! Wenn er sie verkaufen will, so kaufe sie von ihm für deine Tochter Umm es-Su'ûd, auf daß wir sie ihr in ein Halsband fassen lassen.‹ Als der Eunuch zurückgekehrt war und dem König die Worte der Königin gemeldet hatte, verfluchte dieser den Scheich der Juweliere samt seiner Gesellschaft mit dem Fluche von 'Âd und Thamûd. Da sprachen sie: ›O größter König unserer Zeit, wir wußten nur, daß dieser Mann ein armer Fischer war, und erachteten dies als zu viel für ihn und glaubten, er hätte es gestohlen.‹ Doch der König rief: ›Ihr Schurken, mißgönnt ihr einem Gläubigen sein Glück? Warum habt ihr ihn nicht gefragt? Vielleicht hat Allah der Erhabene sie ihm aus einer Quelle beschert, auf die er nicht rechnen konnte. Wie könnt ihr ihn zum Diebe machen und ihn vor aller Welt entehren? Hinaus mit euch, und Allah möge euch nicht segnen!‹ Da gingen sie voll Angst von dannen; und nun genug von ihnen!

Sehen wir aber, was der König weiter tat! Er sprach: ›Mann, Allah segne dich in allem, was er dir verliehen hat! Ich gewähre dir Sicherheit sag mir also die Wahrheit, woher hast du diese Juwelen? Denn ich bin ein König, und bei mir finden sich nicht ihresgleichen.‹ Der Fischer gab zur Antwort: ›O größter König unserer Zeit, ich habe einen ganzen Korb voll von ihnen; und das kam so und so.‹ Und er berichtete ihm von seiner Freundschaft mit 'Abdallâh dem Meermanne, indem er mit den Worten schloß: ›Zwischen mir und ihm besteht ein Bund, daß ich ihm jeden Tag den Korb mit Früchten fülle, und daß er ihn mir voll von diesen Edelsteinen bringt.‹ Da sagte der König: ›Mann, das ist dir vom Geschick bestimmt. Doch Reichtum verlangt hohen Stand. Ich kann dich in diesen Tagen vor der Gewalttätigkeit der Menschen schützen; aber vielleicht werde ich abgesetzt, oder ich sterbe, und dann herrscht ein anderer an meiner Statt; der könnte dich töten aus Liebe zu den Gütern der Welt und aus Habgier. Deshalb ist es mein Wille, dich mit meiner Tochter zu vermählen und dich zu meinem Wesir zu machen; und ich will dir das Reich nach meinem Tode vererben, damit keiner dir nachstelle, wenn ich gestorben bin.‹ Dann befahl der König: ›Nehmt diesen Mann und führt ihn ins Badehaus!‹ Da nahmen ihn die Diener und wuschen seinen Leib und kleideten ihn in königliche Gewänder; und nachdem sie ihn wieder vor den König geführt hatten, machte der ihn zu seinem Wesir. Auch schickte er die Boten und Wachen und alle Frauen der Vornehmen zum Hause 'Abdallâhs; und die kleideten seine Frau und seine Kinder in königliche Gewänder. Darauf setzten sie die Frau, mit dem Kleinsten im Schoße, in eine Sänfte, und alle Frauen der Vornehmen und die Krieger und Boten und Wachen schritten vor ihr her und geleiteten sie zum Schlosse des Königs. Sie führten auch die größeren Kinder zum König hinein, und der ehrte sie, nahm sie auf den Schoß und ließ sie an seiner Seite sitzen. Es waren aber neun Knaben, während der König keine anderen Nachkommen hatte als jene Tochter, Umm es-Su'ûd geheißen. Derweilen erwies die Königin der Frau 'Abdallâhs des Landbewohners alle Ehren, verlieh ihr Geschenke und machte sie zu ihrer Wesirin. Darauf befahl der König, die Eheurkunde zwischen 'Abdallâh dem Landbewohner und seiner Tochter niederzuschreiben, und dieser bestimmte zu ihrer Brautgabe alle Edelsteine und Juwelen, die er besaß. Nun ward das Tor der Freude geöffnet. Der König gab durch einen Herold Befehl, die Stadt zu Ehren der Hochzeit seiner Tochter zu schmücken. Am nächsten Tage aber, nachdem 'Abdallâh zur Königstochter eingegangen war und ihr das Mädchentum genommen hatte, schaute der König aus dem Fenster und erblickte 'Abdallâh, der einen Korb voll Früchte auf seinem Haupte trug. Da rief er ihn an: ›Was hast du da, mein Eidam? Und wohin gehst du?‹ Jener antwortete: ›Zu meinem Freunde 'Abdallâh dem Meermanne!‹ Doch der König fuhr fort: ›Mein Eidam, dies ist nicht die Zeit, zu deinem Freunde zu gehen!‹ Da sagte 'Abdallâh: ›Ich fürchte, ihm mein Wort zu brechen, damit er mich nicht für einen Lügner halte und zu mir sage: Die Dinge der Welt haben dich von mir abgelenkt.‹ ›Du hast recht‹, erwiderte der König, ›geh zu deinem Freunde, Allah helfe dir!‹ So schritt er denn durch die Stadt dahin auf dem Wege zu seinem Freunde. Da erkannten ihn die Leute, und er hörte, wie sie sagten: ›Das ist der Eidam des Königs, der geht hin, um Früchte für Edelsteine einzutauschen.‹ Die ihn aber nicht kannten noch wußten, wer er war, riefen: ›Mann, wieviel kostet das Pfund? Komm, verkauf mir etwas!‹ Dann sagte er: ›Warte, bis ich zu dir zurückkehre;‹ denn er wollte niemanden kränken. Darauf ging er hin und traf mit 'Abdallâh dem Meermanne zusammen, gab ihm die Früchte und tauschte dafür die Juwelen ein. Das tat er nun jeden Tag, und dabei kam er immer an dem Ofen des Bäckers vorbei, den er verschlossen fand. Zehn Tage lang blieb es dabei; aber da er den Bäcker nie erblickte und seinen Ofen verschlossen sah, sprach er bei sich: ›Dies ist doch ein seltsam Ding! Wohin mag der Bäcker wohl gegangen sein?‹ So fragte er denn dessen Nachbarn und sprach zu ihm: ›Bruder, wo ist dein Nachbar, der Bäcker? Was hat Allah mit ihm getan?‹ ›Lieber Herr‹, gab der zur Antwort, ›er ist krank und darf sein Haus nicht verlassen.‹ ›Wo ist sein

Haus?‹ fragte 'Abdallâh weiter; und der andere erwiderte ihm: ›In demunddem Stadtviertel.‹ Da begab er sich dorthin und fragte nach ihm; und als er an die Tür pochte, schaute der Bäcker zum Fenster heraus, und wie der seinen Freund, den Fischer, mit einem vollen Korbe auf dem Kopfe erblickte, eilte er zu ihm hinunter und öffnete ihm die Tür. Nun trat 'Abdallâh ein, warf sich im entgegen und umarmte ihn und weinte; und er sprach zu ihm: ›Wie geht es dir, mein Freund? Ich ging jeden Tag an dem Ofen vorbei und sah ihn verschlossen; nun habe ich deinen Nachbarn gefragt, und er sagte mir, du wärest krank. Dann fragte ich nach deinem Hause, um dich zu besuchen.‹ Der Bäcker aber sagte zu ihm: ›Allah vergelte dir an meiner Statt mit allem Guten! Ich bin nicht krank; mir ist nur berichtet worden, der König habe dich gefangen genommen, weil einige Leute dich verleumdeten und behaupteten, du wärest ein Dieb. Deshalb fürchtete ich mich und verschloß den Ofen und verbarg mich.‹ ›Das ist wahr‹, sprach 'Abdallâh und erzählte ihm seine Geschichte, und wie es ihm mit dem König und mit dem Scheich des Basars der Juweliere ergangen war; und er schloß mit den Worten: ›Der König hat mich auch mit seinerTochter vermählt und hat mich zu seinem Wesir gemacht.‹ Dann aber fügte er noch hinzu: ›Nimm, was in diesem Korbe ist, als deinen Anteil hin und sei unbesorgt!‹ Nachdem er dem Bäcker seine Furcht verscheucht hatte, verließ er ihn und begab sich zum König mit dem leeren Korb. Da sprach der König zu ihm: ›Mein Eidam, du hast wohl deinen Freund, 'Abdallâh den Meermann, heute nicht getroffen?‹ Er gab zur Antwort: ›Ich war bei ihm; doch was er mir gab, habe ich meinem Freunde, dem Bäcker, gegeben, dem ich Dank für seine Güte schulde.‹ ›Wer ist dieser Bäcker?‹ fragte der König; und 'Abdallâh erwiderte ihm: ›Er ist ein gefälliger Mann, und in den Tagen der Armut hat er soundso an mir gehandelt, nie hat er mich vemachlässigt, nie hat er mich verletzt.‹ ›Wie heißt er?‹ fragte der König weiter; und sein Eidam erwiderte: ›Er heißt 'Abdallâh der Bäcker, und ich heiße 'Abdallâh der Landbewohner, und mein Freund heißt 'Abdallâh der Meermann.‹ Da rief der König: ›Auch ich heiße 'Abdallâh! Die Knechte Allahs sind alle Brüder. Drum sende nach deinem Freunde, dem Bäcker, und laß ihn kom-

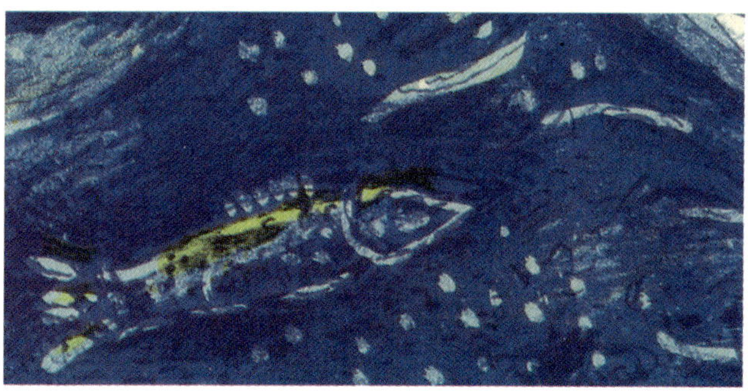

Detail aus der neunhunderteinundvierzigsten Nacht

men, auf daß wir ihn zum Wesir der Linken machen!‹ So sandte er denn nach ihm, und als er vor dem König stand, kleidete der ihn in das Gewand eines Wesirs und setzte ihn als Wesir zur Linken ein, während 'Abdallâh der Landbewohner sein Wesir zur Rechten war.«

NEUNHUNDERTVIERUNDVIERZIGSTE NACHT

»Hinfort lebte 'Abdallâh ein volles Jahr in dieser Weise dahin, indem er an jedem Tage den Korb, der mit Früchten gefüllt war, mitnahm und ihn voller Juwelen und Edelsteine heimbrachte. Als aber die Früchte in den Gärten zur Neige gegangen waren, nahm er Zibeben und Mandeln, Haselnüsse und Walnüsse, trockene Feigen und dergleichen mehr. Alles, was er ihm mitbrachte, nahm der Meermann von ihm hin, und wie immer gab er ihm den Korb voll von Edelsteinen zurück. Eines Tages aber, als 'Abdallâh der Landbewohner wie gewöhnlich den Korb voll trockener Früchte gebracht und der Meermann ihn von ihm hingenommen hatte, begab es sich, daß die beiden sich niedersetzten, der eine am Strande, und der andere im Wasser, nahe dem Ufer. Dann begannen sie miteinander zu plaudem, und die Rede zwischen ihnen ging hin und her, bis sie auf die Gräber zu sprechen kamen. Da sagte der Meermann: ›Bruder, man sagt, daß der Prophet – Allah segne ihn und gebe ihm Heil! – bei euch auf dem Lande begraben ist. Kennst du sein Grab?‹ ›Jawohl‹, erwiderte der andere; und der Meermann fragte weiter: ›Wo ist es?‹ ›In einer Stadt, die man ›gute Stadt‹ nennt‹, gab 'Abdallâh zur Antwort, und als der Meermann fragte: ›Besuchen es die Leute vom Lande?‹, sagte er: ›Jawohl.‹ Dann fuhr der Meermann fort: ›Heil euch, ihr Leute vom Lande, daß ihr zu diesem edlen, barmherzigen Propheten wallfahrt, dessen Fürsprache jeder verdient, der ihn besucht! Hast du schon die Wallfahrt zu ihm gemacht, mein Bruder?‹ ›Nein‹, sagte 'Abdallâh, ›denn ich war arm und hatte nicht das Geld, das ich für die Reise brauchte; und ich bin erst zu Reichtum gekommen, seit ich dich kennen lernte, und du mich mit diesem Gut beschenktest. Aber ein solcher Besuch ist meine Pflicht, nachdem ich die Pilgerfahrt zum heiligen Hause Allahs gemacht habe; daran hat mich bisher nur die Liebe zu dir gehindert; denn ich kann mich nicht einen einzigen Tag von dir trennen.‹ Da sprach zu ihm der Meermann: ›Geht dir denn die Liebe zu mir über die Wallfahrt zum Grabe Mohammeds – Allah segne ihn und gebe ihm Heil! –, der für dich Fürsprache einlegen wird am Tage der Heerschau vor Gott und dich vom höllischen Feuer erretten und dich durch seine Fürbitte ins Paradies führen wird? Ja, unterlässest du aus Liebe zu dieser Welt die Wallfahrt zum Grabe deines Propheten Mohammed – Allah segne ihn und gebe ihm Heil –?‹ ›Nein, bei Gott‹, erwiderte 'Abdallâh darauf, ›die Wallfahrt zu ihm geht mir über alles. So bitte ich dich, mir zu erlauben, daß ich noch in diesem Jahre die Pilgerfahrt dorthin mache.‹ Der Meermann fuhr fort: ›Ich gebe dir die Erlaubnis zu dieser Wallfahrt; und wenn du am Grabe des Propheten stehst, so grüße ihn von mir. Ferner habe ich ein Pfand bei mir; deshalb komm mit mir ins Meer, ich will dich mitnehmen zu meiner Stadt und dich in mein Haus führen und bewirten und dir das Pfand geben, auf daß du es am Grabe des Propheten – Allah segne ihn und gebe ihm Heil! – niederlegen kannst. Dann sprich zu ihm: O Gesandter Allahs, 'Abdallâh der Meermann läßt dich grüßen und bringt dir diese Gabe dar, und er bittet um deine Fürsprache zur Erlösung von dem Höllenfeuer!‹ Doch 'Abdallâh der Landbewohner entgegnete ihm: ›Mein Bruder, du bist im Wasser geschaffen, und das Wasser ist deine Wohnstatt und schadet dir nicht; wenn du aber aus ihm heraus an Land kommst, würde dir das nicht Schaden bringen?‹ ›Ja‹, antwortete der Meermann, ›mein Leib würde austrocknen, und die Winde des Landes würden mich anwehen, und ich müßte sterben.‹ Darauf sagte 'Abdallâh: ›Und ebenso bin ich auf dem Lande geschaffen, und das Land ist meine Wohnstatt; wenn ich ins Meer ginge, so würde das Wasser in meinen Leib eindringen und mich ersticken, und ich müßte sterben.‹ Doch der Meermann entgegnete ihm: ›Davor fürchte dich nicht; ich werde dir eine Salbe bringen, mit der du deinen Leib salben sollst, und dann wird das Wasser dir nicht schaden. Wenn du auch alle übrige Zeit deines Lebens im Meere umhergehen und dort im Wasser schlafen und dich erheben würdest, so würde es dir nicht schaden.‹ Da sagte 'Abdallâh: ›Wenn es so steht, so ist alles gut. Bring mir die Salbe, damit ich sie versuche!‹ ›So sei es!‹ rief der Meermann, nahm den Korb und stieg ins Meer hinab; nachdem er eine kleine Weile fortgeblieben war, kehrte er zurück mit einem Fett, das wie Rinderfett aussah und eine goldgelbe Farbe und einen starken Geruch hatte. ›Abdallâh der Landbewohner fragte ihn: ›Was ist das, mein Bruder?‹ Und jener antwortete: ›Dies ist das Leberfett einer Art von den Fischen, die Dandân heißt; das ist die größte an Gestalt von den Arten der Fische, und sie ist unser grimmigster Feind. Dieser Fisch ist an Wuchs größer als alle Tiere, die bei euch auf dem Lande gefunden werden, und wenn er ein Kamel oder einen Elefanten sähe, so würde er sie verschlingen.‹ Weiter fragte 'Abdallâh: ›Mein Bruder, was frißt denn dies Ungetüm?‹ Und sein Freund erwiderte ihm: ›Es nährt sich von den Tieren des Meeres. Hast du nicht gehört, daß im Sprichworte gesagt wird: ›Wie die Fische des Meeres der Starke frißt den Schwachen?‹ ›Du hast recht. Aber gibt es denn bei euch im Meere viele von diesen Dandâns?‹ ›Es gibt so viele bei uns, daß nur Allah der Erhabene allein sie zählen kann.‹ ›Ich fürchte, wenn ich mit dir in die Tiefe gehe, so wird ein solcher Fisch mir begegnen und mich auffressen.‹ ›Fürchte dich nicht! Wenn er dich erblickt, so weiß er, daß du ein Menschenkind bist; und er wird Angst vor dir haben und forteilen. Er fürchtet niemanden im ganzen Meere so sehr, wie er ein Menschenkind fürchtet; denn wenn er einen Menschen frißt, so muß er auf der Stelle sterben, weil das menschliche Fett für diese Art von Tieren ein tödliches Gift ist. Wir können auch sein Leberfett nur durch einen Menschen gewinnen; wenn nämlich einer ins Wasser fällt und ertrinkt, so verändert sich seine Gestalt, und manchmal zerreißt sein Fleisch, und dann frißt der Dandân es, da er meint es wäre von einem Tiere des Meeres, und er stirbt. So treffen wir ihn tot an, nehmen das Fett seiner Leber und salben uns den Leib damit, so daß wir im Meere umherwandeln können. Ja sogar, wenn irgendwo ein Menschenkind ist, und wenn dort hundert oder zweihundert oder tausend oder noch mehr von diesen Fischen wären und den Schrei des Menschen hörten, so würden sie alle sofort auf einmal durch diesen Schrei sterben.‹ «

NEUNHUNDERTFÜNFUNDVIERZIGSTE NACHT

»›Keiner von ihnen könnte sich mehr von seiner Stelle rühren.‹ Da rief 'Abdallâh der Landbewohner: ›Ich setze mein Vertrauen auf Allah‹, legte die Kleider ab, die er trug, machte eine Grube am Strande des Meeres und verbarg seine Gewänder darin. Dann rieb er seinen Leib vom Scheitel bis zur Sohle mit jener Salbe ein, stieg ins Wasser hinab und tauchte unter; als er dann die Augen öffnete, tat ihm das Wasser keinen Schaden, und er konnte nach rechts und nach links gehen. Er stieg in die Höhe, wenn er wollte, und ließ sich zum Boden hinab, wenn er wollte; und er sah, wie das Meereswasser gleich einem Zeltdach über ihn gespannt war und ihm keinen Schaden tat. Nun fragte 'Abdallâh der Meermann ihn: ›Was siehst du, mein Bruder?‹ Und er gab ihm zur Antwort: ›Ich sehe nur Gutes, mein Bruder! Du hattest recht mit deinen Worten; denn das Wasser tut mir keinen Schaden.‹ Als darauf der Meermann zu ihm sprach: ›Folge mir!‹, folgte er ihm, und die beiden schritten immer weiter von Ort zu Ort, während der Mann vom Lande vor sich und zu seiner Rechten und seiner Linken Wasserberge sah und seine Augenweide an ihnen hatte sowie an den Arten von Fischen, die im Meere spielten, die einen groß und die anderen klein. Unter ihnen waren einige, die wie Büffel aussahen, andere, die Rindern glichen, wieder andere sahen wie Hunde aus und noch andere wie menschliche Wesen. Alle Arten aber, denen die beiden nahe kamen, entflohen, sobald sie 'Abdallâh den Landbewohner erblickten. Da sprach er zum Meermanne: ›Mein Bruder, warum muß ich sehen, daß alle Fische, denen wir uns nähern, vor uns entfliehen?‹ Jener erwiderte ihm: ›Das tun sie aus Furcht vor dir; denn alle Wesen, die Allah der Erhabene erschaffen hat, fürchten den Menschen.‹ Immer wieder schaute 'Abdallâh der Landbewohner die Wunder des Meeres an, bis sie zu einem hohen Berge kamen, und während er an jenem Berge entlang schritt, hörte er plötzlich, ehe er sich dessen versah, einen gewaltigen Schrei. Er wandte sich um und sah etwas Schwarzes von jenem Berge auf ihn herunterkommen, das war so groß wie ein Kamel oder noch größer und schrie. Da fragte er seinen Freund: ›Was ist das, mein Bruder?‹ Und der Meermann gab ihm zur Antwort: ›Das ist der Dandân; er kommt herab auf der Suche nach mir und will mich fressen. Schrei du ihn an, Bruder, ehe er uns erreicht und mich packt und auffrißt!‹ Sofort schrie 'Abdallâh der

Landbewohner ihn an, und siehe da, das Tier sank tot zu Boden; als er den Leichnam sah, rief er: ›Allah sei gepriesen und gelobt! Ich habe den da nicht mit einem Schwerte getroffen noch auch mit einem Messer; wie ist es möglich, daß dies Wesen, das von so gewaltiger Größe ist, meinen Schrei nicht ertragen kann, sondern stirbt?‹ Doch 'Abdallâh der Meermann sprach zu ihm: ›Wundere dich nicht! Bei Allah, mein Bruder, wenn von dieser Art auch tausend oder gar zweitausend da wären, so würden sie nicht den Schrei eines Menschenkindes ertragen!‹ Darauf schritten sie weiter zu einer Stadt und sahen, daß deren Volk aus lauter Mädchen bestand, unter denen kein männliches Wesen war. Der Landbewohner fragte: ›Mein Bruder, was für eine Stadt ist dies? Und was für Mädchen sind das?‹ ›Dies ist die Weiberstadt; denn ihr Volk besteht aus Meerweibern.‹ ›Gibt es denn keine Männer unter ihnen!‹ ›Nein!‹ ›Wie können sie denn empfangen und gebären ohne Männer?‹ ›Der König des Meeres verbannt sie nach dieser Stadt, und sie empfangen nicht, noch gebären sie. Wenn er irgendeiner von den Töchtern des Meeres zürnt, so schickt er sie in diese Stadt. Dann darf sie nie wieder aus ihr hinausgehen; kommt sie aber dennoch aus ihr heraus, so kann sie von jedem Tiere des Meeres, dem sie begegnet, gefressen werden. Doch in den anderen Städten gibt es Männer und Frauen.‹ ›Gibt es denn noch andere Städte im Meere als diese?‹ ›Ja, viele.‹ ›Herrscht über euch auch ein Sultan im Meere?‹ ›Jawohl!‹ ›Ach, mein Bruder, ich habe doch im Meere schon viele Wunder gesehen!‹ ›Was hast du an Wundern gesehen? Hast du nie das Sprichwort gehört, das da lautet: Der Wunder des Meeres sind mehr als der Wunder des Landes!‹ ›Du hast recht‹, erwiderte der Landbewohner und begann, sich nun diese Mädchen anzuschauen; da sah er, daß ihre Gesichter mondengleich waren und daß sie Haare hatten gleich den Haaren menschlicher Frauen; doch Hände und Füße saßen ihnen am Rumpf, und sie hatten Schwänze gleich den Schwänzen von Fischen.‹ Nachdem der Meermann ihm das Volk jener Stadt gezeigt hatte, führte er ihn weiter, indem er vor ihm herging, zu einer anderen Stadt, und 'Abdallâh sah, daß sie voll von männlichen und weiblichen Wesen war, die an Gestalt den Meermädchen glichen und auch Schwänze hatten. Es gab bei ihnen weder Verkauf noch Kauf wie bei den Bewohnern des Landes; und sie trugen keine Kleider, sondern waren alle nackt und hatten die Scham unbedeckt. Da sprach der Landbewohner zu seinem Gefährten: ›Mein Bruder, ich seh, daß die Frauen und die Männer ihre Scham nicht verhüllt haben.‹ Der Meermann antwortete ihm: ›Das kommt daher, weil die Leute des Meeres keine Kleiderstoffe haben.‹ Weiter fragte 'Abdallâh: ›Wie machen sie es, wenn sie heiraten?‹ ›Sie heiraten gar nicht; vielmehr jeder, dem ein weibliches Wesen gefällt, stillt sein Begehr an ihr.‹ ›Das ist etwas Sündhaftes! Warum freit er denn nicht um sie und gibt ihr eine Brautgabe und richtet ihr ein Hochzeitsfest und heiratet sie, wie es Allah und seinem Gesandten wohlgefällt?‹ ›Wir sind nicht alle von einem Glauben; unter uns gibt es Muslime, die Gottes Einheit bekennen, und unter uns gibt es Christen, Juden und

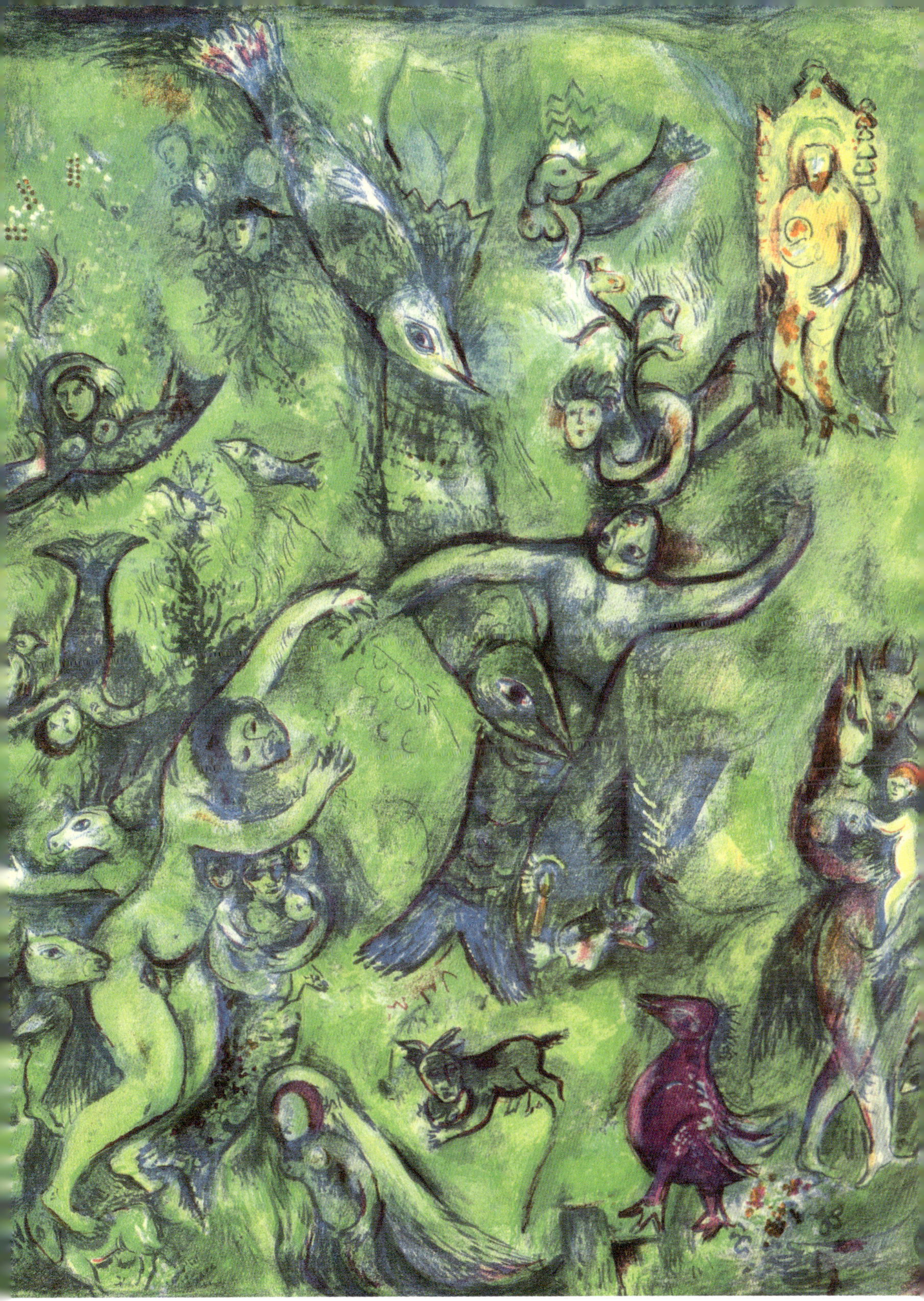

Neunhundertfünfundvierzigste Nacht

noch andere. Die aber unter uns, die sich vermählen, sind vornehmlich Muslime.‹ ›Ihr seid doch nackt, und bei euch gibt es weder Kauf noch Verkauf. Worin besteht dann die Brautgabe für eure Frauen? Gebt ihr ihnen Juwelen und Edelsteine?‹ Da erzählte ihm der Meermann: ›Juwelen sind für uns nur Steine, die keinen Wert haben. Aber wenn jemand sich vermählen will, so verlangt man von ihm eine bestimmte Menge von Fischen verschiedener Art, die er fangen muß, etwa tausend oder zweitausend, oder auch mehr oder weniger, je nachdem, wie die Vereinbarung zwischen ihm und dem Vater der Braut getroffen wird. Sobald er das Verlangte bringt, versammeln sich die Leute des Bräutigams und die Leute der Braut und verzehren das Hochzeitsmahl; danach führen sie ihn zu seiner Frau ein. Nachher fängt er Fische und gibt sie ihr zu essen; und wenn er das nicht kann, so fängt sie und nährt ihn.‹ Und weiter fragte der Landbewohner: ›Wenn sie untereinander Ehebruch treiben, was geschieht dann?‹ ›Wenn das Wesen, das einer solchen Tat überführt wird, eine Frau ist, so wird sie nach der Weiberstadt verbannt; und wenn sie durch Ehebruch schwanger geworden ist, so läßt man sie in Ruhe, bis sie geboren hat; bringt sie eine Tochter zur Welt, so verbannt man sie mit ihr, und die heißt dann immer Dirne, Tochter einer Dirne, und bleibt Jungfrau, bis sie stirbt; wenn das Kind aber ein Knabe ist, so bringen sie es vor den König, den Sultan des Meeres, und der läßt es töten.‹ 'Abdallâh der Landbewohner wunderte sich darüber; dann führte 'Abdallâh der Meermann ihn weiter zu einer anderen Stadt und von dort abermals in eine andere. Immer mehr zeigte er ihm, bis er ihm achtzig Städte gezeigt hatte, und er sah, daß immer in jeder Stadt die Leute anders aussahen als in den übrigen Städten. Nun fragte der Landbewohner den Meermann: ›Mein Bruder, gibt es noch mehr Städte im Meere?‹ Doch jener erwiderte: ›Was hast du denn schon von den Städten und den Wundern des Meeres gesehen? Beim Propheten, dem Gütigen, dem Barmherzigen und Langmütigen, wenn ich dir auch tausend Jahre lang an jedem Tage tausend Städte zeigte und dich in jeder Stadt tausend Wunder sehen ließe, so hätte ich dir doch noch nicht ein Karat von den vierundzwanzig Karaten der Städte und der Wunder des Meeres gezeigt. Ich habe dich bis jetzt nur in unserem Land und bei unseren Wohnstätten umhergeführt, sonst nirgends.‹ ›Mein Bruder‹, sagte darauf 'Abdallâh, ›da dem so ist, genügt mir, was ich geschaut habe. Mich ekelt davor, noch mehr Fische zu essen; jetzt bin ich schon achtzig Tage bei dir, und immer, morgens und abends, speisest du mich nur mit rohen Fischen, die weder gebraten noch gekocht sind!‹ ›Was heißt gekocht und gebraten?‹ ›Wir braten die Fische über dem Feuer, und wir kochen sie im Wasser und bereiten sie auf mancherlei Weise und machen viele Gerichte daraus.‹ ›Woher sollten wir Feuer bekommen? Wir kennen weder Gebratenes noch Gekochtes noch irgend etwas dergleichen.‹ ›Wir backen sie auch in Olivenöl und Sesamöl.‹ ›Woher sollten wir Olivenöl und Sesamöl bekommen hier im Meere? Wir kennen nichts von dem, was du da sagst.‹ ›Du hast recht; doch, mein Bruder, du hast mir schon viele Städte ge-

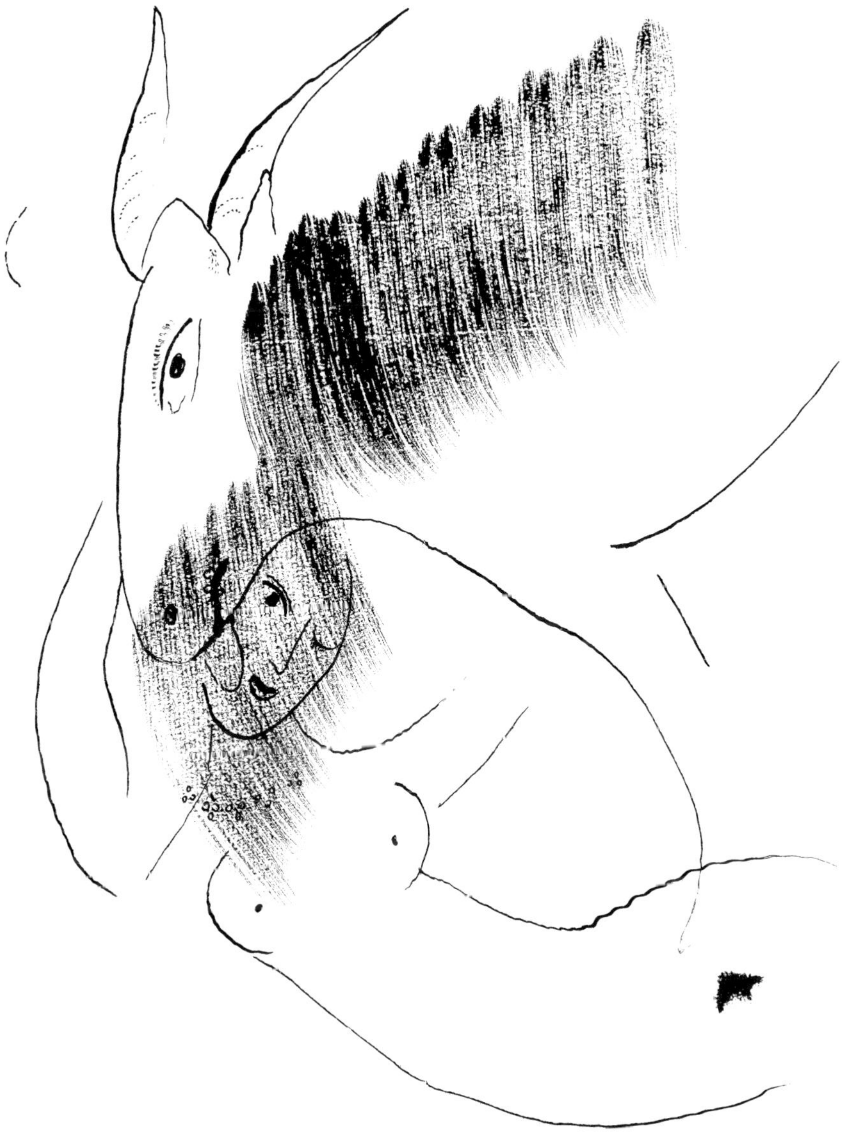

Der Mann vom Lande sah vor sich und zu seiner Rechten und seiner Linken Wasserberge und hatte seine Augenweide an ihnen sowie an den Arten von Fischen, die im Meere spielten. Unter ihnen waren einige, die wie Büffel aussahen, andere, die Rindern glichen, wieder andere sahen wie Hunde aus und noch andere wie menschliche Wesen…

zeigt, nur deine eigene Stadt hast du mir noch nicht gezeigt.‹ ›An meiner eigenen Stadt sind wir schon längst vorübergekommen; sie liegt nahe dem Festlande, von dem wir gekommen sind. Aber ich habe sie liegen lassen und habe dich hierher geführt, weil ich dich durch den Anblick der anderen Städte im Meer erfreuen wollte.‹ ›Was ich bisher gesehen habe, genügt mir, und ich möchte, daß du mir jetzt deine Stadt zeigst.‹ ›So sei es!‹ erwiderte der Meermann, und er führte den Landbewohner zu seiner eigenen Stadt zurück; als sie dort ankamen, sprach er zu ihm: ›Dies ist meine Stadt.‹ Da erkannte 'Abdallâh der Landbewohner in ihr eine Stadt, die kleiner war als die Städte, die er gesehen hatte; dann ging er in der Stadt weiter, zusammen mit 'Abdallâh dem Meermanne, bis sie zu einer Höhle kamen; dort sagte der Meermann: ›Dies ist mein Haus! Alle Häuser dieser Stadt sind wie dies, große und kleine Höhlen in den Bergen; ebenso sind alle Städte des Meeres von dieser Art. Wenn jemand sich ein Haus bauen will, so geht er zum König und spricht zu ihm: ›Ich will mir an derundder Stätte ein Haus gründen.‹ Dann schickt der König mit ihm eine Schar von Fischen, die man Schnabelhauer nennt, und setzt als Lohn für sie eine bestimmte Anzahl von Fischen fest; die haben nämlich Schnäbel, mit denen sie das härteste Felsgestein zerbröckeln. Sie kommen also zu dem Berge, den der Hausbauer wünscht, und hauen darin eine Wohnung aus, während der Mann für sie Fische fängt und sie speist, bis die Höhle fertig ist; dann gehen sie fort, und der Besitzer des Hauses schlägt darin seinen Wohnsitz auf. So machen es alle Bewohner des Meeres; nur um Fische handeln sie miteinander und dienen einander, und sie alle sind ja auch selber Fische.‹ Darauf sprach er zu seinem Freunde: ›Tritt ein!‹ Und als der eingetreten war, rief 'Abdallâh der Meermann: ›Heda, Tochter!‹ Da kam seine Tochter zu ihm; die hatte ein rundes Gesicht, dem Monde gleich, langes Haar, ein schweres Hüftenpaar, Augen von tiefdunklem Schein, einen Leib schmal und fein; doch sie war nackt und hatte einen Schwanz. Als sie 'Abdallâh den Landbewohnerbei ihrem Vater erblickte, sprach sie zu ihm: ›Vater, was ist das für ein Ohneschwanz, den du da mitgebracht hast?‹ Er antwortete ihr: ›Liebe Tochter, das ist mein Freund der Landbewohner, von dem ich dir immer die Früchte des Festlandes brachte. Komm, begrüße ihn!‹ Da trat sie vor und begrüßte ihn mit einer Zunge der Gewandtheit und Worten der Beredsamkeit; und ihr Vater sprach zu ihr: ›Hol Speise für unseren Gast, durch dessen Kommen der Segen bei uns eingekehrt ist!‹ Alsbald brachte sie ihm zwei große Fische, von denen ein jeder so groß wie ein Lamm war, und sprach zu ihm: ›Iß!‹ Er aß, weil er hungrig war, doch nur mit Widerwillen; denn es ekelte ihn, wieder Fische zu essen, aber sie hatten ja nichts anderes als ihre Fische. Kaum war eine kleine Weile vergangen, da kam auch die Frau des Meermannes 'Abdallâh; die war von schönem Aussehen, und sie hatte zwei Knaben bei sich, von denen ein jeder einen jungen Fisch in der Hand hielt, an dem er kaute wie ein Mensch an einer Gurke. Als sie 'Abdallâh den Landbewohner bei ihrem Gatten sah, sprach sie ›Was ist das für ein

Ohneschwanz?‹ Und nun liefen die beiden Knaben und ihre Schwester und ihre Mutter hin und schauten 'Abdallâh den Landbewohner von hinten an und riefen: ›Ja, bei Allah, er hat keinen Schwanz!‹ «

NEUNHUNDERTSECHSUNDVIERZIGSTE NACHT

»Als sie ihn aber auslachten, sprach er zu dem Meermanne: ›Bruder, hast du mich hierher geführt, um mich zum Gespött für deine Kinder und deine Frau zu machen?‹ Darauf erwiderte ihm 'Abdallâh der Meermann: ›Verzeihung, lieber Bruder! Leute ohne Schwanz werden sonst nicht bei uns gefunden. Wenn sich aber einmal jemand ohne Schwanz findet, so

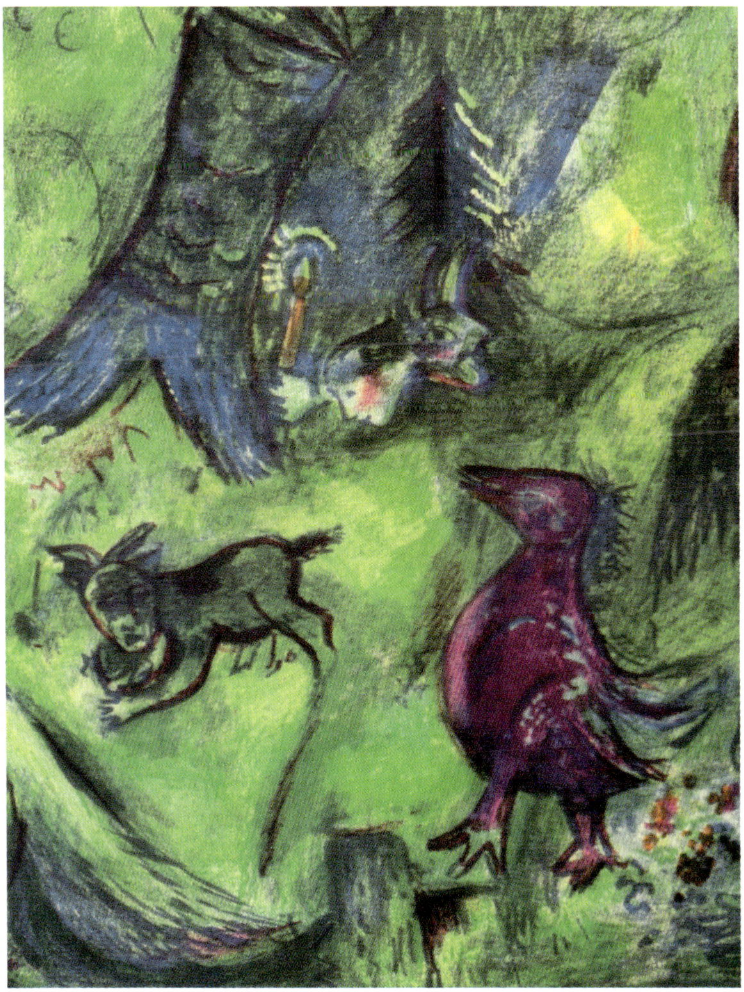

Detail aus der neunhundertfünfundvierzigsten Nacht

holt ihn der Sultan, um seinen Scherz mit ihm zu treiben. Doch, mein Bruder, nimm es diesen kleinen Kindern und der Frau nicht übel; denn ihr Verstand ist gering.‹ Dann schrie er die Seinen an und rief ihnen zu: ›Schweigt!‹ Und sie fürchteten sich und schwiegen. Er aber fuhr fort, seinen Freund zu beruhigen; doch während er mit ihm redete, kamen plötzlich zehn Gestalten herein, große, kräftige und wuchtige Wesen, und die riefen: ›'Abdallâh, es ist dem König berichtet worden, daß du einen Ohneschwanz von den schwanzlosen Landbewohnern bei dir hast.‹ Darauf erwiderte der Meermann: ›Jawohl; es ist dieser Mann. Er ist mein Freund, der als Gast zu mir gekommen ist, und ich will ihn zum Festlande zurückbringen.‹ Doch sie fuhren fort: ›Wir können nicht ohne ihn fortgehen; und wenn du etwas zu sagen hast, so steh auf, führe ihn und bringe ihn vor den König; und was du uns sagen willst, das sage dem König!‹ Da sprach 'Abdallâh der Meermann: ›Lieber Bruder, meine Entschuldigung liegt klar zutage; es ist uns unmöglich, dem König zuwider zu handeln. Geh nur mit mir zum König; ich werde dafür sorgen, daß du von ihm befreit wirst, so Gott will. Fürchte dich nicht; denn wenn er dich sieht, so erkennt er, daß du zu den Kindern des Festlandes gehörst; und wenn er weiß, daß du ein Landbewohner bist, so wird er dich sicherlich ehren und dich zum Festlande zurücksenden.‹ Darauf erwiderte 'Abdallâh der Landbewohner: ›Du hast ja zu entscheiden; so will ich denn mein Vertrauen auf Allah setzen und mit dir gehen.‹ Also nahm der Meermann ihn mit und führte ihn, bis er vor dem König stand. Sobald der König ihn erblickte, lachte er über ihn und rief: ›Willkommen, Ohneschwanz!‹ Und auch alle, die den König umgaben, lachten über ihn und riefen: ›Ja, bei Allah, er hat keinen Schwanz!‹ Doch nun trat 'Abdallâh der Meermann vor den König und meldete ihm, wie es um den Landbewohner stand, indem er sprach: ›Dieser gehört zu den Kindern des Festlandes; er ist mein Freund, und er kann nicht unter uns leben, da er die Fische nur gebraten und gekocht essen mag. Deshalb wünsche ich, du möchtest mir erlauben, daß ich ihn zum Lande zurückbringe.‹ Der König antwortete: ›Da es so steht und er nicht unter uns leben kann, so erlaube ich dir, daß du ihn nach der Bewirtung zu seiner Stätte zurückbringst‹; und er fügte alsbald hinzu: ›Bringt ihm das Gastmahl!‹ Da brachte man ihm Fische von mancherlei Art und Gestalt; und er aß, gehorsam dem Befehle des Königs. Darauf sprach zu ihm der König: ›Erbitte dir eine Gnade von mir!‹ Und 'Abdallâh der Landbewohner sagte: ›Ich erbitte von dir die Gnade, daß du mir Juwelen gebest.‹ Nun befahl der König: ›Führt ihn ins Juwelenhaus und laßt ihn dort auswählen, was er begehrt!‹ So führte sein Freund ihn denn in das Juwelenhaus, und er las auf, soviel er wollte. Darauf brachte der Meermann ihn in seine Stadt zurück und holte für ihn einen Beutel heraus; dann sagte er zu ihm: ›Nimm dies Pfand und bring es zum Grabe des Propheten, Allah segne ihn und gebe ihm Heil!‹ Jener nahm den Beutel, ohne zu wissen, was darin war. Schließlich ging der Meermann mit ihm fort, um ihn ans Land zu bringen; unterwegs aber vernahm 'Abdallâh der Landbewohner

Gesang und Freudenrufe und sah, wie ein Tisch mit Fischen bedeckt war, während die Leute aßen und sangen und in heller Festesfreude waren. Da sprach er zu 'Abdallâh dem Meermanne: ›Warum sind die Leute in so großer Freude? Ist bei ihnen eine Hochzeit?‹ Jener gab zur Antwort: ›Es ist keine Hochzeit bei ihnen; nein, es ist einer bei ihnen gestorben.‹ Als nun der Landbewohner fragte: ›Freut ihr euch denn, wenn einer von euch stirbt, und singt und esset?‹ fuhr der andere fort: ›Jawohl; und ihr, ihr Leute vom Lande, was tut ihr denn?‹ Der Landbewohner sprach: ›Wenn bei uns einer stirbt, so trauern wir um ihn und weinen; und die Frauen schlagen sich ins Antlitz und zerreißen die Busen ihrer Kleider aus Trauer um den Toten.‹ Da starrte 'Abdallâh der Meermann den Landbewohner 'Abdallâh mit weiten Augen an und sprach zu ihm: ›Gib mir das Pfand wieder!‹ Der gab es ihm. Dann führte jener den Gefährten ans Land und sprach zu ihm: ›Ich zerreiße das Band der Freundschaft und Liebe zu dir! Von diesem Tage an wirst du mich nicht wiedersehen, und auch ich werde dich nie mehr schauen.‹ ›Warum solche Worte?‹ fragte der Landbewohner; und der Meermann erwiderte: ›Seid ihr nicht, ihr Leute vom Festlande, ein Unterpfand Allahs?‹ ›Jawohl!‹ ›Wie kommt es, daß ihr, wenn Allah sein Unterpfand zurücknimmt, nicht froh seid, sondern weint? Wie kann ich dir ein Pfand anvertrauen für den Propheten – Allah segne ihn und gebe ihm Heil –? Wenn euch ein Kind geboren wird, so freut ihr euch, wiewohl Allah die Seele doch nur als Unterpfand hineinlegt; und wenn er es zurücknimmt, wie kann euch das so schwer werden, daß ihr weint und trauert? Wir bedürfen eurer Freundschaft nicht!‹ Und alsbald verließ er ihn und verschwand im Meere. Darauf legte 'Abdallâh der Landbewohner seine Kleider wieder an, nahm seine Juwelen und begab sich zum König; der empfing ihn voll Sehnsucht und freute sich seiner und sprach zu ihm: ›Wie geht es dir, mein Eidam? Und was ist der Grund deines so langen Fernbleibens von mir?‹ Da erzählte er ihm seine Geschichte und alles, was er von den Wundern des Meeres gesehen hatte; dem hörte der König voll Staunen zu. Als 'Abdallâh ihm aber berichtete, was der Meermann zuletzt gesagt hatte, sprach der König zu ihm: ›Du hast darin einen Fehler begangen, daß du ihm dies erzähltest.‹ Noch eine lange Zeit fuhr 'Abdallâh fort zur Meeresküste zu gehen und nach 'Abdallâh dem Meermanne zu rufen; doch der gab ihm keine Antwort und kam auch nicht zu ihm. So ließ denn 'Abdallâh der Landbewohner alle Hoffnung auf ihn fahren, und er führte zusammen mit dem König, seinem Schwiegervater, und mit ihrer beider Sippen ein Leben, in dem sie voller Freude wandelten und immer rechtschaffen handelten, bis Der zu ihnen kam, der die Freuden schweigen heißt und die Freundesbande zerreißt, und sie alle starben. Preis sei Ihm, der nie dem Tode verfällt, dem Herrn der sichtbaren und unsichtbaren Welt, der über alle Dinge mächtig ist, seinen Dienern Huld gewährt und um sie weiß zu jeglicher Frist!«

Die Geschichte von Kamar ez-Zamân und seiner Geliebten

»Einst lebte in alten Zeiten ein Kaufmann, 'Abd er-Rahmân geheißen, den Allah mit einer Tochter und mit einem Sohne gesegnet hatte; er hatte dem Mädchen den Namen Kaukab es-Sabâh, Morgenstern, gegeben, wegen ihrer hohen Schönheit und Anmut; dem Knaben aber den Namen Kamar ez-Zamân, schönster Mond der Zeit, da er auch über die Maßen schön war. Als er nun sah, wie sehr Allah die beiden geschmückt hatte mit Schönheit und Lieblichkeit, Anmut und Ebenmäßigkeit, fürchtete er, daß böse Blicke sie erspähten und Zungen der Neider ihnen ein Leids antäten, daß der tückischen Menschen Tücke und die List der Bösen sie berücke; deshalb verschloß er sie vierzehn Jahre lang vor den Menschen in einem Hause, und niemand sah die beiden als ihre Eltern und eine Sklavin, die bei ihnen ihren Dienst versah. Nun konnte der Vater den Koran hersagen, wie Allah ihn herabgesandt hatte, und desgleichen vermochte die Mutter ihn zu rezitieren; so lehrte denn die Mutter ihre Tochter, und der Mann lehrte seinen Sohn, bis die Kinder den Koran auswendig wußten. Ferner lernten die beiden von Vater und Mutter schreiben und rechnen und wurden in Gelehrsamkeit und feine Bildung eingeweiht, und sie bedurften keines Lehrers. Als aber der Knabe zum Manne herangereift war, sprach die Kaufmannsfrau zu ihrem Gatten: ›Wie lange noch willst du deinen Sohn Kamar ez-Zamân vor den Augen der Menschen verbergen? Ist er etwa ein Mädchen, oder ist er ein Jüngling?‹ ›Ein Jüngling‹, erwiderte er; und sie fuhr fort: ›Da er ein Jüngling ist, weshalb nimmst du ihn denn nicht mit dir zum Basar und lässest ihn im Laden sitzen, damit er die Leute kennenlernt und sie ihn erblicken, auf daß er unter ihnen als dein Sohn bekannt werde, und damit du ihn kaufen und verkaufen lehrst? Vielleicht kann dir einmal etwas widerfahren; dann wissen die Leute, daß er dein Sohn ist, und er kann seine Hand auf deine Hinterlassenschaft legen. Aber wenn du stirbst, wie es jetzt steht, und wenn er dann zu den Leuten sagt: ›Ich bin der Sohn des Kaufmanns 'Abd er-Rahmân‹, so werden sie ihm nicht glauben, sondern sprechen: ›Wir haben dich nie gesehen, und wir wissen auch nicht, daß er einen Sohn hatte‹; und dann wird die Obrigkeit deine Habe einziehen, und dein Sohn wird mittellos dastehen. Ebenso steht es mit unserer Tochter; ich will sie unter den Leuten bekannt machen, auf daß einer, der ihr ebenbürtig ist, um sie wirbt und wir sie mit ihm vermählen und unsere Freude an ihr haben.‹ Er gab ihr zur Antwort: ›Ich bin um die beiden besorgt wegen der Augen der Menschen.‹«

»›Denn ich habe sie lieb, und die Liebe wird immer von eifersüchtiger Sorge geplagt.‹ Da sprach seine Frau zu ihm: ›Vertraue nur auf Allah! Denn dem widerfährt nichts Arges, den Allah behütet. Nimm den Knaben noch heute mit dir zum Laden!‹ Darauf legte sie ihm die prächtigsten Gewänder an, so daß er die Beschauer durch seinen verführerischen Anblick erregte und die Herzen der Liebenden zu heißem Schmerz bewegte. Sein Vater also nahm ihn mit sich und führte ihn auf den Basar; und ein jeder, der ihn erblickte, ward von ihm bezaubert, trat an ihn heran, küßte ihm die Hand und begrüßte ihn. Sein Vater aber schalt die Leute, die ihm um der Neugier willen folgten. Da sagte wohl einer von den Leuten: ›Die Sonne ist daundda aufgegangen und scheint nun auf dem Basar.‹ Und ein anderer sagte: ›Der Vollmond geht jetzt in derundder Gegend auf.‹ Und ein dritter sprach: ›Der Neumond des Festes leuchtet herab auf die Diener Allahs.‹ In dieser Weise deuteten sie mit ihren Worten auf den Jüngling hin und segneten ihn. Seinen Vater aber überkam die Scham wegen des Geredes der Leute; doch er konnte keinen von ihnen hindern, zu reden. So schalt er denn die Mutter und hub an, ihr zu fluchen, weil sie es veranlaßt hatte, daß der Knabe ausging. Und als er sich dann umschaute, sah er, daß die Menschen sich hinter ihm und vor ihm zusammendrängten, während er dahinschritt, bis er den Laden erreichte. Dort öffnete er die Ladentür, setzte sich nieder und hieß seinen Sohn sich vor ihm niedersetzen. Darauf sah er sich von neuem nach den Leuten um und erkannte, daß sie die Straße gesperrt hatten; denn ein jeder, der vorbeischritt, mochte er kommen oder gehen, blieb vor dem Laden stehen und schaute sich das schöne Gesicht dort an und konnte sich nicht von ihm trennen. So sammelte sich um ihn von Frauen und Männern eine große Schar. Als nun der Kaufmann 'Abd er-Rahmân sah, wie die Menschen sich bei ihm zusammenscharten und in Reihen vor ihm standen, Männer und Frauen, um seinen Sohn anzustarren, kam große Verlegenheit über ihn, und er war ganz ratlos und wußte nicht, was er tun sollte. Doch ehe er sich dessen versah, kam von der anderen Seite des Basars ein Wanderderwisch des Wegs, ein Mann, der das Gewand der frommen Diener Allahs trug; der schritt auf den Jüngling zu, und er hub an, seine Litaneien zu singen und ließ einen Tränenstrom aus seinen Augen dringen. Doch als er Kamar ez-Zamân dort sitzen sah, an Schönheit reich, einem Weidenzweige auf einem Safranhügel gleich, begann er in noch heftigere Tränen auszubrechen und diese Verse zu sprechen:

Ich sah ein Reis auf einem Hügel sprießen,
Dem Vollmond gleich in seinem hellen Schein.
Ich rief: ›Wie heißt du?‹ Und es sagte: ›Perle.‹
Ich sprach: ›Für mich? Für mich?‹ Es rief: ›Nein, nein!

Darauf schritt der Derwisch langsam hin und her, indem er mit seiner rechten Hand über sein graues Haar strich, und die Menge wich aus Ehrfurcht vor ihm mitten auseinander. Doch als er den Jüngling wieder anschaute, verwirrten sich ihm Blick und Verstand, und es schien, daß der Dichter für ihn diese Worte erfand:

Als jener schöne Knabe dort im Hause weilte,
Und als der Festesmond aus seinem Antlitz schien,
Da kam ein würdevoller alter Mann des Weges,
Und Ruhe und Bedächtigkeit erfüllte ihn,
An ihm ward der Entsagung Spur geschaut.

Er hatte Tag und Nacht das Liebesspiel gekostet,
Er tauchte in des Guten und des Bösen Reich.
Den Frauen und den Männern hatt er sich ergeben;
Er ward an Hagerkeit dem Zähnestocher gleich
Und ward ein alt Gebein, bedeckt von Haut.

Er war in jener Kunst ein Mann von Art der Perser,
Der Alte, dem zur Seite sich ein Knabe fand.
In Frauenlieb war er ein Mann vom Stamm der Asra,
In beiden Dingen kundig und von Lust entbrannt
Ihm waren Zaid und Zainab gleich vertraut.

Zur Schönen zog es ihn, er liebte heiß die Schöne;
Des Lagers Spur beweinte er, von Schmerz erregt.
Ob seiner großen Sehnsucht glich er einem Aste,
Der sich im Frühlingswinde hin und her bewegt.
Von harter Art ist, wem vor Tränen graut.

Er war erfahren in der Wissenschaft der Liebe
Und spähte wachsam aus für sich zu jeder Zeit.
Er wandte sich zu allem, Leichtem oder Schwerem;
Und schlang die Arme um den Knaben und die Maid.
Zu alt und jung war ihm die Liebe traut.

Dann trat er nahe an den Jüngling heran und gab ihm eine Wurzel des Basilienkrauts; sein Vater aber streckte seine Hand in die Tasche und holte für den Frommen heraus, was er an Dirhems bei sich hatte, indem er sprach: ›Nimm, was dir das Glück schenkt, o Derwisch, und geh deiner Wege!‹ Jener nahm die Silberlinge von ihm hin und setzte sich auf die Bank vor dem Laden, dem Jüngling gegenüber, und er begann ihn anzustarren und zu weinen, so daß ein Tränenstrom gleich einer sprudelnden Quelle aus seinen Augen drang, während sich Seufzer auf Seufzer seiner Brust entrang. Da begannen die Leute ihn anzuschauen und ihm Vorwürfe zu machen; einige sagten: ›Alle Derwische sind doch unzüchtige Kerle‹, und andre: ›Wahrlich, das Herz dieses Derwisches ist in Liebe zu dem Jüngling entbrannt.‹ Als nun der Vater dies sah, hub er an und sprach: ›Auf, mein Sohn, wir wollen den Laden schließen und nach Hause gehen; heute ziemt es uns nicht, Handel zu treiben. Allah der Erhabene vergelte deiner Mutter, was sie uns angetan hat; denn sie hat all dies veranlaßt.‹ Dann fuhr er fort: ›Derwisch, erhebe dich, damit ich den Laden schließen kann!‹ Da stand der Derwisch auf; der Kaufmann aber schloß seinen Laden, nahm seinen Sohn und ging fort. Doch der Derwisch und die Leute folgten den beiden, bis sie ihr Haus erreichten. Nachdem der Jüngling in die Wohnung hineingegangen war, wandte der Kaufmann sich nach dem Derwisch um und fragte ihn: ›Was willst du, Derwisch? Und weshalb seh ich dich weinen?‹ ›Lieber Herr‹, erwiderte jener, ›ich möchte heute nacht dein Gast sein; und ein Gast ist der Gast Allahs des Erhabenen.‹ Der Kaufmann sagte darauf: ›Willkommen sei der Gast Allahs! Tritt ein, Derwisch!‹«

NEUNHUNDERTFÜNFUNDSECHZIGSTE NACHT

»Bei sich selber jedoch sprach er: ›Wenn dieser Derwisch den Jüngling liebt und Schlechtes von ihm begehrt, so muß ich ihn heute nacht umbringen und heimlich begraben. Wenn aber keine Sünde in ihm wohnt, so soll der Gast erhalten, was ihm zukommt.‹ Dann führte er ihn zusammen mit Kamar ez-Zamân in einen Saal, nachdem er zuvor heimlich dem Knaben gesagt hatte: ›Mein Sohn, setze dich, wenn ich euch verlassen habe, dem Derwisch zur Seite und schmeichle ihm und scherze mit ihm. Wenn er dann etwas Schlechtes von dir verlangt, während ich euch von dem Fenster, das in den Saal führt, beobachte, so will ich über ihn herfallen und ihn umbringen.‹ Sowie nun Kamar ez-Zamân mit dem Derwisch allein in jenem Saale war, setzte er sich ihm zur Seite, und der fromme Alte schaute ihn an und begann wieder zu seufzen und zu weinen. Sooft der Jüngling zu ihm sprach, gab er ihm freundlich Antwort, doch dann zitterte er und schaute den Jüngling an und seufzte und weinte. Und als das Nachtmahl gebracht war, begann er zu essen, während seine Augen immer auf Kamar ez-Zamân gerichtet waren und unaufhörlich voll Tränen standen. Nachdem dann ein Viertel der Nacht vergangen und das Geplauder beendet und die Schlafenszeit gekommen war, sagte der Vater des Jüngling: ›Mein Sohn, widme dich dem Dienste deines Oheims Derwisch und handle ihm nicht zuwider!‹ Dann wollte er hinausgehen, aber der fromme Alte sprach zu ihm: ›Lieber Herr, nimm deinen Sohn mit dir oder schlaf mit uns!‹ ›Nicht doch‹, erwiderte jener, ›sieh, mein Sohn soll bei dir schlafen; vielleicht verlangt deine Seele nach irgend etwas, dann kann er dir deinen Wunsch erfüllen und dir zu Diensten sein.‹ Darauf ging er hinaus und ließ die beiden allein; er setzte sich aber in ein anderes Gemach, von dem ein Fenster auf den Saal führte, in dem die beiden waren.

Lassen wir nun den Kaufmann dort, und sehen wir, was der Jüngling tat! Der trat an den Derwisch heran und begann, ihm zu schmeicheln und sich ihm anzubieten. Aber der Alte ward zornig und sprach zu ihm: ›Was sind das für Reden, mein Sohn? Ich nehme meine Zuflucht zu Gott vor dem verfluchten Teufel. O Allah, dies ist ein Greuel, der dir nicht gefällt. Entferne dich von mir, mein Sohn!‹ Darauf erhob sich der Derwisch von seinem Sitze und ließ sich in einiger Ferne von dem Jüngling nieder; doch der folgte ihm und warf sich auf ihn und sprach zu ihm: ›Weshalb, o Derwisch, willst du dir die Freude versagen, mich zu genießen, da doch mein Herz dich liebt?‹ Nun ward der Derwisch noch heftiger ergrimmt, und er sprach: ›Wenn du dich nicht von mir zurückhältst, so rufe ich deinen Vater und sage ihm, was du da treibst.‹ Aber der Jüngling erwiderte ihm: ›Mein Vater weiß, daß ich von dieser Art bin, und es ist unmöglich, daß er mich hindem würde; also erfülle meinen Wunsch! Weshalb hältst du dich von mir zurück? Gefalle ich dir denn nicht?‹ Darauf sagte jener: ›Bei Allah, mein Sohn, das tu ich nie, würde ich auch mit den scharfen Schwertern in Stücke geschlagen.‹ Und dann hub er an, das Dichterwort vorzutragen:

Mein Herz ist voller Liebe zu den Schönen allen,
zu Knaben und zu Mädchen, und ich säume nicht.
Doch schau ich sie nur an des Abends und des Morgen:
Ich bin kein Wüstling, keiner, der die Ehe bricht.

Dann weinte er und sprach: ›Wohlan, öffne mir die Tür, auf daß ich meiner Wege gehen kann! Ich will nicht mehr an dieser Stätte ruhen.‹ Und alsbald sprang er auf; aber der Jüngling hängte sich an ihn und sagte: ›Schau doch mein strahlendes Gesicht und meiner Wangen rotes Licht, meines Leibes weiche Art und mein Lippenpaar so zart!‹ Dann enthüllte er ihm eine Wade, die den Wein und den Schenken beschämte; und er schaute ihn an mit einem lieblichen Blick, der den Zauber und den Zauberer bezähmte. Er war von herrlicher Lieblichkeit und von sanfter Zierlichkeit. Nun zeigte der Jüngling ihm gar seinen Busen und sprach zu ihm: ›Schau meine Brüste, sie übertreffen die Brüste der Jungfrauen an Lieblich-

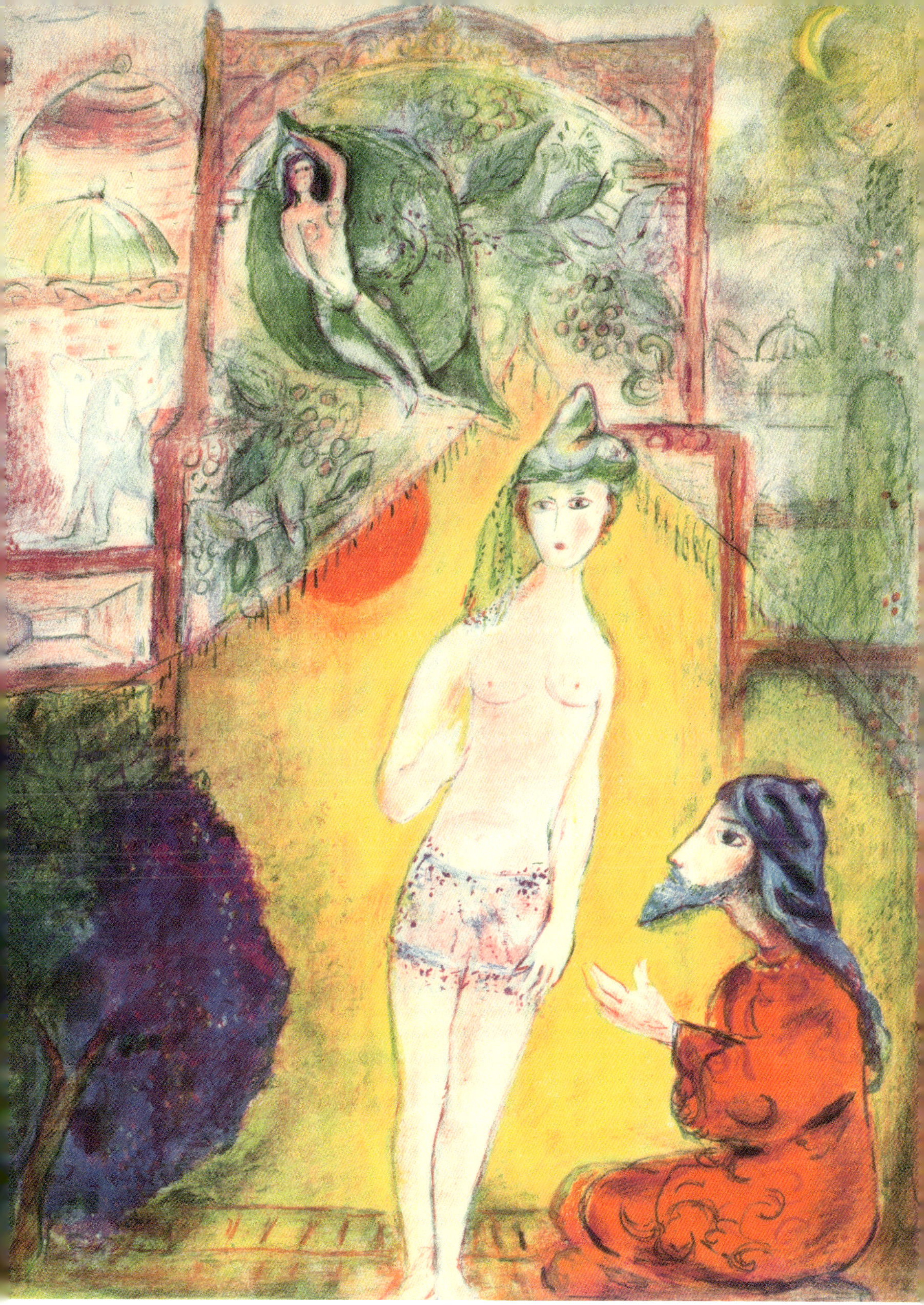

Neunhundertfünfundsechzigste Nacht

keit, und mein Lippentau ist zarter als Zuckerkand an Süßigkeit. Drum laß ab von Entsagung und Enthaltsamkeit! Denke nicht mehr an frommes Leben und Gottergebenheit! Erfreu dich dessen, was ich dir bin, und nimm meine ganze Anmut hin! Fürchte ganz und gar nichts; denn du bist sicher vor allem Arg. Tu ab von dir dies schwere Blut; denn solche Gewohnheit ist nicht gut.‹ So zeigte er ihm seine verborgenen Reize und wollte ihn blenden, und er suchte durch zierliche Windungen die Zügel seines Verstandes zu wenden. Aber der Derwisch wandte sein Antlitz ab und rief: ›Ich nehme meine Zuflucht zu Allah. Schäme dich, mein Sohn, das ist ein sündiges Beginnen, darauf könnte ich nicht einmal im Traume sinnen.‹ Als der Jüngling ihn jedoch immer noch bedrängte, riß der Derwisch sich von ihm los, wandte sich in die Richtung von Mekka und begann zu beten. Wie jener ihn beten sah, ließ er von ihm ab, bis er zwei Rak'as gebetet und zum Schlusse den Gruß an die Engel gesprochen hatte. Nun wollte er von neuem auf ihn zukommen; doch der Derwisch machte sich wiederum zum Gebet bereit und betete zwei Rak'as. Und das tat er auch noch ein drittes und viertes und fünftes Mal. Da sprach der Jüngling: ›Was soll dies Beten? Willst du auf den Wolken entweichen? Wenn du die ganze Nacht in der Gebetsnische bist, lässest du unser Glück verstreichen.‹ Und noch einmal warf sich der Jüngling auf ihn und küßte ihn auf die Stirn. Da sprach der Derwisch zu ihm: ›Mein Sohn, laß doch den Satan von dir weichen und widme dich dem Gehorsam gegen den Erbarmungsreichen!‹ Doch jener erwiderte: ›Wenn du nicht mit mir tust, was ich will, so rufe ich meinen Vater und spreche zu ihm: Der Derwisch will Schlechtes mit mir tun. Dann wird er über dich kommen und dich schlagen; dann werden dir deine Knochen in deinem Fleische zerbrochen.‹ All dies geschah, während der Vater mit eigenen Augen zuschaute und mit eigenen Ohren zuhörte; und so überzeugte der Kaufmann sich, daß in dem Derwisch keine Sünde wohnte. Und er sprach bei sich selber: ›Wäre dieser Derwisch ein verdorbener Mensch, so hätte er all dieser Drangsal nicht widerstanden.‹ Dabei fuhr der Jüngling immer fort in seinem Bemühen, den Derwisch in Versuchung zu führen; und sooft jener sich zum Gebet bereit machte, unterbrach er ihn, bis der fromme Mann gewaltig gegen ihn ergrimmte und hart gegen ihn wurde und ihn schlug. Kamar ez-Zamân weinte, und da trat sein Vater zu ihm herein, wischte ihm die Tränen ab und tröstete ihn; zum Derwisch aber sprach er: ›Bruder, wenn es so mit dir steht, weshalb weintest und seufztest du da, sooft du meinen Sohn anblicktest? Ist dafür ein Grund vorhanden?‹ ›Ja‹, erwiderte jener; und der Kaufmann fuhr fort: ›Als ich dich bei seinem Anblick weinen sah, faßte ich Argwohn wider dich, und ich befahl dem Jüngling also zu tun, um dich auf die Probe zu stellen. Ich hatte aber den Plan, über dich herzufallen und dich zu töten, wenn ich sähe, daß du Schlechtes von ihm verlangtest. Nun ich aber gesehen habe, wie du in Wirklichkeit gehandelt hast, weiß ich, daß du zu denen gehörst, die über die Maßen tugendhaft sind. Aber um Allahs willen, ich bitte dich, tu mir den Grund deines Weinens

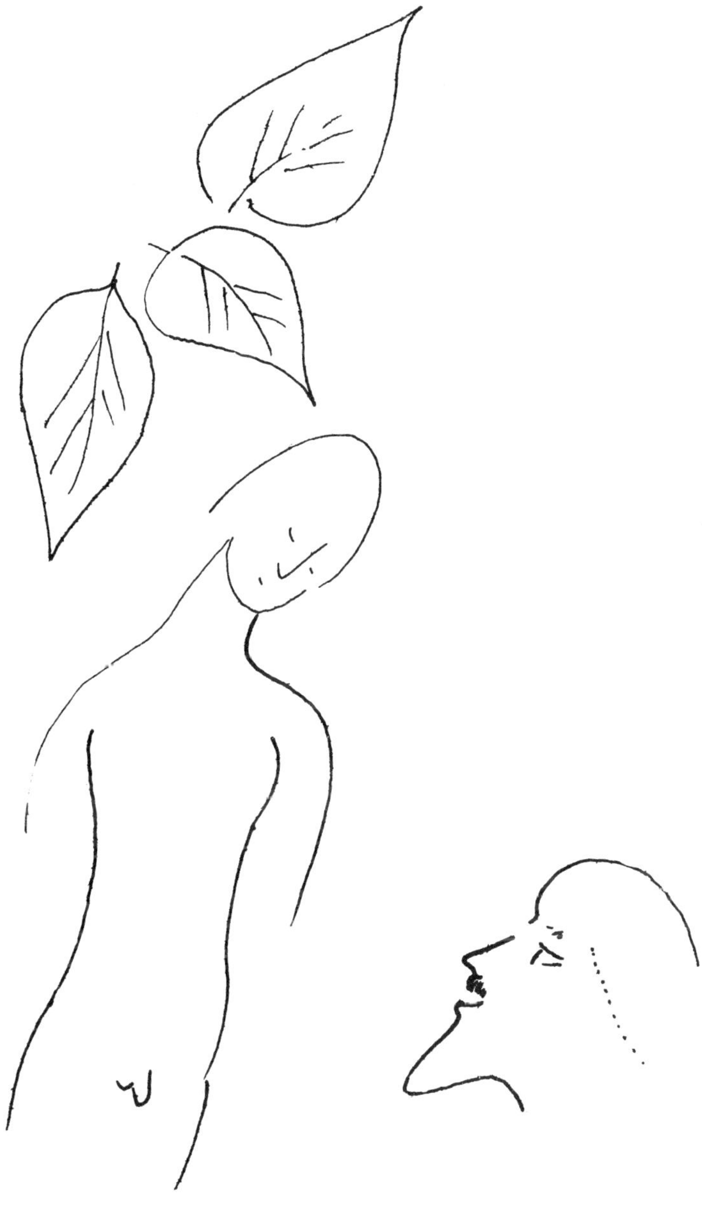

Nun zeigte der Jüngling ihm gar seinen Busen und sprach zu ihm:
»Schau meine Brüste, sie übertreffen die Brüste der Jungfrauen an Lieblichkeit,
und mein Lippentau ist zarter als Zuckerrand und Süßigkeit…«

kund!‹ Da seufzte der Derwisch und sprach zu ihm: ›Lieber Herr, reiß eine vernarbte Wunde nicht auf!‹ Doch der Kaufmann bestand darauf: ›Du mußt es mir berichten.‹ So hub denn jener an: ›Wisse, ich bin ein Derwisch, der durch die Lande und Reiche der Welt seines Weges zieht und in den Werken des Schöpfers von Tag und Nacht eine Lehre für sich sieht. Es begab sich einmal, daß ich an einem Freitage in der Frühe die Stadt Basra betrat.‹«

NEUNHUNDERTSECHSUNDSECHZIGSTE NACHT

»›Da sah ich die Läden offen, und in ihnen befanden sich alle Arten von Waren, Speisen und Getränken. Aber die Stadt war leer; kein Mann, keine Frau war in ihr, kein Mädchen und kein Knabe. Auf den Straßen und Basaren war kein Hund und keine Katze zu sehen; man hörte kein Geräusch, keinen Laut, kein freundliches Lebewesen ward geschaut. Darüber wunderte ich mich, und ich sprach: ›Wohin mögen wohl die Einwohner dieser Stadt mit ihren Katzen und Hunden gegangen sein? Was mag Allah mit ihnen getan haben?‹ Nun war ich hungrig, und ich nahm mir ein heißes Brot aus dem Ofen eines Bäckers; dann ging ich in den Laden eines Ölhändlers, bestrich das Brot mit geklärter Butter und Honig und aß es. Weiter begab ich mich zu einem Scherbettladen, und dort trank ich, was mir gefiel. Schließlich sah ich auch das Kaffeehaus offen, und so trat ich dort ein; da sah ich die Töpfe voll Kaffee auf dem Feuer stehen, aber niemand war dort. Ich trank, bis ich genug hatte, und sprach: ›Dies ist wirklich sonderbar! Es ist, als wäre der Tod über die Leute dieser Stadt gekommen und als wären sie alle zu dieser Stunde gestorben; oder als wären sie durch eine Gefahr erschreckt, die ihnen drohte, und wären geflohen, ehe sie ihre Läden hätten schließen können.‹ Während ich nun darüber nachdachte, hörte ich plötzlich, wie Trommeln geschlagen wurden, und in meiner Angst verbarg ich mich eine Weile. Dann spähte ich durch die Spalten und Ritzen und sah Mädchen kommen, so schön wie Monde, und die schritten durch den Basar dahin, je zu zweit, mit unbedeckten Häuptern und entschleierten Gesichtern; es waren vierzig Paare, im ganzen also achtzig Mädchen. Ferner sah ich eine Herrin, reitend auf einem Rosse, das kaum seine Füße vorwärts bewegen konnte, weil es so schwer beladen war, gleich seiner Herrin, mit Gold und Silber und Edelsteinen. Ihr Angesicht war ganz entschleiert, und sie war mit dem kostbarsten Schmuck und mit den prächtigsten Kleidern bedeckt; um ihren Hals trug sie ein Halsband aus Edelsteinen, und auf ihre Brust hing goldenes Geschmeide herab; um ihre Handgelenke lagen Spangen, die wie Sterne leuchteten, und um ihre Knöchel goldene Ringe, die mit Edelsteinen besetzt waren. Die Sklavinnen schritten vor ihr und hinter ihr, zu ihrer Rechten und zu ihrer Linken; und ihr voran ging eine Sklavin, gegürtet mit einem Schwert, dessen Griff aus einem Smaragd bestand und dessen goldenes Gehänge mit Juwelen besetzt war. Als jene Herrin in der Gegend vor meinem

Versteck angelangt war, hielt sie den Zügel des Rosses fest und rief: ›Ihr Mädchen, ich höre ein Geräusch in dem Laden dort; durchforscht ihn, vielleicht ist einer darin verborgen, der uns beobachten will, während wir unsere Gesichter entschleiert haben!‹ Darauf durchsuchten sie den Laden gegenüber dem Kaffeehaus, in dem ich mich versteckt hielt. Da saß ich nun in meiner Angst und beobachtete, wie die Mädchen einen Mann herausholten und zu der Herrin sprachen: ›Gebieterin, wir haben dort einen Mann entdeckt, und hier steht er vor dir.‹ Alsbald rief sie der Sklavin, die das Schwert trug, zu: ›Schlag ihm den Kopf ab!‹ Die Sklavin trat an ihn heran und hieb ihm den Kopf ab; dann ließen sie den Leichnam am Boden liegen und zogen weiter. Als ich das sah, ward ich von Grauen erfüllt; dennoch war mein Herz von Liebe zu der jungen Herrin ergriffen. Nach einer Weile erschienen die Einwohner wieder, und jeder, der einen Laden besaß, trat in ihn ein; und die Leute schritten durch die Basare und sammelten sich um den Getöteten und schauten ihn an. Da schlich ich mich heimlich aus meinem Versteck hervor, ohne daß jemand auf mich achtete; aber die Liebe zu jener Herrin hatte mein Herz ganz gefangen genommen. Ich begann insgeheim nach ihr zu forschen; doch niemand konnte mir Auskunft über sie geben. So zog ich wieder fort von Basra mit einem Herzen, in dem die Liebe zu ihr heiß entbrannt war. Doch als ich diesen deinen Sohn sah, erkannte ich, daß er von allen Menschen jener Maid am meisten gleicht. Sogleich erinnerte er mich an sie, ja, er hat von neuem in mir das Feuer der Sehnsucht entfacht und in meinem Herzen die Glut der Leidenschaft zum Lohen gebracht. Dies ist der Grund meines Weinens.‹ Dann fing er wieder heftig zu weinen an, wie kein Mensch bitterer weinen kann. Und er sprach: ›Lieber Herr, ich bitte dich um Allahs willen, öffne mir die Tür, auf daß ich meiner Wege gehen kann!‹ So öffnete jener denn die Tür, und der Derwisch ging fort.

Wenden wir uns nun von ihm zu Kamar ez-Zamân! Als der die Worte des Derwisch hörte, ward seine Seele von Liebe zu jener Herrin ergriffen; da kam über ihn die Leidenschaft, und es regte sich in ihm der Sehnsucht heiße Kraft. Am nächsten Morgen sprach er zu seinem Vater: ›Alle Söhne der Kaufleute ziehen umher in der Welt, um zu erreichen, was ihnen gefällt; es gibt keinen unter ihnen, den sein Vater nicht mit Waren ausrüstet, so daß er mit ihnen reisen und durch sie Gewinn haben kann. Weshalb denn, lieber Vater, rüstest du mich nicht mit Kaufmannsgut aus, so daß auch ich damit auf Reisen gehen und mein Glück suchen kann?‹ ›Lieber Sohn‹, erwiderte jener, ›solchen Kaufleuten fehlt es an Geld, und sie senden ihre Söhne aus, damit sie verdienen und Gewinn haben und irdisches Gut erwerben. Ich aber besitze viel Geld und Gut, und es verlangt mich nicht nach mehr. Wie sollte ich dich in die Fremde schicken, da ich mich nicht eine Stunde von dir zu trennen vermag, zumal du einzig bist an Lieblichkeit, Schönheit und Vollkommenheit und ich um dich besorgt bin?‹ Doch der Sohn entgegnete ihm: ›Lieber Vater, es ist nicht anders möglich, als daß du mich mit Waren ausrüstest, auf daß ich mit ihnen auf Reisen gehe; sonst muß ich, ohne daß du es willst, entfliehen, sei es auch ohne Geld und ohne Waren. Wenn du also meine Sehnsucht stillen willst, so versieh mich mit Waren, auf daß ich hinausziehe und mir die Länder der Menschen ansehe.‹ Als nun der Kaufmann sah, daß der Jüngling sein Herz an das Reisen gehängt hatte, tat er das seiner Gattin kund, indem er zu ihr sprach: ›Dein Sohn wünscht, daß ich ihm Waren rüste, mit denen er in die Fremde ziehen möchte, wiewohl die Fremdlingsschaft nur Mühen schafft.‹ Seine Gattin gab ihm zur Antwort: ›Wie kann dir daraus ein Schaden erwachsen? Das ist doch die Gewohnheit der jungen Kaufleute; sie alle wetteifern um den Ruhm der Reisen und des Verdienstes.‹ Er sagte darauf: ›Die meisten Kaufleute sind arm und erstreben mehr Besitz; ich aber habe doch Reichtum in Fülle.‹ ›Zuwachs an Gut schadet nichts‹, erwiderte sie, ›und wenn du es ihm nicht erlaubst, so werde ich ihm aus meinem eigenen Geld Waren verschaffen.‹ Doch der Kaufmann fuhr fort: ›Ich fürchte für ihn die Fremdlingsschaft, da sie doch nur arge Mühsal schafft.‹ Dem entgegnete sie: ›In der Wanderschaft liegt kein Verderben, wenn sie dazu dient, Gewinn zu erwerben. Wenn wir nicht einwilligen, so wird unser Sohn fortgehen, und wir werden ihn suchen und nicht finden; dann werden wir ins Gerede kommen bei den Menschen.‹ Der Kaufmann nahm den Rat seiner Frau an und versah seinen Sohn mit Waren im Werte von tausend Dinaren; die Mutter aber gab ihm dazu einen Beutel mit vierzig Siegelsteinen, kostbaren Juwelen, von denen ein jeder zum mindesten den Wert von fünfhundert Dinaren hatte, und sie sprach: ›Mein Sohn, hüte diese Edelsteine; denn sie werden dir von Nutzen sein.‹ So nahm denn Kamar ez-Zamân all das Gut und machte sich auf den Weg nach Basra.«

NEUNHUNDERTSIEBENUNDSECHZIGSTE NACHT

»So zog er denn immer weiter dahin, bis zwischen ihm und Basra nur noch eine Tagesreise lag. Dort aber fielen die Beduinen über ihn her und plünderten ihn aus; und als sie seine Leute und Diener töteten, warf er sich unter die Erschlagenen und wälzte sich im Blut, so daß die Beduinen glaubten, er sei tot, und ihn liegen ließen, ohne daß einer näher an ihn heranging. Dann nahmen sie seine Güter und eilten davon. Nachdem aber die Räuber ihrer Wege gegangen waren, erhob sich Kamar ez-Zamân unter den Toten und schritt weiter; und nun besaß er nichts mehr als die Edelsteine, die in seinem Gürtel waren. Ohne Aufenthalt zog er dahin, bis er in Basra ankam. Nun traf es sich, daß der Tag seiner Ankunft ein Freitag war; und da war die Stadt menschenleer, wie es der Derwisch erzählt hatte. Er fand die Basare verlassen und die Läden offen, doch voll von Waren; so aß er und trank und schaute sich um. Während er das tat, hörte er plötzlich, wie die Trommeln geschlagen wurden; darum

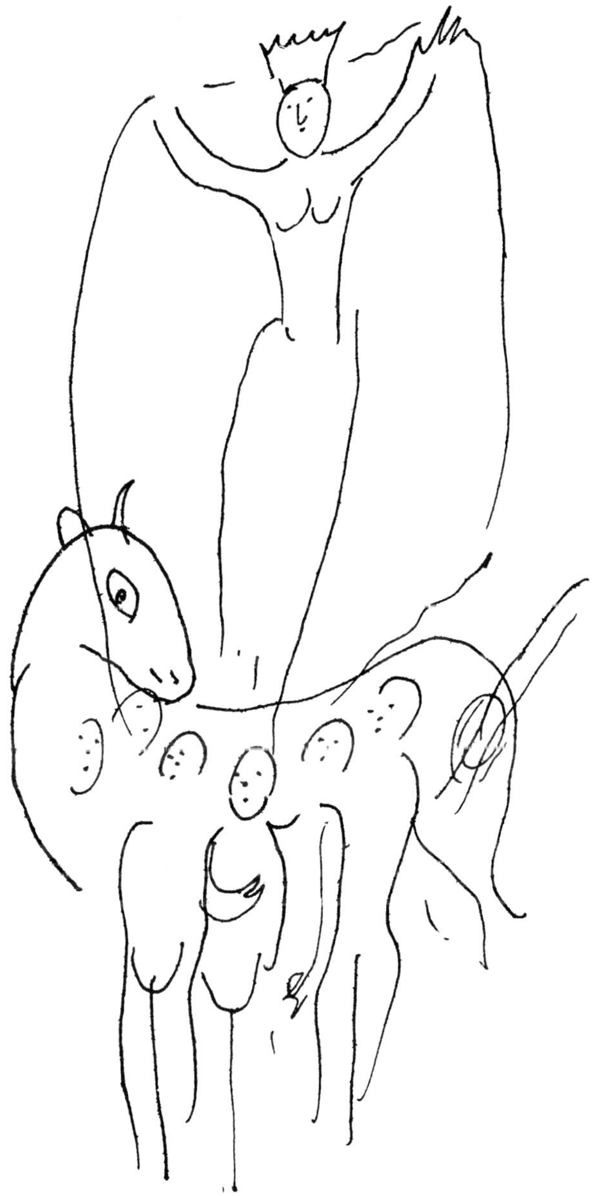

Es waren vierzig Paare, im ganzen also achtzig Mädchen.
Ferner sah ich eine Herrin, reitend auf einem Rosse.
Ihr Angesicht war ganz entschleiert…

verbarg er sich in einem Laden, und dann kamen die Mädchen, und er sah sie an. Als er aber die Herrin auf ihrem Rosse erblickte, ergriff ihn der Liebe Leidenschaft, er war von Sehnsucht und Verlangen wie hinweggerafft, und zum Stehen hatte er nicht mehr die Kraft. Nach einer Weile erschienen die Leute wieder, und die Basare füllten sich. Da ging er auf den Basar und begab sich zu einem Juwelier; dem zeigte er einen von den vierzig Edelsteinen, der tausend Dinare wert war, und nachdem er ihn ihm verkauft hatte, kehrte er an seine Stätte zurück. Dort verbrachte er die Nacht, und am nächsten Morgen wechselte er seine Kleider, begab sich ins Badehaus, und als er heraustrat, sah er wie der Vollmond aus. Danach verkaufte er vier Siegelsteine um viertausend Dinare; und nun wandelte er durch die Straßen von Basra dahin, angetan mit den prächtigsten Kleidern, bis er zu einem Basar kam, in dem er einen Barbier erblickte. Zu dem ging er hinein, und nachdem jener ihm das Haupt geschoren hatte, schloß er Freundschaft mit ihm; dann sagte er zu ihm: ›Mein Vater, ich bin ein Fremdling im Lande; gestern kam ich in diese Stadt, und da fand ich sie verlassen von denen, die hier wohnen, ja, niemand war dort, weder Menschen noch Dämonen. Dann aber erblickte ich Mädchen und unter ihnen eine Herrin, die im Festzug dahinritt.‹ So erzählte er ihm, was er gesehen hatte; da frage ihn der Barbier: ›Mein Sohn, hast du schon jemand anders als mir davon erzählt?‹ ›Nein‹, erwiderte der Jüngling; und der Barbier fuhr fort: ›Mein Sohn, hüte dich, diese Worte vor irgend jemand anders zu erwähnen; denn nicht alle Leute können Worte und Geheimnisse für sich behalten; und du bist noch ein unerfahrener Jüngling. Ich fürchte für dich, das Gerede könnte von Mund zu Mund eilen, bis es die Leute erreicht, die es angeht; und dann würden sie dich umbringen. Wisse, mein Sohn, was du gesehen hast, hat man noch nie gesehen und kennt man auch nicht außer in dieser Stadt. Die Leute von Basra sterben hin durch diese Plage; jeden Freitag am Vormittag müssen sie ihre Hunde und Katzen einschließen und verhindern, daß sie auf die Basare laufen; und alle Einwohner der Stadt müssen in die Moscheen gehen und die Türen hinter sich verschließen. Keiner von ihnen darf über den Basar gehen noch aus einem Fenster schauen; und niemand weiß die Ursache dieser Plage. Aber, mein Sohn, heute abend will ich meine Frau nach dem Grunde fragen; denn sie ist eine Wehemutter, die in die Häuser der Vornehmen kommt und weiß, was in dieser Stadt vorgeht. So Allah will, komm du morgen wieder zu mir; dann will ich dir kundtun, was sie mir berichtet hat.‹ Da zog der Jüngling eine Handvoll Gold hervor und sprach: ›Mein Vater, nimm dies Gold und gib es deiner Gattin; denn sie ist meine Mutter geworden.‹ Dann zog er eine zweite Handvoll hervor und sprach: ›Nimm dies für dich.‹ Der Barbier aber sprach: ›Mein Sohn, bleib sitzen, wo du bist; ich will indessen zu meiner Frau eilen und sie fragen und dir dann die rechte Nachricht bringen.‹ So ließ er jenen im Laden, lief zu seiner Frau und erzählte ihr von dem Jüngling. Und er sprach zu ihr: ›Ich wünsche, daß du mir die Wahrheit sagst über das, was in dieser Stadt vorgeht, damit ich es

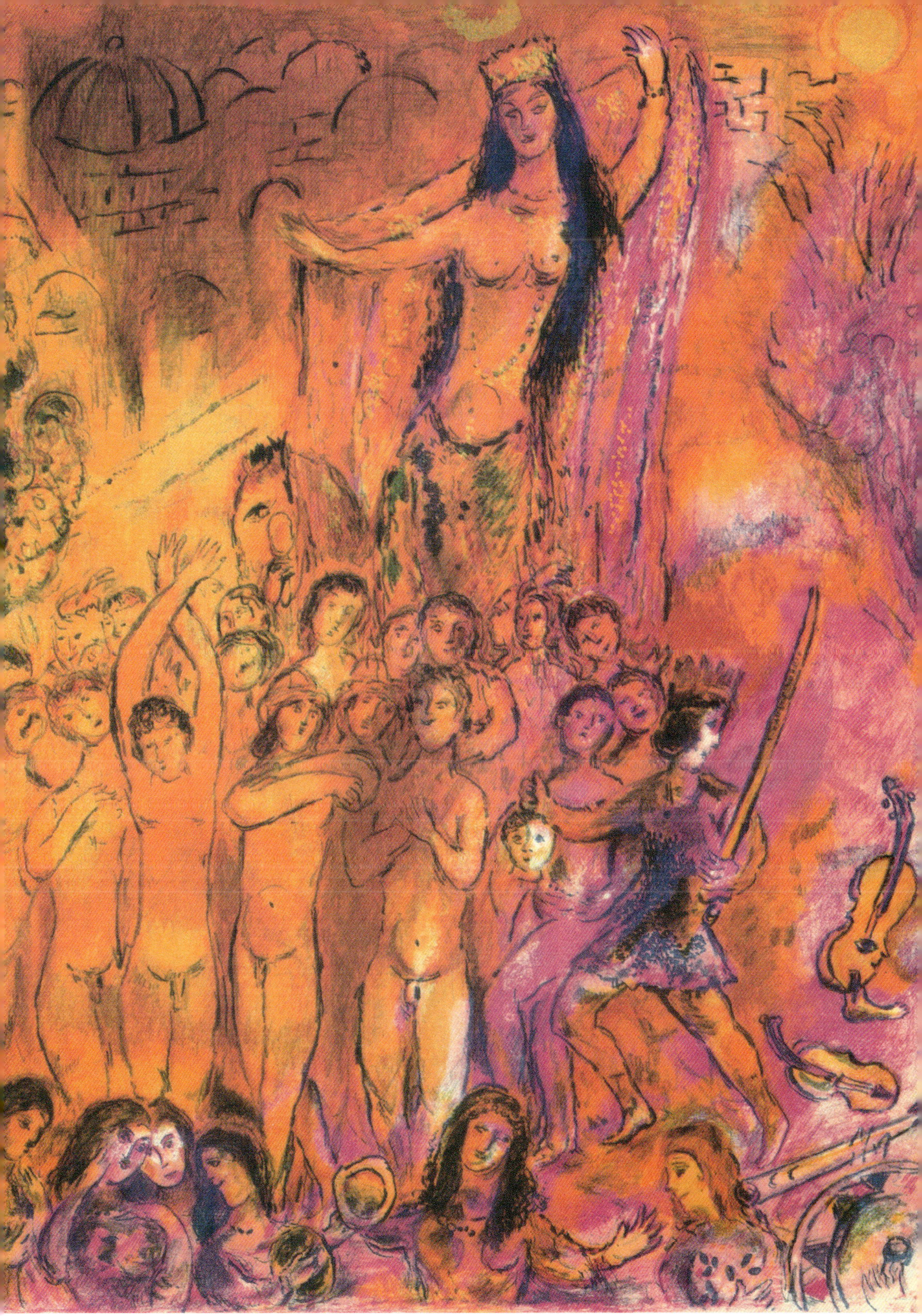

Neunhundertsechsundsechzigste Nacht

diesem jungen Kaufmann berichten kann; denn er ist von heißem Begehren erfüllt, die Wahrheit darüber zu erfahren, weshalb die Menschen und die Tiere jeden Freitag am Vormittag nicht auf die Basare kommen dürfen. Mich dünkt, er ist ein Liebender, denn er ist freigebig und hat eine offene Hand; und wenn wir ihm die Sache mitteilen, so können wir viel Nutzen von ihm haben. Darauf gab sie ihm zur Antwort: ›Geh hin und hole ihn, indem du zu ihm sprichst: ›Komm und sprich mit deiner Mutter, meiner Frau; denn sie läßt dich grüßen und dir sagen, daß dein Ziel erreicht ist.‹ Alsbald kehrte er zum Laden zurück; und als er Kamar ez-Zamân dort sitzen und auf ihn warten fand, tat er ihm alles kund, indem er zu ihm sprach: ›Laß uns zu deiner Mutter, meiner Frau, gehen; denn sie läßt dir sagen, daß dein Ziel erreicht ist!‹ Und er nahm ihn mit sich und führte ihn, bis sie zu der Frau eintraten; die hieß den Jüngling willkommen und bat ihn, sich zu setzen. Er aber zog hundert Dinare heraus und gab sie ihr mit den Worten: ›Liebe Mutter, sage mir, wer diese junge Herrin ist!‹ Sie gab ihm zur Antwort: ›Mein Sohn, wisse, der Sultan von Basra erhielt einst von dem König von Indien ein Juwel und wünschte es durchbohrt zu sehen. Da ließ er alle Juweliere kommen und sprach zu ihnen: ›Ich wünsche, daß ihr mir dies Juwel durchbohrt. Wer das für mich vollbringt, der darf sich etwas von mir wünschen; und was er nur verlangt, das werde ich ihm geben. Aber wenn er es zerbricht, so werde ich ihm den Kopf abschlagen lassen.‹ Darüber erschraken sie und sprachen: ›O größter König unserer Zeit, ein Juwel nimmt leicht Schaden, und es ist selten, daß jemand es durchbohrt, indem es ganz heil bleibt; denn die meisten haben einen Sprung. Darum erlege uns nichts auf, was wir nicht vollbringen können; unseren Händen wird es doch nicht gelingen, diesen Edelstein zu durchbohren. Aber unser Scheich ist erfahrener als wir.‹ ›Wer ist denn euer Scheich?‹ fragte der König; und sie antworteten ihm: ›Meister 'Obaid; er ist in dieser Kunst geschickter als wir, und er hat große Reichtümer und vortreffliche Kenntnisse. Drum schicke nach ihm und laß ihn vor dich kommen, und befiehl ihm, diesen Stein zu durchbohren.‹ Da schickte der König nach ihm und gebot ihm, das Juwel zu durchbohren, indem er ihm die genannte Bedingung auferlegte. Jener nahm es und durchbohrte es nach dem Wunsche des Königs; darauf sprach dieser zu ihm: ›Erbitte dir eine Gnade von mir, Meister!‹ Doch 'Obaid bat: ›O größter König unserer Zeit, gib mir bis morgen Frist.‹ Der Grund davon war nämlich der, daß er sich mit seiner Frau beraten wollte; und sein Frau ist jene Herrin, die du im Prunkzug sahst. Er liebt sie inniglich, und in seiner herzlichen Neigung zu ihr tut er nichts, ohne sie vorher darüber um Rat zu fragen. Deshalb bat er auch um Aufschub für seinen Wunsch, um sich mit ihr zu beraten. Als er dann zu ihr kam, sprach er zu ihr: ›Ich habe für den König ein Juwel durchbohrt, und er hat mir einen Wunsch verstattet; aber ich habe um Aufschub gebeten, auf daß ich dich um Rat fragen könnte. Was willst du nun, das ich erbitten soll?‹ Sie erwiderte: ›Wir haben so viel Reichtümer, daß kein Feuer sie verzehren kann. Aber wenn du mich wirklich liebst, so erbitte von dem König, er möchte in den Straßen von Basra verkünden lassen, daß alle Einwohner der Stadt am Freitag zwei Stunden vor dem Gebet in die Moscheen gehen; niemand, weder groß noch klein, soll sich in der Stadt anderswo aufhalten als in der Moschee oder im Hause; und dann sollen sie die Türen der Moscheen und der Häuser hinter sich schließen und sollen die Läden der Stadt offen lassen. Ich aber will mit meinen Dienerinnen ausreiten und durch die Stadt ziehen, ohne daß mich jemand durch ein Fenster oder durch ein Gitter sieht; jeden, den ich draußen treffe, will ich töten lassen.‹ Der Mann ging zum König und bat ihn um diese Gnade.‹«

NEUNHUNDERTACHTUNDSECHZIGSTE NACHT

»»›Als der König dem Juwelier seine Bitte gewährt hatte und unter dem Volke von Basra ausrufen ließ, um was jener gebeten hatte, sagten die Leute: ›Wir sind um unsere Waren besorgt wegen der Katzen und der Hunde.‹ Nun befahl der König, die Tiere an jenem Tage einzusperren, bis die Leute vom Freitagsgebet zurückkehrten. So begann denn jene Herrin, an jedem Freitag zwei Stunden vor dem Gebet auszureiten und im Prunkzug mit ihren Dienerinnen in den Straßen von Basra umherzuziehen; dann darf niemand über den Basar gehen noch durch ein Fenster oder durch ein Gitter schauen. Dies ist also der Grund; und nun weißt du, wer die Herrin ist; doch, mein Sohn, war es nur dein Wunsch, von ihr Kunde zu erhalten, oder möchtest du mit ihr zusammentreffen?‹ ›Liebe Mutter‹, erwiderte er, ›ich möchte mit ihr zusammenkommen.‹ Dann fuhr sie fort: ›Sage mir, was für kostbare Schätze du bei dir hast!‹ Er antwortete: ›Liebe Mutter, ich habe vier Arten von wertvollen Edelsteinen bei mir; von der ersten Art ist ein jeder fünfhundert Dinare wert, von der zweiten ein jeder siebenhundert Dinare, von der dritten ein jeder achthundert Dinare, von der vierten ein jeder tausend Dinare.‹ Nun fragte sie ihn: ›Bist du bereit, vier von ihnen zu opfern?‹ ›Ich will sie alle opfern‹, erwiderte er; und darauf riet sie ihm: ›Mache dich ohne Verzug auf, mein Sohn, und hole einen Siegelstein, der fünfhundert Dinare wert ist. Dann frage nach dem Laden des Meisters ’Obaid, des Scheichs der Juweliere; geh zu ihm, und du wirst ihn in seinem Laden sitzen sehen, in prächtige Gewänder gekleidet und von seinen Gesellen umgeben. Grüße ihn, setz dich beim Laden nieder und hol den Siegelstein heraus; dann sprich zu ihm: ›Meister, nimm diesen Stein und fasse ihn mir in einen goldenen Siegelring. Doch mach ihn nicht zu groß, sondern laß ihn nur ein Mithkâl wiegen, mehr nicht; mach aber ein schönes Stück Arbeit.‹ Dann gib ihm zwanzig Dinare und jedem der Gesellen einen Dinar; bleib auch eine Weile bei ihm sitzen und plaudere mit ihm, und wenn ein Bettler vorbeikommt, so gib ihm einen Dinar, um deine Freigebigkeit zu zeigen, auf daß der Meister dich lieb gewinnt. Darauf geh fort von ihm, begib dich in deine Wohnung und verbringe dort die Nacht.

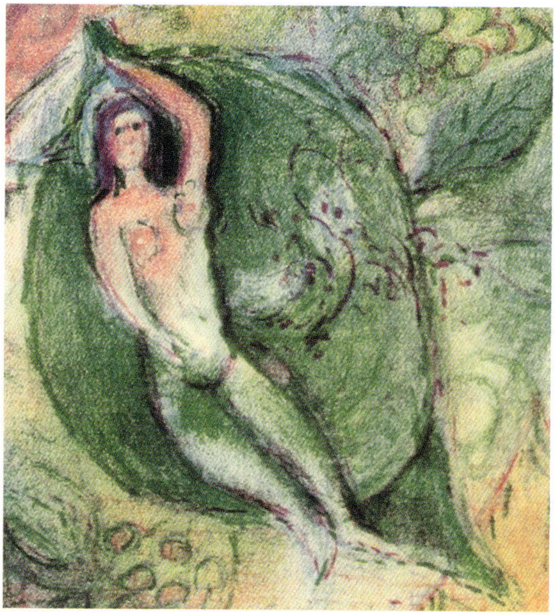

Detail aus der neunhundertfünfundsechzigsten Nacht

Am nächsten Morgen aber nimm hundert Dinare mit dir und gib sie deinem Vater hier; denn er ist ein armer Mann.‹ ›So sei es!‹ erwiderte der Jüngling, verließ die Frau und begab sich in den Chan. Von dort holte er einen Siegelstein, der fünfhundert Dinare wert war, und nahm ihn mit sich auf den Juwelenbasar; dann fragte er nach dem Laden des Meisters 'Obaid, des Scheichs der Juweliere, und man führte ihn zu ihm. Wie er den Laden erreicht hatte, sah er, daß der Scheich der Juweliere ein würdevoller Mann war und prächtige Kleider trug und daß er vier Gesellen unter sich hatte. Er sprach zu ihm: ›Friede sei mit Euch!‹ Und nachdem jener seinen Gruß erwidert und ihn willkommen geheißen hatte, bat er ihn, sich zu setzen. Der Jüngling tat es und zeigte ihm dann den Siegelstein, indem er sprach: ›Meister, ich möchte, daß du mir diesen Stein in einen goldenen Siegelring fassest; aber mach ihn nur ein Mithkâl schwer, nicht mehr, und verfertige mir daraus ein schönes Kleinod.‹ Dann zog er zwanzig Dinare heraus und sprach zu ihm: ›Nimm dies für das Gravieren, die Bezahlung des Ganzen bleibt für später.‹ Als er noch jedem Gesellen einen Dinar gab, gewannen die Leute ihn lieb, und auch Meister 'Obaid ward ihm geneigt. Danach blieb er sitzen und plauderte mit dem Scheich, und sooft ein Bettler zu ihm kam, gab er ihm einen Dinar, so daß die Leute seine Freigebigkeit bewunderten. Nun hatte Meister 'Obaid auch Werkzeuge in seinem Hause, gleich denen, die er im Laden hatte; und er pflegte, wenn er eine ganz besondere Arbeit verfertigen wollte, diese in seinem Hause herzustellen, damit die Gesellen diese besondere Kunstfertigkeit nicht von ihm lernen sollten. Dann pflegte die Herrin, seine Gattin, vor ihm zu sitzen; und wenn sie so dasaß und er sie anblickte, pflegte er wunderbar schöne Sachen zu arbeiten, wie sie sich nur für Könige geziemten. Darum setzte er sich auch, um diesen Siegelring in wunderbarer Weise zu gestalten, in seinem Hause nieder. Und als seine Frau ihn sah, fragte sie ihn: ›Was willst du mit diesem Siegelsteine machen?‹ Er antwortete: ›Ich will ihn in einen goldenen Ring fassen; denn er ist fünfhundert Dinare wert.‹ Weiter fragte sie: ›Für wen?‹ Und er erwiderte: ›Für einen jungen Kaufmann, der schön von Gestalt ist. Er hat Augen, die Wunden schlagen, und Wangen, die Feuer in sich tragen. Sein Mund ist wie der Siegelring des Sulaimân; seine Wangen gleichen der Anemone des Nu'mân. Aus seinen Lippen scheinen Korallen hervorzuquellen; und er hat einen Hals gleich dem der Gazellen. Seine Haut ist weiß, mit Rot überhaucht, er ist zierlich und lieblich, auch ist er freigebig und hat soundso gehandelt.‹ Und so schilderte er ihr bald seine Schönheit und Lieblichkeit, bald seinen Edelmut und seine Vollkommenheit; ja, er beschrieb ihr seine Reize und seine edle Art so lange, bis sie von Liebe zu ihm erfüllt ward; denn es gibt keinen größeren Kuppler als den, der seiner Frau von einem Manne erzählt, er besitze Schönheit und Lieblichkeit und in Sachen des Geldes übermäßige Freigebigkeit. Als nun die Sehnsucht in ihr überhand nahm, fragte sie ihn: ›Findet sich in ihm auch etwas von meinen Reizen?‹ Und er antwortete ihr: ›Alle deine Reize insgesamt sind in ihm vereint; er scheint dein Ebenbild zu sein. Auch ist er an Alter etwa dir gleich; und wenn ich nicht fürchtete, dich zu verletzen, so würde ich sagen, er sei noch tausendmal schöner als du.‹ Da schwieg sie; aber das Feuer der Liebe war in ihrem Herzen entzündet. Und der Juwelier plauderte immer weiter mit ihr, indem er die Reize des Jünglings aufzählte, bis er den Siegelring fertig geschmiedet hatte. Dann reichte er ihn ihr; sie schob ihn auf ihren Finger, und er paßte genau darauf. Da sprach sie: ›Mein Gebieter, mein Herz hat diesen Siegelring lieb gewonnen; ich wünschte, er gehörte mir, und ich möchte ihn nicht wieder von meinem Finger nehmen.‹ Er gab ihr zur Antwort: ›Hab Geduld! Sein Eigentümer ist großherzig; ich will versuchen, ihn von ihm zu kaufen, und wenn er ihn mir verkauft, so will ich ihn dir bringen. Oder wenn er noch einen anderen solchen Stein hat, so will ich ihn für dich kaufen und ihn einfassen wie diesen.‹«

NEUNHUNDERTNEUNUNDSECHZIGSTE NACHT

»So stand es nun um den Juwelier und seine Gattin. Kamar ez-Zamân aber verbrachte die Nacht in seiner Wohnung, und am folgenden Morgen nahm er hundert Dinare und brachte sie der Alten, der Frau des Barbiers, indem er zu ihr sprach: ›Nimm diese hundert Dinare!‹ Doch sie erwiderte ihm: ›Gib sie deinem Vater!‹ Da gab er sie dem Barbier. Dann fragte sie den Jüngling: ›Hast du getan, wie ich dir geraten habe?‹ ›Jawohl‹, antwortete er; und sie fuhr fort: ›Wohlan, begib dich jetzt zum Scheich der Juweliere. Wenn er dir den Ring gibt, so tu ihn auf die Spitze deines Fingers und zieh ihn eilig wieder ab und sprich zu ihm: ›Meister, du hast dich versehen, der Ring ist zu eng geworden.‹ Dann wird er zu dir sagen: ›Kaufmann, soll ich ihn zerbrechen und weiter machen?‹ Doch du erwidere ihm: ›Es scheint mir nicht nötig, ihn zu zerbrechen und neu zu schmieden. Nimm ihn und gib ihn einer deiner Sklavinnen!‹ Dann zeige ihm einen anderen Stein, der siebenhundert Dinare wert ist, und sprich zu ihm: ›Nimm diesen Stein und fasse ihn für mich, er ist noch schöner als jener.‹ Ferner gib ihm dreißig Dinare und gib jedem Gesellen zwei Dinare und sprich zu ihm: ›Diese Goldstücke sind für das Gravieren; die Bezahlung des Ganzen bleibt für später.‹ Darauf kehre in deine Wohnung zurück, verbringe die Nacht dort und komme am Morgen mit zweihundert Dinaren zu mir; so will ich dir alles mitteilen, was noch weiter zu tun ist.‹ Darauf ging der Jüngling zu dem Juwelier; und der hieß ihn willkommen und bat ihn, sich in seinem Laden zu setzen. Nachdem der Jüngling sich gesetzt hatte, sprach er: ›Hast du den Auftrag ausgeführt?‹ ›Jawohl‹, erwiderte der Juwelier und reichte ihm den Ring; Kamar ez-Zamân nahm ihn und tat ihn auf die Spitze seines Fingers, aber dann zog er ihn rasch wieder herunter und sprach: ›Du hast dich versehen, Meister.‹ Und er warf ihn ihm zu mit den Worten: ›Er ist zu eng für meinen Finger.‹ Da fragte der Juwelier ihn: ›Kaufmann, soll ich ihn weiter machen?‹ Doch jener entgegnete: ›Nein, nimm ihn als Geschenk und steck ihn einer deiner Sklavinnen an. Er ist nicht viel wert, nur fünfhundert Dinare; es lohnt sich nicht, ihn neu zu fassen.‹ Dann zeigte er ihm einen anderen Siegelstein, der siebenhundert Dinare wert war, und sprach zu ihm: ›Mach mir den zurecht!‹ Darauf gab er ihm dreißig Goldstücke und jedem der Gesellen zwei. Doch der Juwelier sagte: ›Hoher Herr, wir wollen den Preis nehmen, wenn wir den Ring geschmiedet haben.‹ Kamar ez-Zamân jedoch rief: ›Das ist nur für das Gravieren; die Bezahlung des Ganzen bleibt für später.‹ Dann verließ er ihn und ging fort; der Juwelier aber war ganz verwirrt durch die große Freigebigkeit von Kamar ez-Zamân, und desgleichen waren es die Gesellen. Nun eilte der Juwelier zu seiner Gattin und sprach zu ihr: ›O du, noch nie hat mein Auge einen freigebigeren Mann gesehen als diesen Jüngling; und du hast wirklich großes Glück, denn er hat mir den Ring umsonst geschenkt und zu mir gesagt, ich sollte ihn einer meiner Sklavinnen geben.‹ Und so erzählte er ihr, was geschehen war, und schloß mit den Worten: ›Dieser Jüngling kann nicht zu den Söhnen der Kaufleute gehören; er muß einer der Söhne der Könige und Sultane sein.‹ Je mehr er ihn pries, desto stärker ward in ihr die Leidenschaft und der Liebe heiße Kraft. Sie schob also den Ring auf ihren Finger, während der Juwelier einen zweiten schmiedete, der ein wenig weiter war als der erste. Als er mit seiner Arbeit fertig war, schob sie den neuen Ring auf ihren Finger, und zwar etwas tiefer als den ersten; dann rief sie: ›Mein Gebieter, sieh, wie schön die beiden Ringe an meinem Finger sind! Ich möchte, daß beide Ringe mir gehören!‹ Doch er entgegnete ihr: ›Gedulde dich! Vielleicht kann ich den zweiten für dich

kaufen.‹ Dann schlief er die Nacht hindurch, und am nächsten Morgen nahm er den Ring und begab sich in seinen Laden.

Wenden wir uns nun von dem Juwelier wieder zu Kamar ez-Zamân! Der begab sich am Morgen zu der Alten, der Frau des Barbiers, und gab ihr zweihundert Dinare. Und sie sprach zu ihm: ›Begib dich zu dem Juwelier, und wenn er dir den Ring gibt, so stecke ihn auf deinen Finger und zieh ihn eilends wieder ab, indem du sagst: ›Du hast dich versehen, Meister; der Ring ist zu weit geworden. Wenn zu einem Meister, wie du es bist, jemand wie ich mit einem Auftrag kommt, so geziemt es sich, daß er das rechte Maß nimmt. Hättest du das Maß meines Fingers genommen, so hättest du dich nicht versehen!‹ Dann zeige ihm einen anderen Stein, der tausend Dinare wert ist, und sprich zu ihm: ›Nimm diesen und mache ihn mir zurecht; den Ring da gib einer deiner Sklavinnen!‹ Ferner gib ihm vierzig Dinare und jedem der Gesellen drei, indem du zu ihm sagst: ›Dies ist für das Gravieren; die Bezahlung des Ganzen bleibt für später.‹ Dann beachte, was er sagen wird. Hernach komm zu uns mit dreihundert Dinaren und gib sie deinem Vater, auf daß er durch sie sich besser durch die Zeit helfe; denn er ist ein armer Mann.‹ ›Ich höre und gehorche!‹ erwiderte derJüngling und begab sich alsbald zu dem Juwelier. Der hieß ihn willkommen, bat ihn, sich zu setzen, und reichte ihm den Ring; Kamar ez-Zamân steckte ihn auf seinen Finger, nahm ihn aber eilends wieder ab und sprach: ›Wenn zu einem Meister, wie du es bist, jemand wie ich mit einem Auftrag kommt, so gebührt es sich, daß er das rechte Maß nimmt. Hättest du das Maß meines Fingers genommen, so hättest du dich nicht versehen. Nimm den Ring und gib ihn einer deiner Sklavinnen.‹ Darauf zeigte er ihm einen Stein, der tausend Dinare wert war, und fuhr fort: ›Nimm diesen und fasse ihn mir in einen Ring nach dem Maße meines Fingers!‹ ›Du sprichst wahr, du hast recht‹, erwiderte 'Obaid und nahm das Maß. Der Jüngling aber zog vierzig Dinare heraus und sprach: ›Nimm dies für das Gravieren; die Bezahlung des Ganzen bleibe für später.‹ ›Hoher Herr‹, sagte der Juwelier, ›wieviel Lohn haben wir dir schon abgenommen! Deine Güte gegen uns ist zu groß!‹ ›Das ist nicht der Rede wert‹, erwiderte Kamar ez-Zamân; und er plauderte wiederum eine Weile mit ihm und gab jedem Bettler, der an ihm vorbeikam, einen Dinar. Dann verließ er ihn und ging davon.

Sehen wir nun, was der Juwelier weiter tat! Er begab sich nach Hause und sprach zu seiner Gattin: ›Wie freigebig ist doch dieser junge Kaufmann! Ich habe nie einen Menschen gesehen, der freigebiger wäre als er, nie einen, der schöner wäre als er; ja, auch keinen, der lieblicher zu reden wüßte als er!‹ Und wie er ihr so seine Reize und seinen Edelmut schilderte und ihn über die Maßen pries, rief sie: ›O du Mann ohne Lebensart, nachdem du solche Eigenschaften an ihm kennengelernt hast und er dir zwei wertvolle Siegelringe geschenkt hat, geziemt es sich doch für dich, ihn einzuladen und ein Gastmahl für ihn herzurichten und ihm jegliche Freundlichkeit zu erzeigen. Wenn er sieht, daß du ihn gern hast, und in unser

Haus kommt, so wirst du vielleicht noch viel Gutes von ihm erfahren. Wenn du ihm aber ein Gastmahl nicht gönnst, so lad ihn ein, und ich will ihn auf meine eigenen Kosten bewirten.‹ Er entgegnete ihr: ›Kennst du mich etwa als einen Knauser, daß du solche Worte sprichst?‹ Darauf sagte sie: ›Du bist kein Knauser; aber dir fehlt es an Lebensart. Lad ihn noch heute abend ein und komm nicht ohne ihn zurück! Wenn er ablehnt, so beschwöre ihn bei der Scheidung und bitte ihn dringend.‹ ›Herzlich gern‹, erwiderte er; doch dann schmiedete er den Ring, legte sich schlafen und begab sich am Morgen des nächsten Tages zu seinem Laden. Dort setzte er sich nieder.

Kamar ez-Zamân andererseits holte dreihundert Dinare, ging zu der Alten und gab sie ihr für ihren Gatten. Da sagte sie zu ihm: ›Wahrscheinlich wird er dich heute einladen; wenn er das tut und du bei ihm die Nacht verbringst, so erzähle mir am Morgen alles, was du erlebt hast; bring dann aber auch vierhundert Dinare mit und gib sie deinem Vater!‹ ›Ich höre und gehorche!‹ antwortete der Jüngling; und sooft er kein Geld mehr hatte, verkaufte er einige Steine. Er begab sich also wieder zu dem Juwelier, und der erhob sich vor ihm und nahm ihn in seine Arme, und indem er ihn herzlich begrüßte, schloß er Freundschaft mit ihm. Dann holte er den Siegelring hervor; Kamar ez-Zamân fand ihn genau nach dem Maße seines Fingers, allein er sprach: ›Allah segne dich, du Herr aller Meister! Dein Werk paßt jetzt, aber ich mag den Stein nicht.‹«

NEUNHUNDERTSIEBENZIGSTE NACHT

»›Ich habe noch einen schöneren; behalt diesen und gib ihn einer deiner Sklavinnen!‹ Dann holte er wieder einen anderen hervor und gab ihm hundert Dinare, indem er sprach: ›Nimm deinen Lohn und nimm es uns nicht übel, daß wir dir so viel Mühe gemacht haben.‹ Darauf erwiderte ihm 'Obaid: ›O Kaufmann, alle Mühe, die wir gehabt haben, hast du uns schon vergolten; denn du hast uns mit deiner Güte überhäuft, so daß mein Herz dich lieb gewonnen hat, und ich kann es nicht ertragen, mich von dir zu trennen. Um Allahs willen, ich bitte dich, sei heute nacht mein Gast und erfreue meine Seele!‹ Der Jüngling erwiderte: ›Das soll gern geschehen; doch ich muß vorher in den Chan gehen und meinen Dienern Anweisungen geben und ihnen sagen, daß ich heute nacht auswärts schlafen werde, damit sie nicht auf mich warten.‹ ›In welchem Chan bist du eingekehrt?‹ fragte der Juwelier; und Kamar ez-Zamân antwortete: ›In dem Chan Soundso.‹ Weiter fragte 'Obaid: Darf ich dich dort abholen?‹ ›Das mag gern geschehen‹, erwiderte der Jüngling. So begab sich denn der Juwelier vor Sonnenuntergang zu jenem Chan; denn er fürchtete, seine Gattin würde ihm zürnen, wenn er ohne den Gast nach Hause käme. Und er nahm den Jüngling mit und führte ihn in sein Haus; dort setzten die beiden sich in einem unvergleichlich schönen Saal nieder; die

Herrin aber hatte den jungen Kaufmann gesehen, wie er hereinkam, und sie war von ihm bezaubert. Dann plauderten die beiden, bis das Nachtmahl aufgetragen ward; und nachdem sie gegessen und getrunken hatten, wurden der Kaffee und die Scherbette gebracht. Und weiter unterhielt der Juwelier seinen Gast bis zur Zeit des Nachtgebets; da verrichteten beide ihre Andachtspflicht. Darauf kam eine Dienerin zu ihnen mit zwei Schalen, die mit einem Trank gefüllt waren. Nachdem sie den getrunken hatten, überkam sie die Müdigkeit, und sie schliefen ein. Nun aber trat die junge Herrin ein, und als sie die beiden schlafen sah, schaute sie Kamar ez-Zamân ins Antlitz, und ihr Sinn ward berückt von seiner Anmut. Da sprach sie: ›Wie kann der schlafen, der die Schönen liebt?‹ Und sie wandte ihn um, so daß er auf dem Rücken lag, und setzte sich auf seine Brust. Überwältigt von wilder Leidenschaft bedeckte

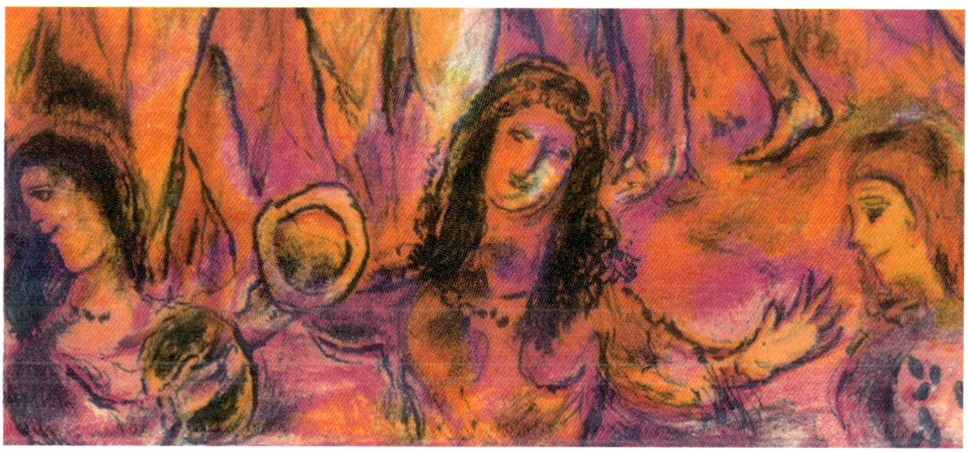

Detail aus der neunhundertsechsundsechzigsten Nacht

sie seine Wangen mit einem Schauer von Küssen, so daß die Spuren davon auf ihnen zurückblieben, denn sie wurden hochrot; und die Haut über den Wangenknochen leuchtete hell. Dann begann sie an seinen Lippen zu saugen, und sie saugte an ihnen so lange, bis ihr das Blut in den Mund rann; aber trotzdem blieb ihr Feuer ungelöscht wild, und ihr Durst ward nicht gestillt. Und immer wieder küßte sie ihn und schloß ihn in die Arme ein und umschlang Bein mit Bein, bis der Morgen seine schimmernde Stirn erhob und das Frührot die Welt mit seinen Strahlen durchwob. Nun legte sie vier Spielknöchel in seine Tasche, verließ ihn und ging davon; und dann schickte sie ihre Dienerin mit einem Pulver, das dem Schnupftabak glich, und die tat es ihnen in die Nase, so daß sie niesten und aufwachten. Da sagte die Dienerin zu ihnen: ›Bedenket, meine Herren, das Gebet ist Pflicht; drum erhebt euch zum Frühgebet!‹ Und sie brachte ihnen Becken und Kanne. Kamar ez-Zamân aber rief: ›Meister, es ist spät geworden, wir haben uns verschlafen.‹ Und der Juwelier sprach zu dem Kaufmanne: ›Mein Freund, der Schlaf in diesem Zimmer ist schwer; jedesmal, wenn ich hier schlafe, ergeht es mir so.‹ Jener erwiderte: ›Du hast recht.‹ Darauf begann Kamar ez-Zamân die religiöse Waschung vorzunehmen; doch als er sein Gesicht mit dem Wasser berührte, brannten ihm Wangen und Lippen, und er rief: ›Sonderbar, wenn die Luft in diesem Saale drückend ist und wir in tiefen Schlaf versunken gewesen sind, wie kommt es dann, daß meine Wangen und Lippen so brennen?‹ Und wiederum rief er: ›Meister, mir brennen die Wangen und die Lippen!‹ Jener antwortete ihm: ›Mich deucht, das kommt von Stichen der Mücken.‹ Doch der Jüngling fuhr fort: ›Seltsam! Geht es dir denn auch so wie mir?‹ ›Nein‹, erwiderte 'Obaid, ›aber immer, wenn ein Gast wie du bei mir ist, klagt er am Morgen über die Stiche der Mücken; doch es geschieht nur, wenn er bartlos ist wie du. Ist er bärtig, so sammeln sich die Mücken nicht bei ihm; mich hat nur mein Bart gegen die Mücken geschützt. Es scheint, als ob die Mücken bärtige Männer nicht lieben.‹ ›Du hast wohl recht‹, sagte der Jüngling. Dann brachte die Dienerin ihnen das Frühmahl, und nachdem die beiden gespeist hatten, gingen sie fort. Kamar ez-Zamân begab sich zu der Alten; und als die ihn erblickte, sprach sie: ›Ich sehe die Spuren des genossenen Glücks auf deinem Antlitz; berichte mir, was du erlebt hast.‹ Er gab zur Antwort: ›Ich habe nichts erlebt. Ich habe nur mit dem Hausherrn in einem Saale zur Nacht gespeist; dann haben wir das Nachtgebet gesprochen und sind eingeschlafen und erst am Morgen wieder aufgewacht.‹ Doch sie lachte und fragte: ›Was sind denn das für Spuren auf deiner Wange und auf deiner Lippe?‹ ›Das haben die Mücken im Saale mir angetan‹, antwortete er; und sie fuhr fort: ›Du magst recht haben; aber ist es dem Hausherrn auch so ergangen wie dir?‹ ›Nein‹, erwiderte er, ›aber er hat mir gesagt, daß die Mücken jenes Saales bärtige Männer nicht belästigen, sondern sich nur bei bartlosen sammeln. Sooft ein bartloser Gast bei ihm sei, beklage er sich am Morgen über die Stiche der Mücken; wenn der Gast aber einen Bart habe, so geschehe ihm nichts dergleichen.‹ Darauf sagte sie: ›Du magst recht haben; doch sage mir, hast du sonst nichts bemerkt?‹ Er sprach: ›Ich habe vier Spielknöchel in meiner Tasche gefunden.‹ Als sie dann bat: ›Zeige sie mir‹, gab er sie ihr, und sie nahm sie, lachte und fuhr fort: ›Diese Knöchel hat deine Geliebte dir in die Tasche gesteckt!‹ ›Wieso?‹ fragte er; und sie erklärte ihm: ›Sie deutet dir dadurch an: ›Wenn du ein Liebender wärest, so würdest du nicht schlafen; denn wer liebt, der schläft nicht. Aber du bist immer noch ein Kind, und für dich paßt sich nur das Spielen mit diesen Knöcheln. Was trieb dich denn an, die Schönen zu lieben?‹ Sie ist bei Nacht zu dir gekommen und hat dich schlafend gefunden; dann hat sie dir die Wangen wund geküßt und dir dies Zeichen hinterlassen. Aber das wird ihr nicht genügen; sie wird sicherlich ihren Gatten wieder zu dir schicken, daß er dich heute abend einlade. Wenn du dann mit ihm gegangen bist, so eile nicht mit dem Einschlafen; morgen nimm fünfhundert Dinare mit und komm und berichte mir, was dann geschehen sein wird. Ich will dir den Plan vollenden.‹ ›Ich höre und gehorche!‹ erwiderte er ihr und begab sich alsbald zu dem Chan.

Wenden wir uns nun von ihm zu der Frau des Juweliers! Die fragte ihren Gatten: ›Ist der Gast fortgegangen?‹ ›Jawohl‹, gab er zur Antwort, ›aber du, die Mücken haben ihn in der Nacht geplagt und ihm Wangen und Lippen zerstochen, so daß ich mich vor ihm schämte.‹ Darauf sagte sie: ›Das tun die Mücken unseres Saales immer; sie lieben ja nur die Bartlosen. Aber lad ihn doch wieder für heute nacht ein!‹ So begab er sich denn zu dem Chan, in dem der Jüngling wohnte, lud ihn ein und führte ihn wieder in den Saal. Dort aßen und tranken die beiden und verrichteten das Nachtgebet; dann kam die Dienerin zu ihnen herein und gab einem jeden eine Schale mit dem Trank.«

NEUNHUNDERTEINUNDSIEBENZIGSTE NACHT

»Und beide tranken und schliefen ein. Darauf kam die Herrin und sprach: ›Du Schlingel, wie kannst du schlafen und behaupten, du seiest ein Liebender? Der Liebende schläft nicht!‹ Darauf setzte sie sich wieder auf seine Brust und fiel über ihn her mit Küssen und Beißen und Saugen und Liebesspiel bis zum Morgen; nachdem sie ihm dann ein Messer in die Tasche gesteckt hatte, schickte sie ihre Dienerin zur Zeit des Frühgebets. Die weckte die beiden; doch die Wangen des Jünglings waren von einer so heißen Röte bedeckt, daß es schien, als ob sie von Feuer glühten, und seine Lippen waren wie Korallen von all dem Saugen und Küssen. Der Juwelier fragte ihn: ›Haben die Mücken dich vielleicht wieder geplagt?‹ ›Nein‹, erwiderte jener; denn da er jetzt das Treiben erkannt hatte, unterließ er es, zu klagen. Dann jedoch bemerkte er das Messer in seiner Tasche; aber er schwieg. Nachdem er das Frühmahl gegessen und den Kaffee getrunken hatte, verließ er den Juwelier und begab sich zum Chan. Dort holte er fünfhundert Dinare und ging dann zu der Alten und berichtete ihr, was er erlebt hatte, indem er sprach: ›Sieh, ich bin wider meinen Willen eingeschlafen; und als ich am Morgen erwachte, bemerkte ich nichts, als daß ich ein Messer in der Tasche hatte.‹ Da rief sie: ›Möge Allah dich in der nächsten Nacht vor ihr schützen! Denn jetzt deutet sie dir an: ›Wenn du noch einmal schläfst, so töte ich dich.‹ Du wirst heute nacht wieder bei ihnen zu Gaste sein, und wenn du dann schläfst, schneidet sie dir den Hals ab.‹ ›Was soll ich denn tun?‹ fragte er darauf; und sie sprach: ›Sage mir, was du dort vor dem Einschlafen issest und trinkst.‹ Er sagte: ›Wir essen zu Abend wie alle Leute; dann kommt nach dem Abendgebet eine Dienerin und gibt einem jeden von uns eine Schale mit einem Trank. Sobald ich meine Schale geleert habe, schlafe ich ein und wache erst wieder am Morgen auf.‹ Da fuhr sie fort:

›Das Unheil liegt in der Schale. Nimm sie hin, aber trink nicht aus ihr, sondern warte, bis der Herr des Hauses getrunken hat und eingeschlafen ist. Wenn die Dienerin sie dir reicht, so sprich zu ihr. ›Gib mir einen Trunk Wasser!‹ Wenn sie dann geht, um dir den Wasserkrug zu holen, so gieß die Schale hinter dem Kissen aus und stelle dich schlafend. Sobald sie mit dem Kruge zurückkommt, wird sie glauben, du seiest nach dem Trunk aus der Schale eingeschlafen, und wird dich verlassen. Nach einer Weile wird dir alles klar werden. Hüte dich aber, meinem Rate zuwider zu handeln.‹ ›Ich höre und gehorche‹, sagte er und begab sich zum Chan.

Hören wir nun, was weiter geschah! Die Gattin des Juweliers sprach inzwischen zu ihrem Manne: ›Einen Gast bewirtet man drei Nächte; lad ihn also ein drittes Mal ein.‹ Da begab er sich zu dem Jüngling, lud ihn ein, nahm ihn mit und führte ihn in den Saal. Nachdem die beiden zu Nacht gegessen und das Abendgebet verrichtet hatten, trat auch schon die Dienerin ein und gab einem jeden seine Schale; der Hausherr trank und schlief ein. Kamar ez-Zamân jedoch trank nicht; und als die Dienerin ihn fragte: ›Trinkst du nicht, mein Gebieter?‹ sprach er zu ihr: ›Ich bin durstig; hole mir den Wasserkrug!‹ Während sie hinging, um ihm den Krug zu bringen, goß er die Schale hinter dem Kissen aus und legte sich nieder; und als die Dienerin zurückkam und ihn schlafen sah, meldete sie es ihrer Herrin, indem sie sagte: ›Er hat die Schale ausgetrunken und schläft.‹ Nun sprach die Herrin bei sich: ›Es ist besser, daß er stirbt, als daß er am Leben bleibt!‹ Dann nahm sie ein scharfes Messer, ging zu ihm hinein und sprach: ›Dreimal, und du hast das Zeichen nicht beachtet, du Narr! Jetzt werde ich dir den Leib aufschlitzen.‹ Als er sie nun mit dem Messer in der Hand auf sich zukommen sah, machte er die Augen weit auf und sprang lachend empor. Da sagte sie: ›Nicht aus eigenem Verstand hast du dies Zeichen begriffen, sondern nur mit Hilfe eines listigen Kopfes; drum sage mir, woher du dies Wissen hast!‹ ›Von einer alten Frau‹, erwiderte er, ›und mir ist es soundso mit ihr ergangen‹, und er berichtete ihr, was geschehen war. Dann fuhr sie fort: ›Morgen, wenn du von uns fortgehst, begib dich zu der Alten und sprich zu ihr: ›Hast du noch mehr Listen als diese? Und wenn sie sagt: ›Ja‹, so sprich zu ihr: ›Tu dein Bestes, daß ich sie öffentlich gewinnen kann!‹ Sagt sie aber: ›Ich habe kein Mittel mehr, und dies ist meine letzte List‹, so schlag sie dir aus dem Sinne. Morgen abend wird mein Gatte zu dir kommen und dich einladen; komm du mit ihm und gib mir Nachricht; dann werde ich schon wissen, was weiter zu tun ist.‹ ›Das mag gern geschehen‹, antwortete er; und dann blieb er die Nacht über bei ihr in Umarmungen und Umschlingungen: er gebrauchte die Präposition in der rechten Konstruktion und vereinte den Verbindungssatz mit dem Verbindungswort, doch ihr Gatte fiel wie die Nominal-Endung vor dem Genitiv fort; und in dieser Weise blieben sie bis zum Morgen zusammen. Dann sprach sie zu ihm: ›Mir genügt nicht eine Nacht mit dir, auch nicht ein Tag oder ein Monat oder ein Jahr; nein, es ist mein

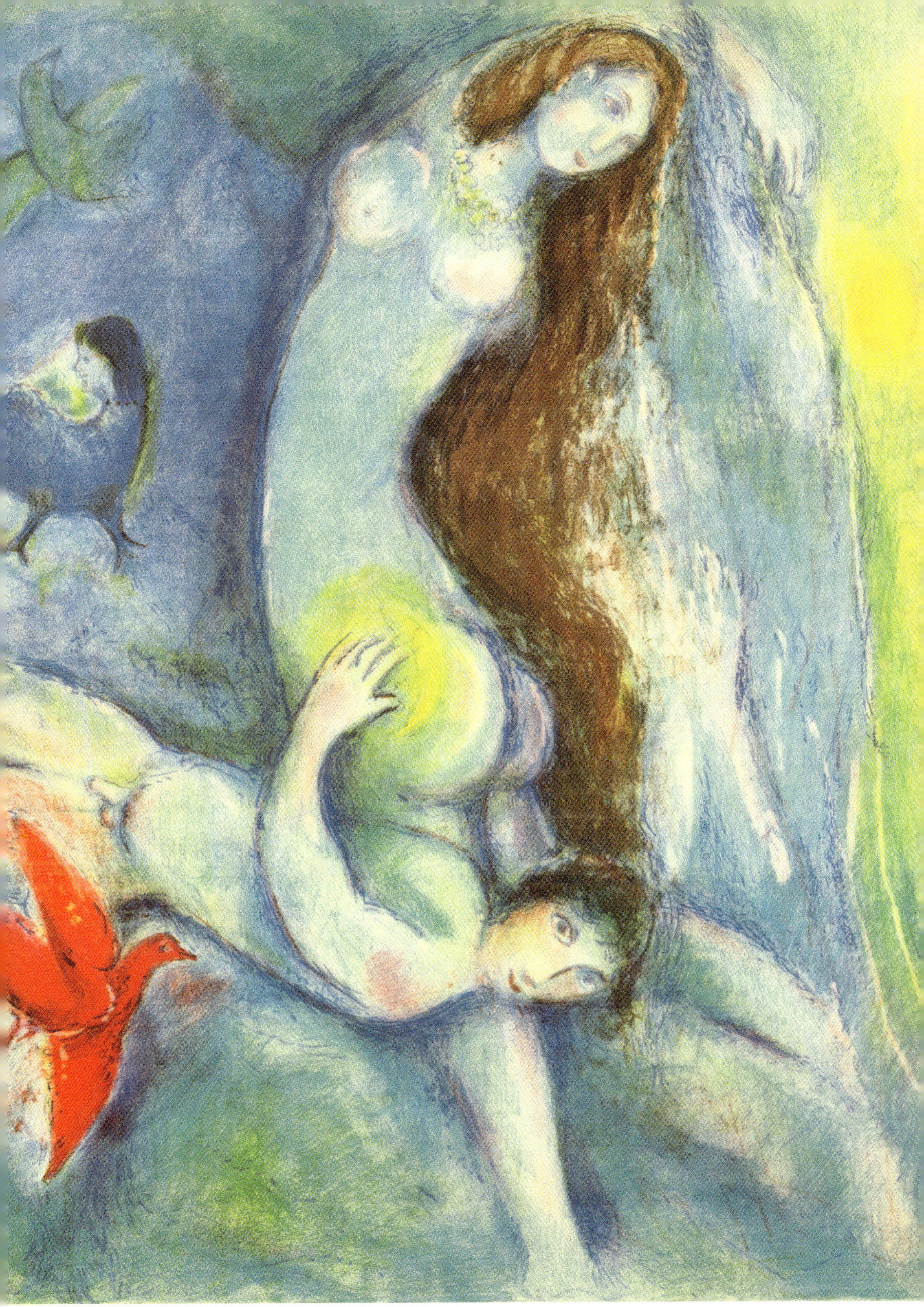

Neunhunderteinundsiebzigste Nacht

Wunsch, mein ganzes Leben lang bei dir zu sein. Aber warte, bis ich meinem Gatten einen Streich spiele, der die Männer des Verstandes irre macht und durch den uns die Erreichung des Zieles entgegenlacht. Ich will Zweifel in ihm erwecken, bis er sich von mir scheidet, so daß ich mich dir vermählen und mit dir in dein Land ziehen kann; ich will auch alle seine Schätze zu dir schaffen und dir einen Plan ersinnen zur Vernichtung seiner Fluren und Verwischung seiner Spuren. Du aber höre auf meine Worte und gehorche mir in dem, was ich dir sage, und handle mir nicht zuwider!‹ ›Ich höre und gehorche‹, erwiderte er, ›und ich widerspreche dir nicht.‹ Da sprach sie: ›Geh zum Chan, und wenn mein Gatte kommt und dich einlädt, so sprich zu ihm: ›Lieber Bruder, ein Mensch kann lästig werden, und wenn er seine Besuche zu oft wiederholt, so wird der Hochherzige seiner ebenso überdrüssig wie der Geizige. Wie kann ich jeden Abend mit dir gehen und mit dir im Saale schlafen? Und wenn du nicht zornig wirst wider mich, so werden vielleicht deine Frauen mir zürnen, weil ich dich von ihnen fernhalte. Wenn dir der Umgang mit mir erwünscht ist, so verschaffe mir ein Haus neben dem deinen; dann können wir beide, du und ich, abwechselnd bei mir oder bei dir uns des Abends bis zur Schlafenszeit unterhalten, und danach gehe ich in mein Gemach, und du begibst dich zu deinen Frauen. Dieser Plan ist besser, als daß du jede Nacht deinen Frauen fernbleibst.‹ Danach wird er zu mir kommen und mich um Rat fragen; ich werde ihm raten, er solle unseren Nachbarn fortgehen heißen; denn das Haus, in dem er wohnt, ist unser Haus, und der Nachbar wohnt darin nur zur Miete. Wenn du erst in das Haus eingezogen bist, wird Allah uns die weitere Ausführung unseres Planes schon leicht machen.‹ Und sie schloß mit den Worten: ›Geh jetzt und tu, wie ich dir befohlen habe!‹ ›Ich höre und gehorche‹, erwiderte er; und sie verließ ihn und ging fort, während er sich schlafend stellte. Nach einer Weile kam die Sklavin und weckte sie; als der Juwelier aufwachte, fragte er: ›Kaufmann, haben die Mücken dich vielleicht wieder gequält?‹ ›Nein‹, antwortete jener; und 'Obaid fuhr fort: ›Vielleicht hast du dich an sie gewöhnt.‹ Dann aßen die beiden das Frühmahl und tranken Kaffee und gingen ihren Geschäften nach; Kamar ez-Zamân begab sich zu der Alten und berichtete ihr, was geschehen war.«

NEUNHUNDERTZWEIUNDSIEBENZIGSTE NACHT

»Er sagte: ›Sie hat soundso mit mir gesprochen, und ich habe ihr dasunddas geantwortet. Hast du nun noch einen weiteren Plan, wie du mich öffentlich mit ihr vereinen kannst?‹ ›Mein Sohn‹, erwiderte sie, ›bis hierher hat meine Kunst gereicht, doch jetzt bin ich am Ende meiner Listen.‹ Darauf verließ er sie und kehrte in den Chan zurück. Am nächsten Tage kam der Juwelier gegen Abend zu ihm und lud ihn ein; doch der Jüngling sprach: ›Es ist unmöglich, daß ich mit dir gehe.‹ ›Warum denn?‹ fragte der Juwelier, ›ich habe dich doch

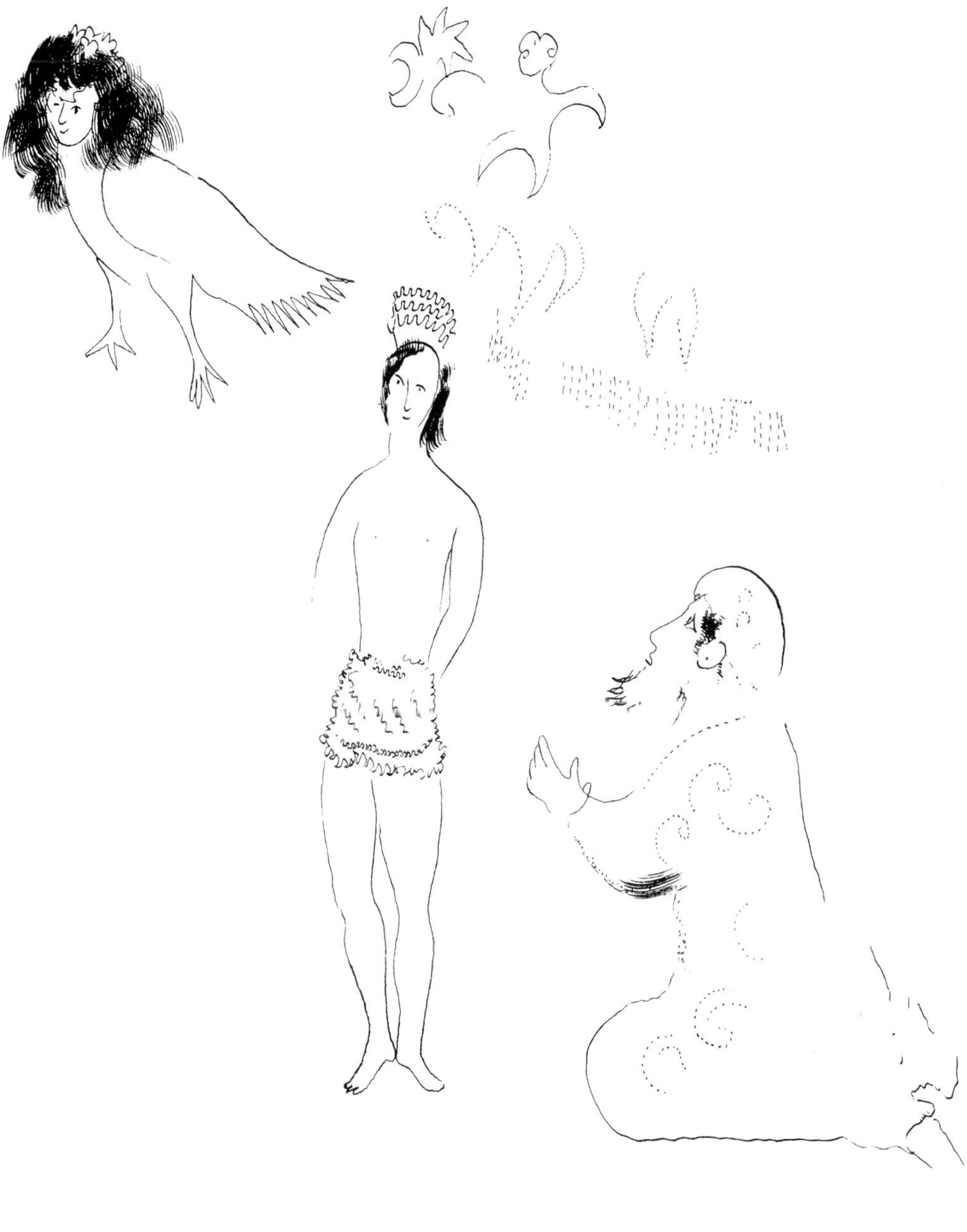

Und dann blieb er die Nacht über bei ihr in Umarmungen und Umschlingungen...

so lieb, und ich kann es nicht ertragen, mich von dir zu trennen. Um Allahs willen, ich bitte doch, komm mit mir!‹ Kamar ez-Zamân gab ihm zur Antwort: ›Wenn der längere Umgang mit mir und die dauernde Freundschaft zwischen uns beiden dir erwünscht sind, so verschaffe mir ein Haus neben deinem Hause; dann kannst du, wenn du willst, den Abend bei mir verbringen, oder ich komme für den Abend zu dir, und zur Schlafenszeit kann jeder von uns in sein Gemach gehen und dort schlafen.‹ Da sagte 'Obaid: ›Ich habe ein Haus neben meinem Hause, und es ist mein Eigentum; komm heute noch mit mir, morgen will ich das Haus für dich räumen lassen.‹ Jener ging also mit ihm; sie speisten zur Nacht und verrichteten das Abendgebet. Dann trank der Juwelier die Schale mit dem Schlaftrunk aus und schlief ein; an der Schale für Kamar ez-Zamân aber war kein Falsch, und so konnte er sie leeren, ohne daß er einschlief. Und nun kam die Frau des Juweliers und setzte sich nieder und plauderte mit ihm, bis der Morgen anbrach, während ihr Gatte wie tot dalag. Als er dann wie gewöhnlich wieder wach wurde, ließ er den Mieter kommen und sprach zu ihm: ›Lieber Mann, räume mir mein Haus; denn ich habe es nötig.‹ ›Herzlich gern‹, erwiderte der Mann; und er räumte ihm das Haus, so daß Kamar ez-Zamân darin einziehen und all sein Gepäck dorthin schaffen konnte. An jenem Abend weilte der Juwelier bei Kamar ez-Zamân, bis er in sein eigenes Haus zurückkehrte. Am nächsten Tage schickte die Herrin nach einem kundigen Baumeister und ließ ihn zu sich kommen; dann bestach sie ihn mit Geld, daß er ihr einen unterirdischen Gang machte, der von ihrem Gemach in das Haus des Kamar ez-Zamân hinüberführte, und ihn mit einer Falltür im Boden versah. Ehe sich nun der junge Kaufmann dessen versah, trat sie bei ihm ein mit zwei Beuteln voll Geld. Er rief ihr zu: ›Woher kommst du?‹ Da zeigte sie ihm den Gang und sprach zu ihm: ›Nimm diese beiden Beutel, die mit seinem Gelde gefüllt sind!‹ Dann setzte sie sich nieder, koste und scherzte mit ihm bis zum Morgen; und darauf sprach sie zu ihm: ›Warte auf mich; ich will derweilen zu ihm gehen und ihn aufwecken, damit er in seinen Laden geht, alsdann komm ich wieder zu dir.‹ So wartete er denn, während sie zu ihrem Gatten ging und ihn weckte; der erhob sich, vollzog die religiöse Waschung, sprach das Frühgebet und begab sich in seinen Laden. Doch kaum war er fort, so nahm sie vier Beutel und eilte durch den unterirdischen Gang zu Kamar ez-Zamân und sprach zu ihm: ›Nimm dies Geld!‹ Nachdem sie eine Weile bei ihm gesessen hatte, gingen beide ihrer Wege; sie kehrte in ihr Haus zurück, und Kamar ez-Zamân begab sich in den Basar. Als er aber um die Zeit des Sonnenuntergangs heimkehrte, fand er in seinem Hause zehn Beutel, dazu auch Juwelen und andere Kostbarkeiten. Dann kam der Juwelier zu ihm in sein Haus und nahm ihn mit in den Saal; dort verbrachten die beiden den Abend miteinander. Wie gewöhnlich kam auch die Dienerin und brachte ihnen den Trunk; ihr Herr versank in Schlummer, während mit Kamar ez-Zamân nichts geschah, da sein Trank rein und unverfälscht war. Darauf kam die Herrin zu ihm und setzte sich nieder, um mit ihm zu tändeln; die Dienerin aber brachte derweilen Hab und Gut durch den unterirdischen Gang in das andere Haus hinüber. So taten sie bis zum Morgen; dann weckte die Dienerin ihren Herrn und brachte ihm den Kaffee, und ein jeder von ihnen ging seiner Wege. Am dritten Tage nun brachte die Frau dem jungen Kaufmanne ein Messer ihres Gatten, das er mit eigener Hand geschmiedet und sich fünfhundert Dinare hatte kosten lassen. Desgleichen gab es nicht an Schönheit der Schmiedearbeit; und da die Leute es immer so eifrig von ihm begehrten, hatte er es in eine Truhe getan, und er konnte sich nicht entschließen, es irgend jemand in der Welt zu verkaufen. Sie sagte zu ihm: ›Nimm dies Messer und stecke es in deinen Gürtel; geh dann zu meinem Gatten, setze dich zu ihm und hole das Messer aus deinem Gürtel heraus. Darauf sprich zu ihm: ›Meister, schau dies Messer an, ich habe es heute gekauft; sage mir, ob ich dabei verloren oder gewonnen habe.‹ Er wird es erkennen, aber er wird sich scheuen, zu dir zu sagen: ›Dies ist mein Messer!‹ Wenn er dich dann fragt: ›Wo hast du es gekauft, und für wieviel hast du es erhalten?‹ so antworte ihm: ›Ich sah zwei türkische Seesoldaten miteinander streiten, und einer sprach zum anderen: ›Wo bist du gewesen?‹ Der andere sagte: ›Ich bin bei meiner Geliebten gewesen; die gibt mir jedesmal Geld, wenn ich bei ihr bin, doch heute sprach sie zu mir: ›Jetzt habe ich kein Geld zur Hand, doch nimm dies Messer da, das meinem Gatten gehört.‹ Da nahm ich es hin von ihr, und ich habe die Absicht, es zu verkaufen.‹ Das Messer gefiel mir; und als ich ihn so reden hörte, fragte ich ihn: ›Willst du es mir verkaufen?‹ ›Kaufe es‹, erwiderte er; und ich erwarb es von ihm für dreihundert Dinare. Nun möchte ich wissen, ob das billig oder teuer ist.‹ Dann achte auf das, was er dir sagen wird! Plaudere auch noch eine Weile mit ihm, und wenn du ihn verlassen hast, so komm eilig zu mir. Du wirst mich an der Tür des unterirdischen Ganges sitzen und auf dich warten sehen; gib mir dann das Messer.‹ ›Ich höre und gehorche‹, erwiderte er, nahm jenes Messer und steckte es in seinen Gürtel; darauf ging er zum Laden des Juweliers und begrüßte ihn, und jener hieß ihn willkommen und bat ihn, sich zu setzen. Als der Juwelier aber das Messer in seinem Gürtel erblickte, erstaunte er und sprach bei sich: ›Das ist doch mein Messer! Wer mag es diesem Kaufmann in die Hände gespielt haben?‹ Und er begann zu sinnen und sich zu sagen: ›Ist dies wohl auch mein Messer, oder ist es ein Messer, das ihm nur ähnlich ist?‹ Nun zog Kamar ez-Zamân es heraus und sprach: ›Meister, nimm dies Messer und schau es dir an!‹ Als jener es aus seiner Hand entgegengenommen hatte, erkannte er es ganz sicher; doch er scheute sich zu sagen ›Dies ist mein Messer!‹ «

NEUNHUNDERTDREIUNDSIEBENZIGSTE NACHT

»So fragte er ihn denn: ›Wo hast du es gekauft?‹ Und der Jüngling erzählte ihm, was die junge Herrin ihm zu sagen befohlen hatte. Da sagte 'Obaid zu ihm: ›Es ist billig um diesen

Preis; denn es ist fünfhundert Dinare wert.‹ Aber in seinem Herzen entbrannte ein Feuer, und seine Hände waren ihm wie gebunden, so daß er an seinem Werk nicht weiterarbeiten konnte. Kamar ez-Zamân begann mit ihm zu plaudern, während er im Meere der trüben Gedanken versunken war; und auf fünfzig Worte, die der Jüngling sprach, erwiderte er nur ein einziges Wort. Denn im Herzen litt er schwer, und sein Leib flog gleichsam hin und her, sein Gemüt war trüb und bang, und er war, wie einst der Dichter sang:

Verlangt man, daß ich rede, find ich keine Worte;
Man sieht, mein Geist ist ferne, redet man mich an.
Versunken in der Sorgen bodenlosem Meere,
Erkenn ich unter Menschen nicht, ob Frau, ob Mann.

Als Kamar ez-Zamân ihn so verwandelt sah, sprach er zu ihm: ›Du hast jetzt wohl viel zu tun?‹ Und er verließ ihn und begab sich eilends nach Hause; dort sah er die junge Frau an der Tür des unterirdischen Ganges stehen und auf ihn warten. Kaum erblickte sie ihn, so sprach sie zu ihm: ›Hast du getan, wie ich dir befohlen habe?‹ ›Jawohl‹, erwiderte er; und sie fragte weiter: ›Was hat er zu dir gesagt?‹ Darauf gab er zur Antwort: ›Er sagte mir, das Messer sei billig um diesen Preis; denn es sei fünfhundert Dinare wert. Aber er war wie verwandelt; deshalb verließ ich ihn, und ich weiß nicht, was danach geschehen ist.‹ ›Gib mir das Messer‹, rief sie, ›und mach dir keine Sorgen um ihn!‹ Darauf nahm sie das Messer, legte es wieder an seinen Ort und setzte sich.

Sehen wir nun, was der Juwelier tat! Nachdem Kamar ez-Zamân von ihm fortgegangen war, entflammte im Herzen des Mannes ein Feuer, und schwerer Argwohn bedrängte ihn, so daß er bei sich selber sprach: ›Ich muß aufstehn und nach dem Messer fragen und den Zweifel durch die Gewißheit verjagen.‹ So erhob er sich denn und begab sich nach Hause; dort trat er zu seiner Frau ein, schnaubend wie ein Drache. ›Was ist dir, mein Gebieter?‹ fragte sie ihn, und er rief: ›Wo ist mein Messer?‹ Sie gab zur Antwort: ›In der Truhe.‹ Dann schlug sie sich mit der Hand auf die Brust und rief: ›Ach, mein Kummer! Vielleicht hast du mit jemand gestritten und kommst nun, um das Messer zu holen und ihn damit zu stechen!‹ Doch er befahl ihr: ›Her mit dem Messer! Laß mich es sehen!‹ Darauf erwiderte sie: ›Schwör mir zuerst, daß du niemand damit erstechen willst!‹ Nachdem er ihr das geschworen hatte, öffnete sie die Truhe und holte es ihm heraus. Er drehte es hin und her, indem er sagte: ›Das ist doch eine sonderbare Sache!‹ Dann sprach er zu seiner Frau: ›Nimm es und lege es wieder an seinen Ort!‹ Nun hub sie an: ›Tu mir kund, was dies alles bedeutet!‹ Er antwortete ihr: ›Ich sah bei unserem Freunde ein Messer wie dies‹, und er tat ihr die ganze Geschichte kund und schloß mit den Worten: ›Da ich es nun in der Truhe gesehen habe, so habe ich den Zweifel durch die Gewißheit verjagt.‹ Da rief sie: ›Hast du etwa bösen Argwohn gegen mich gehegt und geglaubt, ich sei die Geliebte des türkischen Seesoldaten und hätte ihm das Messer gegeben?‹ ›Ja‹, erwiderte er, ›ich hatte einen solchen Verdacht; aber da ich nun das Messer gesehen habe, ist der Argwohn aus meinem Herzen gewichen.‹ Doch sie fuhr fort: ›Mann, in dir ist nichts Gutes.‹ Da begann er, sich bei ihr zu entschuldigen, bis er sie versöhnt hatte; und dann ging er fort und begab sich in seinen Laden. Am nächsten Tage aber gab sie Kamar ez-Zamân die Uhr ihres Gatten, die er mit eigener Hand verfertigt hatte und derengleichen niemand besaß, indem sie zu ihm sprach: ›Geh zu seinem Laden, setz dich zu ihm und sprich zu ihm: ›Den Mann, den ich gestern sah, habe ich heute wiedergesehen, und er hatte eine Uhr in der Hand. Er fragte mich: ›Willst du diese Uhr kaufen?‹ Als ich ihn darauf fragte: ›Woher hast du diese Uhr?‹ antwortete er: ›Ich war bei meiner Geliebten; die hat sie mir gegeben.‹ Da kaufte ich sie ihm für achtundfünfzig Dinare ab. Schau, ob sie billig oder teuer ist um diesen Preis.‹ Und du, achte auf das, was er sagen wird; und wenn du ihn verlassen hast, komm eilends zu mir und gib sie mir!‹ So ging denn Kamar ez-Zamân zu ihm und tat bei ihm, wie sie befohlen hatte. Als der Juwelier die Uhr erblickte, sprach er: ›Die ist siebenhundert Dinare wert‹; und Argwohn beschlich ihn. Der Jüngling aber verließ ihn, begab sich zu der jungen Herrin und gab ihr jene Uhr; alsbald trat auch schon ihr Gatte schnaufend ein und fuhr sie an: ›Wo ist meine Uhr?‹ Sie erwiderte: ›Da liegt sie doch!‹ ›Her damit!‹ befahl er ihr, und sie brachte sie ihm. Da rief er: ›Es gibt keine Macht und es gibt keine Majestät außer bei Allah, dem Erhabenen und Allmächtigen!‹ Nun sprach sie: ›Mann, mit dir ist sicher etwas geschehen; tu mir kund, was es ist!‹ ›Ach‹, erwiderte er, ›was soll ich sagen? Ich bin ob dieser Dinge ein ratloser Tor!‹ Und dann trug er diese Verse vor:

Bei Gott, ich bin fürwahr verwirrt ob meiner Lage;
Die Not kam über mich; woher? – das weiß ich nicht.
Ich will geduldig sein, bis daß Geduld erfahre,
Daß meine Langmut nicht durch bittre Wehmut bricht.
Ach, bittrer noch als Wermut ist doch meine Langmut;
Denn ich ertrug, was heißer noch als Feuer loht.
Was mir geboten, bot sich nicht nach meinem Wunsche,
Da der Gebieter schöne Langmut mir gebot.

Dann fuhr er fort: ›Frau, ich habe bei dem Kaufmanne, unserem Freunde, zuerst mein Messer gesehen, und ich habe es erkannt, da seine Ausführung die Erfindung meines eigenen Verstandes ist und seinesgleichen nicht wieder gefunden wird; dann erzählte er mir Geschichten, die das Herz mit Gram erfüllen; aber ich kam und sah es hier. Nun habe ich aber auch bei ihm die Uhr gesehen, deren Ausführung die Erfindung meines eigenen Verstandes ist und derengleichen nicht in Basra gefunden wird; wiederum erzählte er mir Geschichten, die das Herz mit Gram erfüllen. Darum bin ich ratlos in meinem Sinn, und ich weiß nicht, was mit mir vorgeht.‹ Doch sie erwiderte ihm: ›Der Sinn deiner Worte ist also, daß ich die Freundin und Geliebte jenes Kaufmanns sein und ihm deine Sachen gegeben haben soll; daß du meine Untreue habest erweisen wollen und deshalb gekommen seist, um mich auszufragen; und daß, wenn du nicht das Messer und die Uhr bei mir gesehen hättest, meine Untreue für dich erwiesen wäre. Aber, Mann, da du solchen Verdacht gegen mich hegen konntest, so will ich hinfort nie wieder Brot mit dir essen noch Wasser mit dir trinken; denn ich verabscheue dich wie die Sünde!‹ Er begann sie zu beruhigen, bis er sie versöhnt hatte, und er ging fort, voll Reue, daß er solche Worte an sie gerichtet hatte, und begab sich in seinen Laden und setzte sich dort.«

NEUNHUNDERTVIERUNDSIEBENZIGSTE NACHT

»»Aber Unruhe bedrückte ihn schwer, und seine Sorge kannte keine Grenzen mehr, und er schwebte zwischen Glauben und Unglauben hin und her. Gegen Abend ging er allein nach Hause und brachte Kamar ez-Zamân nicht mit sich. Da fragte die junge Herrin ihn: ›Wo ist der Kaufmann?‹ Er antwortete: ›In seinem Hause.‹ Und sie fuhr fort: ›Ist die Freundschaft zwischen dir und ihm erkaltet?‹ ›Bei Allah‹, erwiderte er, ›ich habe eine Abneigung gegen ihn wegen dessen, was mir durch ihn widerfahren ist.‹ Doch sie bat ihn: ›Geh, hole ihn mir zu Gefallen!‹ So machte er sich auf und ging zu dem Jüngling ins Haus; dort sah er seine Sachen umherliegen, und als er die erkannte, entbrannte ein Feuer in seinem Herzen, und er begann zu seufzen. Kamar ez-Zamân fragte: ›Wie kommt es, daß ich dich in trüben Gedanken sehe?‹ Doch 'Obaid scheute sich zu sagen: ›Meine Sachen sind bei dir; wer hat sie zu dir gebracht?‹ Und so erwiderte er nur: ›Eine Mißstimmung ist über mich gekommen; doch wohlan, laß uns in mein Haus gehen, auf daß wir uns dort erheitern.‹ Da sagte der Jüngling: ›Laß mich doch hier in meinem Hause; ich möchte nicht mit dir gehen.‹ Aber der Juwelier beschwor ihn und nahm ihn mit sich. Dann speisten sie gemeinsam zur Nacht und blieben an jenem Abend beieinander, indem Kamar ez-Zamân mit 'Obaid plauderte, dieser aber im Meere der trüben Gedanken versunken war; wenn der junge Kaufmann hundert Worte sprach, so antwortete der Juwelier ihm nur ein einziges Wort. Dann trat, wie gewöhnlich, die Dienerin zu ihnen ein mit zwei Schalen; als beide getrunken hatten, schlief der Juwelier ein, aber der Jüngling blieb wach, da der Trank in seiner Schale ohne Falsch war. Nun kam die junge Frau zu Kamar ez-Zamân und sprach zu ihm: ›Was hältst du von diesem Gehörnten, der in seiner Achtlosigkeit trunken ist und nichts weiß von der Frauen List? Ich muß ihn gewiß noch so überlisten, daß er sich von mir scheidet. Morgen will ich mich als Sklavin verkleiden und dir in seinen Laden folgen. Dann sprich du zu ihm: ›Meister, ich kam heute in den Chan der Sklavenhändler, und dort sah ich diese Sklavin; die habe ich um tausend Dinare gekauft. Schau sie an und sage mir, ob sie um diesen Preis billig ist oder teuer.‹ Dann enthülle ihm mein Gesicht und meine Brüste und laß ihn mich anschauen. Schließlich aber nimm mich und kehre mit mir in dein Haus zurück; ich will von dort durch den unterirdischen Gang in mein Haus eilen, um zu sehen, wie unsere Sache mit ihm ausgeht.‹ Danach verbrachten die beiden die Nacht in Frohsinn und Heiterkeit, mit Unterhaltung und Liebesgetändel, in Freude und ohne Sorgen bis zum Morgen. Und nun ging sie wieder in ihr Gemach und schickte die Dienerin; die weckte ihren Herrn und Kamar ez-Zamân. Da erhoben sich beide, verrichteten das Frühgebet, aßen das Morgenmahl und tranken Kaffee. Der Juwelier ging fort zu seinem Laden; Kamar ez-Zamân aber begab sich in sein Haus. Alsbald trat auch die junge Herrin aus dem unterirdischen Gang heraus zu ihm, in Gestalt einer Sklavin, wie sie ja auch ihrer Herkunft nach eine Sklavin war. Er machte sich nun auf zu dem Laden des Juweliers, während sie ihm folgte, und beide schritten ihres Wegs dahin, er vorauf und sie hinter ihm, bis sie zum Laden des Juweliers gelangten; er grüßte ihn, setzte sich und hub an: ›Meister, ich kam heute in den Chan der Sklavenhändler, da ich mich dort umschauen wollte, und ich sah diese Sklavin in den Händen des Maklers. Sie gefiel mir, und ich kaufte sie um tausend Dinare. Nun möchte ich, daß du sie dir anschaust und nachsiehst, ob sie billig ist um diesen Preis oder nicht.‹ Und er enthüllte ihm ihr Antlitz, so daß der Juwelier seine eigene Gattin sah, gekleidet in ihre prächtigsten Gewänder und angetan mit dem schönsten Schmuck, die Augen mit Bleiglanz geschminkt und die Hände mit Henna gefärbt, genau so wie sie sich vor ihm in seinem Hause zu schmücken pflegte. Er erkannte sie mit voller Sicherheit an ihrem Gesicht und ihrer Kleidung und ihrem Schmuck, den er mit eigener Hand geschmiedet hatte; ja, er sah auch an ihrem Finger die Siegelringe, die er erst vor kurzem für Kamar ez-Zamân verfertigt hatte, und so war er denn ganz fest überzeugt, daß sie seine Frau sein mußte. Er fragte sie: ›Wie

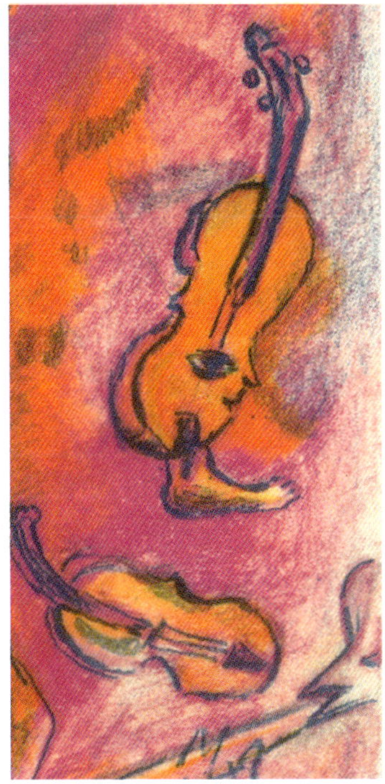

Detail aus der neunhundertsechsundsechzigsten Nacht

heißt du, Mädchen?‹ Sie antwortete: ›Halîma.‹ Seine Gattin hieß wirklich Halîma, und sie wagte es, ihm ihren eigenen Namen zu nennen. Darüber war er sehr erstaunt, und er sprach zu dem Jüngling: ›Für wieviel hast du sie gekauft?‹ ›Für tausend Dinare‹, antwortete jener, und der Juwelier fuhr fort: ›Dann hast du sie umsonst erhalten; denn tausend Dinare sind weniger als der Preis der Siegelringe, und ihre Gewänder und ihr Schmuck haben dann auch nichts gekostet.‹ Der Jüngling sagte darauf: ›Möge Allah dich mit froher Botschaft erfreuen; da sie dir gefällt, will ich sie in mein Haus bringen.‹ ›Tu, was dir beliebt!‹ sagte 'Obaid; und Kamar ez-Zamân nahm sie und führte sie in sein Haus. Von dort ging sie durch den unterirdischen Gang und setzte sich in ihrem Gemach nieder.

Wenden wir uns nun von ihr wieder zu dem Juwelier! Ihm brannte ein Feuer im Herzen, und er sprach bei sich selber: ›Ich will sofort hingehen und nach meiner Frau sehen. Wenn sie zu Hause ist, so ist diese Sklavin ihr Ebenbild, herrlich ist Er, der kein Ebenbild hat! Wenn meine Frau aber nicht zu Hause ist, so ist sie es ohne Zweifel.‹ Da machte er sich auf und eilte dahin, bis er in sein Haus kam; und dort sah er sie sitzen in ihren Gewändern und ihrem Schmuck, wie er sie im Laden gesehen hatte. Er schlug die Hände aufeinander und rief: ›Es gibt keine Macht und es gibt keine Majestät außer bei Allah, dem Erhabenen und Allmächtigen!‹ ›O Mann‹, fragte sie ihn, ›bist du irre geworden, oder was ist es mit dir? So etwas pflegst du doch sonst nicht zu tun. Dir muß unbedingt etwas widerfahren sein!‹ Er gab ihr zur Antwort: ›Wenn du wünschest, daß ich es dir kundtu, gräme dich nicht!‹ ›Sprich!‹ sagte sie zu ihm; und er berichtete: ›Der Kaufmann, unser Freund, hat eine Sklavin gekauft, deren Wuchs gleich deinem Wuchs und deren Höhe gleich deiner Höhe ist; ja, auch ihr Name ist wie dein Name, und ihre Gewandung ist gleich deiner Gewandung. Sie gleicht dir in allen deinen Eigenschaften, und an ihren Fingern trägt sie die gleichen Siegelringe wie du, und ihr Schmuck ist wie dein Schmuck. Als er sie mir zeigte, glaubte ich, du wärest es selbst, und ich war ganz ratlos. O hätten wir doch diesen Kaufmann nie gesehen und uns nie mit ihm befreundet! O hätte er doch nie sein Land verlassen, so daß wir ihn nie kennengelernt hätten! Jetzt hat er mein Leben getrübt, nach all der Heiterkeit; er stiftete Zwistigkeit nach all der trauten Einigkeit; und er säte den Zweifel in mein Herz!‹ Da sagte sie zu ihm: ›Schau mir ins Gesicht! Vielleicht bin ich jene, die bei ihm war, und der Kaufmann ist mein Geliebter; vielleicht habe ich mich als Sklavin verkleidet und mit ihm verabredet, daß er mich dir zeigen sollte, um dir eine Falle zu stellen!‹ Doch er sprach: ›Was für Worte sind das? Ich glaube nimmer, daß du dergleichen tun könntest.‹ Nun war jener Juwelier aber unerfahren in den Listen der Frauen; und was sie den Männern antun, war ihm nie zu Ohren gekommen; auch hatte er nie den Spruch des Dichters vernommen:

Dich zog ein wallend Herze zu den Schönen
Bald nach der Jugend, als das Alter kam.
Mich quälet Laila; fern ist ihre Liebe;
Uns wurden Feinde und Gefahren gram.
Wenn ihr mich nach den Frauen fragt, so wisset
Ich kenn der Frauen Leiden alleweil.
Ergraut des Mannes Haupt und schmilzt sein Reichtum,
Hat er an ihrer Liebe keinen Teil.

Noch auch den eines anderen:

Auf Frauen höre nie; das ist der beste Wahlspruch.
Wer Frauen seinen Halfter gibt, der hat kein Glück.
Wenn er auch tausend Jahre sich um Wissen mühet,
Sie halten ihn von seinem höchsten Ziel zurück.

Noch auch den eines dritten:

Die Frauen sind für uns als Teufel doch erschaffen;
Ich flüchte mich zu Gott vor solchen Teufelsschlingen.
Doch wen zu seinem Unglück Frauenlieb erfüllet,
Verliert gar bald den Sinn in Welt und Glaubensdingen.

Darauf sprach sie zu ihm: ›Während ich hier in meinem Gemache sitzen bleibe, geh du zu ihm auf der Stelle, poche an die Tür und sieh zu, daß du schnell zu ihm hineinkommst. Wenn du beim Hineintreten das Mädchen dort erblickst, so ist es seine Sklavin, mein Ebenbild – herrlich ist Er, der kein Ebenbild hat! Wenn du aber das Mädchen nicht bei ihm erblickst, so bin ich die Sklavin, die du bei ihm gesehen hast, und dein arger Verdacht gegen mich ist bestätigt.‹ ›Du hast recht‹, erwiderte 'Obaid, verließ sie und eilte fort; doch auch sie machte sich auf und ging durch den unterirdischen Gang, setzte sich bei Kamar ez-Zamân nieder und erzählte ihm die Sache, indem sie hinzufügte: ›Öffne die Tür schnell und zeige mich ihm!‹ Während sie noch so miteinander redeten, ward plötzlich an die Tür gepocht, und der Jüngling rief: ›Wer ist an der Tür?‹ ›Ich, dein Freund‹, antwortete der Juwelier, ›du hast mir auf dem Basar die Sklavin gezeigt, und ich freute mich über sie für dich; aber ich habe mich noch nicht genug über sie gefreut, darum öffne mir die Tür und laß mich sie noch einmal anschauen!‹ Kamar ez-Zamân erwiderte: ›Das mag gern geschehen‹; und er öffnete dem Gaste die Tür, so daß dieser seine eigene Gemahlin bei ihm sitzen sah. Sie erhob sich und küßte beiden die Hand; ʻObaid schaute sie an, während sie sich eine Weile mit ihm unterhielt, und er sah, daß sie sich in nichts von seiner Frau unterschied. So sprach er denn: ›Allah schafft, was er will!‹ Dann ging er fort, während die Unruhe in seinem Herzen noch größer ward; als er in sein Haus zurückgekehrt war, sah er dort seine Gattin sitzen, denn sie war ihm durch den unterirdischen Gang voraufgeeilt zur selben Zeit, als er durch die Haustür hinausging. «

NEUNHUNDERTFÜNFUNDSIEBENZIGSTE NACHT

»Und sie setzte sich in ihr Gemach, und wie ihr Gatte zu ihr eintrat, sprach sie zu ihm: ›Was hast du gesehen?‹ Er antwortete: ›Ich habe sie bei ihrem Herrn gesehen, und sie ist dein Ebenbild.‹ Da rief sie: ›Geh in deinen Laden, laß es genug sein des argen Verdachts, und hege nie wieder schlechte Gedanken über mich!‹ ›So sei es‹, erwiderte er ihr, ›sei mir nicht böse wegen dessen, was durch mich geschah!‹ Darauf sagte sie: ›Allah gewähre dir Verzeihung!‹ Er betrachtete sie noch nach rechts und nach links und ging in seinen Laden. Sie aber eilte durch den unterirdischen Gang zu Kamar ez-Zamân, mit vier Beuteln in den Händen, und sprach zu ihm: ›Rüste dich zu eiliger Abreise und halte dich bereit, alles Gut ohne Verzug aufzuladen, während ich die List ausführe, die ich im Sinne habe.‹ Da ging er fort, kaufte Maultiere und belud sie mit Lasten; auch rüstete er eine Sänfte und kaufte Mamluken und Eunuchen und führte alles zur Stadt hinaus, ohne daß ihm ein Hindernis in den Weg trat. Darauf kam er wieder zu ihr und sprach: ›Ich habe meine Sachen erledigt.‹ Und sie erwiderte ihm: ›Auch ich habe sein übriges Geld und alle seine Schätze zu dir hinübergeschafft; ich habe ihm weder wenig noch viel zum Leben übrig gelassen. All das geschieht aus Liebe zu dir, du Geliebter meines Herzens; ich würde dir tausendmal meinen Gatten opfern. Doch jetzt ist es nötig, daß du zu ihm gehst und von ihm Abschied nimmst, indem du zu ihm sprichst: ›Ich will nach drei Tagen abreisen; deshalb komme ich, um dir Lebewohl zu sagen. Rechne du zusammen, was ich dir an Miete für das Haus schulde, damit ich es dir senden kann und du mein Gewissen von aller Schuld freisprichst.‹ Achte auf die Antwort, die er dir gibt, und kehre zu mir zurück, um sie mir zu berichten. Ich habe alles getan, was ich tun konnte, indem ich ihn betrog und zu erzürnen suchte, damit er sich von mir scheiden sollte; aber ich sehe, daß er immer noch an mir hängt. So bleibt uns denn nichts Besseres übrig, als in dein Land zu ziehen!‹ Er rief: ›Wie herrlich! Wenn nur die Träume sich als wahr erweisen würden!‹ Dann eilte er zu dem Laden des Juweliers, setzte sich zu ihm und sprach zu ihm: ›Meister, ich will nach drei Tagen abreisen, und ich komme nur zu dir, um dir Lebewohl zu sagen. Doch ich möchte, daß du berechnest, was ich dir an Miete für das Haus schulde, damit ich es dir gebe und du mein Gewissen von aller Schuld freisprichst.‹ ʼObaid entgegnete ihm: ›Was für Reden sind das? Ich stehe doch in deiner Schuld. Bei Allah, ich will von dir nichts für die Miete des Hauses annehmen; denn der Segen ist bei uns eingekehrt. Aber du machst uns durch dein Fortgehen untröstlich, und wäre es mir nicht verboten, so träte ich dir entgegen und hielte dich von den Deinen und von deiner Heimat zurück.‹ Darauf nahm er Abschied von ihm, und die beiden weinten bitterlich, so daß ihr Schmerz keinem anderen glich; alsbald schloß der Juwelier seinen Laden, denn er sprach bei sich: ›Ich muß meinem Freunde das Geleit geben.‹ Immer wenn nun der Jüngling ausging, um etwas zu besorgen, ging der Juwelier mit ihm; und wenn dieser dann in das Haus von Kamar ez-Zamân kam, fand er seine Frau dort, die vor sie hintrat und ihnen aufwartete; kehrte er aber in sein Haus zurück, so sah er sie dort sitzen. So erging es ihm drei Tage lang; er sah sie in seinem Hause, wenn er dort eintrat, und er schaute sie im Hause von Kamar ez-Zamân, sobald er dorthin kam. Schließlich sprach sie zu ihrem Freunde: ›Jetzt habe ich alles, was er an Schätzen und Geldern und Hausgerät besitzt, zu dir hinübergeschafft, und ihm ist nichts geblieben als die Dienerin, die euch den Trunk zu bringen pflegte; aber ich kann mich nicht von ihr trennen, denn sie ist mir anverwandt und mir lieb und wert und hütet mein Geheimnis. Ich will sie schlagen und mich wider sie zornig stellen, und wenn mein Gatte nach Hause kommt, will ich zu ihm sagen: ›Ich kann diese Sklavin nicht mehr ansehen, noch auch mit ihr in einem Hause bleiben; also nimm sie und verkaufe sie.‹ Dann wird er sie fortnehmen, um sie zu verkaufen; du aber kaufe sie, auf daß wir sie mit uns nehmen können.‹ ›Das soll gern geschehen‹, erwiderte er; und sie schlug die Sklavin. Als ihr Gatte ins Haus kam, sah er, wie die Sklavin weinte. Da fragte er sie, warum sie weine; und sie antwortete: ›Meine Herrin hat mich geschlagen.‹ Alsbald ging er zu seiner Gattin und fragte sie: ›Was hat diese elende Sklavin getan, daß du sie schlagen mußtest?‹ ›O Mann‹, erwiderte sie ihm, ›ich will dir nur ein einziges Wort sagen, ich kann diese Sklavin nicht mehr ansehen, nimm sie und verkaufe sie; sonst scheide dich von mir!‹ Er sagte darauf: ›Ich will sie verkaufen; ich tu ja alles, was du willst.‹ Als er sie dann mitnahm, kam er auf dem Wege zu seinem Laden bei Kamar ez-

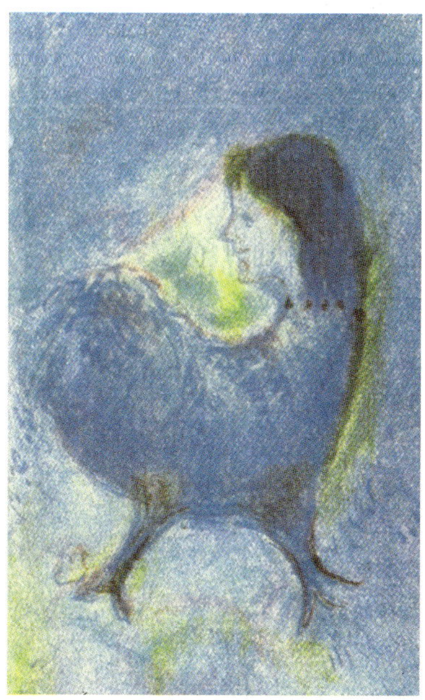

Detail aus der neunhunderteinundsiebzigsten Nacht

Zamân vorbei. Inzwischen war aber seine Gattin, sobald er mit der Sklavin hinausgegangen war, in aller Eile durch den unterirdischen Gang zu Kamar ez-Zamân gelaufen, und der hatte sie in die Sänfte gesetzt, ehe der alte Juwelier dorthin kam. Wie er aber dort ankam und Kamar ez-Zamân die Sklavin bei ihm sah, fragte dieser: ›Was für ein Mädchen ist das?‹ Der Juwelier antwortete: ›Meine Sklavin, die uns den Trunk zu bringen pflegte. Sie hat ihrer Herrin nicht gehorcht, und die ist wider sie ergrimmt und hat mir befohlen, sie zu verkaufen.‹ Der Jüngling fuhr fort: ›Da ihre Herrin sie nicht mehr mag, kann sie nicht mehr bei ihr bleiben. Verkauf sie doch mir, damit ich noch deinen Geruch an ihr verspüren kann, und ich will sie meiner Sklavin Halîma zur Dienerin geben.‹ ›Gern; nimm sie!‹ erwiderte 'Obaid; doch als der Jüngling fragte: ›Um wieviel?‹ rief er: ›Ich will von dir nichts nehmen; denn du bist gütig gegen uns gewesen.‹ Kamar ez-Zamân nahm sie von ihm an und sprach zu der jungen Herrin: ›Küsse deinem Herrn die Hand!‹ Da kam sie aus der Sänfte hervor und küßte ihm die Hand; dann stieg sie wieder hinein, während er sie anschaute. Und nun sprach Kamar ez-Zamân zu ihm: ›Ich befehle dich in Allahs Hut, Meister 'Obaid! Sprich du mein Gewissen frei von Schuld!‹ Jener gab ihm zur Antwort: ›Allah spreche dein Gewissen frei und führe dich in Sicherheit zu den Deinen!‹ Dann nahm er Abschied von ihm und begab sich in seinen Laden; dabei standen ihm die Tränen in den Augen, denn es ward ihm schwer, sich von Kamar ez-Zamân zu trennen, da er sein Freund war; dennoch freute er sich, daß nunmehr der Argwohn aufhörte, den er gegen seine Gattin gehegt hatte, da jetzt der Jüngling abgereist war und sein Verdacht gegen seine Frau sich nicht bestätigt hatte.

Wenden wir uns von ihm wieder zu Kamar ez-Zamân! Zu dem sprach die junge Herrin: ›Wenn du sicher sein willst, so laß uns auf einem anderen Wege als dem gewohnten reisen!‹«

NEUNHUNDERTSECHSUNDSIEBENZIGSTE NACHT

»›Ich höre und gehorche‹, erwiderte er ihr; und er schlug einen Weg ein, auf dem Leute sonst nicht zu reisen pflegten. Immer weiter zog er von Land zu Land, bis er die Grenzen von Ägypten erreichte. Dann schrieb er einen Brief und schickte ihn an seinen Vater mit einem Eilboten. Sein Vater, der Kaufmann 'Abd er-Rahmân, saß gerade auf dem Basar in der Kaufleute Schar, während in seinem Herzen ob der Trennung von seinem Sohn noch immer ein brennendes Feuer war; denn seit dem Tage seines Aufbruches hatte er keine Nachricht mehr von ihm erhalten. Und während er nun so dasaß, kam plötzlich der Eilbote an und rief: ›Ihr Herren, wer unter euch heißt der Kaufmann 'Abd er-Rahmân?‹ Sie fragten: ›Was willst du von ihm?‹ Und er antwortete ihnen: ›Ich habe einen Brief von seinem Sohne Kamar ez-Zamân, den ich bei al-'Arîsch verlassen habe.‹ Darüber war 'Abd er-Rahmân hoch erfreut, und die Brust ward ihm weit; und auch die Kaufleute freuten sich mit ihm und wünschten ihm Glück zur sicheren Heimkehr seines Sohnes. Dann nahm er den Brief und las in ihm das Folgende: ›Von Kamar ez-Zamân an den Kaufmann 'Abd er-Rahmân. Gruß zuvor an Dich und an alle Kaufleute! Wenn Ihr nach uns fragt, so sei Allah Preis und Dank! Wir haben verkauft und gekauft und Gewinn gehabt. Und nun sind wir wohlbehalten und sicher und gesund heimgekehrt.‹ Da öffnete der Kaufmann der Freude die Tür und rüstete Gastmähler und lud zu den Festen viele Gäste ein; auch ließ er die Instrumente des Frohsinns bringen und verschönte die Freudenfeier mit allerlei wunderbaren Dingen. Als dann sein Sohn in es-Salihîja eintraf, zog ihm sein Vater mit allen Kaufleuten entgegen. Und wie sie sich trafen, umarmte sein Vater ihn und drückte ihn an seine Brust und weinte, bis er in Ohnmacht fiel. Nachdem er wieder zu sich gekommen war, rief er: ›Das ist ein gesegneter Tag, mein Sohn, da uns der allmächtige Schützer wieder mit dir vereinigt hat!‹ Und dann sprach er die Worte des Dichters:

Die Nähe des Freunds ist die Krone der Freuden;
Da ist uns der Becher des Glückes geweiht.
Willkommen, willkommen, ein herzlich Willkommen.
Dem Vollmond der Monde, dem Licht unserer Zeit!

Und von neuem begann er im Übermaß der Freude in einen Tränenstrom auszubrechen, und er hub an, diese beiden Verse zu sprechen:

Da jetzt der ›Mond der Zeit‹, der Helligkeit uns leiht,
Von seiner Reise kam, sind Strahlen sein Geleit.
Der Haare dunkle Pracht gleicht seines Fernseins Nacht,
Indes der Sonne Schein aus seinem Antlitz lacht.

Dann traten die Kaufleute an den Jüngling heran und begrüßten ihn; und sie sahen bei ihm viele Lasten und Diener und auch eine Tragsänfte, die mit einem breiten Gurt umgeben war. Und nun nahmen sie ihn mit sich und führten ihn nach Hause; als dort die junge Frau aus der Sänfte stieg, schien es seinem Vater, daß sie alle Beschauer bezaubern mußte. Ihr ward ein hohes Obergemach geöffnet, gleich einer Schatzkammer, von der die Zaubersiegel abgenommen waren; und als seine Mutter sie erblickte, war sie von ihr ganz berückt und hielt sie für eine Prinzessin unter den Gemahlinnen der Könige. Sie freute sich ihrer und befragte sie; Halîma antwortete ihr: ›Ich bin die Gattin deines Sohnes.‹ Und die Mutter sprach: ›Da er mit dir vermählt ist, geziemt es uns, daß wir dir eine prächtige Hochzeit rüsten, damit wir an dir und an meinem Sohne unsere Freude haben.‹

Hören wir nun, was der Kaufmann 'Abd er-Rahmân tat! Nachdem die Leute sich zerstreut hatten und ein jeder seiner Wege gegangen war, blieb er mit seinem Sohne zusammen und fragte ihn: ›Mein Sohn, was ist das für eine Sklavin, die du bei dir hast! Und um wieviel hast du sie gekauft?‹ Jener antwortete ihm: ›Mein Vater, sie ist keine Sklavin, sondern sie ist die, um derentwillen ich in die Fremde gezogen bin.‹ ›Wie ist das?‹ fragte der Vater weiter; und der Sohn erwiderte: ›Sie ist jene, die der Derwisch uns schilderte in der Nacht, die er bei uns verbrachte. Wisse, von jener Zeit ab hängten sich meine Hoffnungen an sie, und nur um ihretwillen verlangte es mich zu reisen. Ich bin sogar auf der Reise ausgeplündert worden, und die Beduinen raubten mein Gut, so daß ich ganz allein in Basra einzog; und dort ist es mir soundso ergangen‹; und er begann, seinem Vater alles zu erzählen von Anfang bis zu Ende. Nachdem er seine Geschichte beendet hatte, sprach der Vater zu ihm: ›Mein Sohn, hast du dich denn nach all dem mit ihr vermählt?‹ ›Nein‹, gab jener zur Antwort, ›aber ich habe ihr versprochen, mich mit ihr zu vermählen.‹ Der Vater fuhr fort: ›Hast du also die Absicht, sie zur Frau zu nehmen?‹ Der Sohn antwortete: ›Wenn du es mir befiehlst, will ich es tun; wo nicht, so werde ich mich nicht mit ihr vermählen.‹ Darauf sagte der Vater: ›Wenn du sie zur Frau nimmst, so sage ich mich von dir los in dieser und in jener Welt, und ich werde dir grimmig zürnen. Wie kannst du dich denn mit ihr vermählen, nachdem sie so an ihrem Gatten gehandelt hat? Was sie um deinetwillen ihrem Gatten angetan hat, das wird sie dir ebenso antun um eines anderen willen; denn sie ist eine Verräterin, und einem Verräter darf man nicht trauen. Wenn du mir zuwider handelst, so werde ich immer zornig auf dich sein; aber wenn du auf meine Worte hörst, so will ich dir eine Jungfrau suchen, die noch schöner ist als sie, doch zugleich rein und fromm; und ich will dich mit ihr vermählen, müßte ich auch alle meine Habe für sie hingeben; und ich will ein Hochzeitsfest für dich feiern, das nicht seinesgleichen hat, und will auf dich und auf sie stolz sein. Wenn dann die Leute sagen: ›Derundder hat sich mit der Tochter Desunddes vermählt‹, so ist das besser, als wenn sie sagen: ›Er hat eine Sklavin zur Frau, die ohne Abkunft und Adel ist.‹ So suchte er seinen Sohn zu überreden, von der Ehe mit ihr zu lassen, und er führte ihm für seinen Rat Beispiele und Geschichten an, dazu Gedichte, Sprichwörter und Ermahnungen, bis Kamar ez-Zamân ausrief: ›Lieber Vater, da es so steht, kann ich es nicht mehr verantworten, sie zur Frau zu nehmen.‹ Als er diese Worte gesprochen hatte, küßte sein Vater ihn auf die Stirn und sprach zu ihm: ›Du bist mein echter Sohn! Bei deinem Leben, mein Sohn, ich werde dich gewißlich mit einer Maid vermählen, die nicht ihresgleichen hat.‹ Darauf brachte der Kaufmann 'Abd er-Rahmân die Frau des Juweliers 'Obaid und ihre Sklavin in ein hoch gelegenes Gemach, und ehe er die Tür hinter ihnen schloß, gab er einer schwarzen Sklavin den Auftrag, den beiden ihr Essen und Trinken zu bringen, und sprach zu Halîma: ›Du wirst mit deiner Sklavin in diesem Gemach gefangen bleiben, bis ich für euch jemanden finde, der euch kauft; dann will ich euch an ihn verkaufen. Wenn ihr Widerstand leistet, werde ich euch töten, dich und deine Sklavin; denn du bist eine Verräterin, und in dir ist nichts Gutes. Sie antwortete ihm: ›Tu, was du willst; ich verdiene alles, was du mit mir tun wirst.‹ So verschloß er denn die Tür hinter ihnen und gab seinem Harem den Auftrag: ›Niemand soll zu den beiden hinaufgehen, noch mit ihnen sprechen, außer der schwarzen Sklavin, die ihnen ihr Essen und Trinken durch das Fenster des Gemachs reichen wird.‹ Da saß nun Halîma mit ihrer Sklavin weinend und voll Reue über das, was sie ihrem Gatten angetan hatte.

Sehen wir nun, was der Kaufmann 'Abd er-Rahmân des weiteren tat. Er schickte Brautwerberinnen aus, damit sie um eine Jungfrau von Adel und Abkunft für seinen Sohn würben. Die forschten nun unermüdlich umher, aber jedesmal, wenn sie eine Maid sahen, hörten sie von einer, die noch schöner war als sie, bis sie zum Hause des Scheich el-Islam kamen und seine Tochter sahen, die in Kairo nicht ihresgleichen hatte an Schönheit und Lieblichkeit und an des Wuchses Ebenmäßigkeit, ja, sie war noch tausendmal schöner als die Gattin des Juweliers 'Obaid. Von ihr berichteten sie dem Kaufmanne, und nun begab er sich mit den Vornehmen zu ihrem Vater, und sie warben um sie. Dann wurde der Ehevertrag geschrieben, und eine herrliche Hochzeitsfeier ward für die Braut gerüstet. 'Abd er-Rahmân veranstaltete die Hochzeitsmahle; und zwar lud er am ersten Tage die Schriftgelehrten ein, und die feierten ein würdiges Fest. Am zweiten Tage lud er die Kaufleute ein insgesamt; da wurden die Trommeln geschlagen und die Flöten geblasen, und Straße und Stadtviertel wurden mit Lampen erleuchtet. An jedem Abend kamen auch alle Spielleute und trieben mancherlei Kurzweil. So bereitete er an jedem Tage ein Gastmahl für einen besonderen Stand von Leuten, bis er auch die Hochweisen und die Emire und die Bannerträger und die Machthaber eingeladen hatte. Vierzig Tage lang dauerte die Hochzeitsfeier; jeden Tag saß der Kaufmann da und empfing die Leute, während sein Sohn ihm zur Seite saß und sich die Menschen anschaute, wie sie von den Tischen aßen, ja, es war eine Hochzeitsfeier, wie es noch nie eine gegeben hatte. Am letzten Tage lud er die Armen und Bedürftigen von nah und fern ein; und die kamen in Scharen, während der Kaufmann und sein Sohn neben ihm dasaßen. Und als die beiden so zuschauten, kam plötzlich der Scheich 'Obaid, der Gatte der jungen Frau, mit einer Schar von Armen herein; doch er war dürftig gekleidet und müde und trug die Spuren der Reise an sich. Kaum hatte Kamar ez-Zamân ihn gesehen, so erkannte er ihn, und er sprach zu seinem Vater: ›Schau den armen Mann dort, Vater, der zur Tür hereinkommt!‹ Jener schaute ihn an und sah, daß er in Lumpen ging und ein altes Hemd trug, das zwei Dirhems wert war. Sein Gesicht war gelbgefleckt, und er war mit Staub bedeckt; er sah aus wie einer von den Pilgern, die am Wege niedersanken, und er stöhnte wie die elenden Kranken. Er ging mit schlotterndem Gang und schwankte beim Gehen bald nach rechts und bald nach links in einem fort; und an ihm bewahrheitete sich das Dichterwort:

Die Armut läßt des Mannes Glanz verblassen
Gleichwie der Abendsonne gelber Schein.
Verstohlen schleicht er sich am Volk vorüber;
Es quillt sein Tränenstrom, ist er allein.
Er wird gar bald vergessen, ist er ferne;
Und ist er nahe, wird er nicht beglückt.
Bei Gott, ein Fremdling unter eignem Volke
Ist doch der Mann, wenn ihn die Armut drückt.

Und das Wort eines anderen:

Der Arme geht einher; und alles ist ihm feindlich.
Die Erde gar verschließt vor ihm die Tore dicht.
Du siehst, er ist verhaßt, und hat doch nicht gesündigt;
Es sieht die Feindschaft, doch er sieht die Ursach nicht.
Sogar die Hunde, wenn sie einen Reichen sehen,
So schmeicheln sie und wedeln mit dem Schwanze dann;
Doch sehn sie einmal einen Armen und Bedrückten,
So bellen sie ihn unter Zähnefletschen an.

Und wie schön ist das Wort des Dichters:

Wenn Ruhm und Glück dem Manne zu Gefährten werden,
So meiden ihn Gefahr und Widerwärtigkeit.
Dann kommt zu ihm der Freund schmarotzend ungeladen,
Der Nebenbuhler ist zum Kuppeln gar bereit.
Die Menschen nennen seinen lauten Wind Gesang,
Und sagen, ist er leis: Ein Hauch voll Süßigkeit.

NEUNHUNDERTSIEBENUNDSIEBENZIGSTE NACHT

»Der Kaufmann 'Abd er-Rahmân fragte: ›Mein Sohn, wer ist das?‹ Jener antwortete ihm: ›Das ist Meister 'Obaid, der Juwelier, der Gatte der Frau, die bei uns gefangen ist.‹ Weiter fragte der Kaufmann: ›Ist es der, von dem du mir erzähltest?‹ ›Jawohl‹, erwiderte der Sohn, ›ich habe ihn ganz sicher erkannt.‹

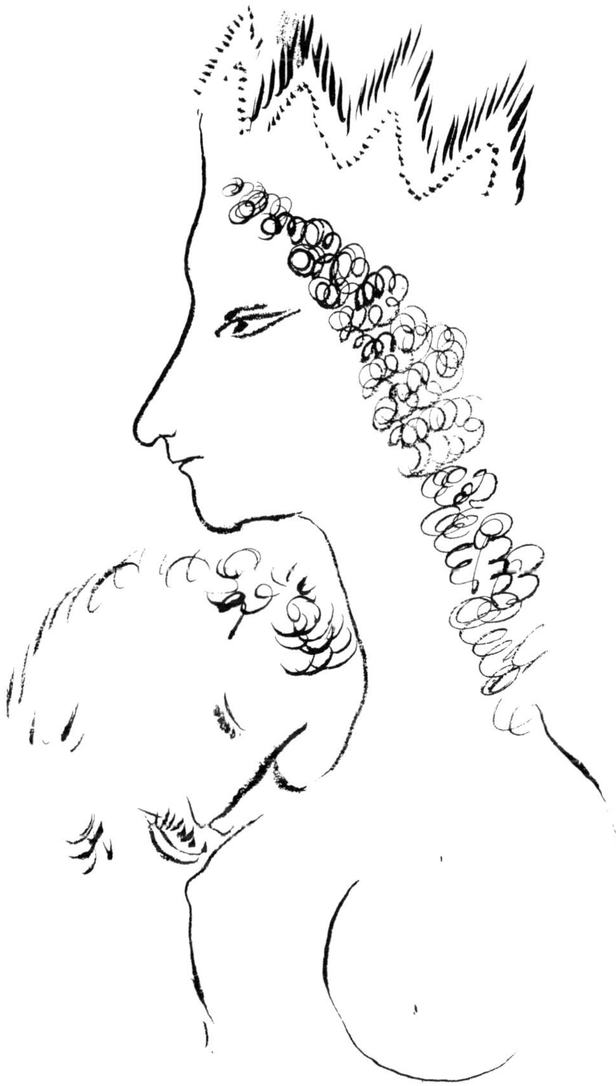

Und der König sprach bei sich selber:
»Bei Allah, ich will sie nicht töten, bis ich das Ende ihrer Geschichte gehört habe.«
So verbrachten sie den Rest jener Nacht zusammen und hielten sich umarmt,
bis der Tag vollends anbrach...

Der Grund seines Kommens aber war der folgende. Als Kamar ez-Zamân ihm Lebewohl gesagt hatte, begab der Juwelier sich in seinen Laden; dort ward ihm eine kleine Arbeit gebracht, und er machte sie im Verlauf des Tages fertig. Am Abend schloß er den Laden und ging nach Hause; er legte die Hand an die Tür, und sie tat sich auf. Als er aber eintrat, sah er weder seine Gattin noch die Sklavin; und er fand das ganze Haus in übelstem Stand, so daß dies Dichterwort auf ihn seine Anwendung fand:

Voller Bienen war die Stätte, als der Schwarm sich niederließ;
Als die Bienen sie verließen, war es nur ein leer Verlies.
Heute ists, als hätten Menschen nie sich dort ein Heim geschafft,
Oder auch, als hätt ein Unheil alles Volk hinweggerafft.

Als er das Haus verlassen fand, wandte er sich bald nach rechts, bald nach links, ja, er lief überall umher wie ein Irrer; aber er fand niemanden. Dann öffnete er die Tür seiner Schatzkammer; doch er fand in ihr nichts von seinem Geld noch von seinen Schätzen. Da endlich kam er wieder zu sich aus seinem Rausche und erwachte aus seiner Betäubung und erkannte, daß seine eigene Frau es war, die sich mit Listen wider ihn gewandt und ihn betrogen hatte; und er weinte über das, was geschehen war. Er hielt jedoch seine Sache geheim, damit keiner seiner Feinde über ihn frohlockte und keiner seiner Freunde sich betrübte; denn er wußte, daß er, wenn er sein Geheimnis ruchbar werden ließe, bei den Menschen nur Schimpf und Schande ernten würde. Deshalb sprach er zu sich selber: ›Mann, verbirg, was dir widerfahren ist an Leid und Schändlichkeit; vielmehr sei nach dem Dichterworte zu handeln bereit:

Ist eines Mannes Brust beengt durch ein Geheimnis,
Noch enger wird die Brust dem, der es weitergibt.

Darauf verschloß er sein Haus und begab sich in seinen Laden; dessen Obhut vertraute er einem seiner Gesellen an, indem er zu ihm sprach: ›Der junge Kaufmann, mein Freund, hat mich eingeladen, ihn nach Kairo zu begleiten, damit ich es mir ansehe, und er hat geschworen, er wolle nicht aufbrechen, es sei denn, daß er mich und meinen Harem mit sich nehme. Deshalb, mein Sohn, sei du mein Stellvertreter in meinem Laden; und wenn der König euch nach mir fragt, so sprecht zu ihm: ›Er hat sich mit seinem Harem auf die Pilgerreise zum heiligen Hause Allahs begeben.‹ Dann verkaufte er einiges von seinen Waren und kaufte sich Kamele, Maultiere und Mamluken; auch kaufte er sich eine Sklavin und ließ sie in einer Sänfte sitzen; und nach zehn Tagen verließ er Basra. Seine Freunde nahmen Abschied von ihm, und er brach auf; und die Leute glaubten nicht anders, als daß er seine Gattin mit sich

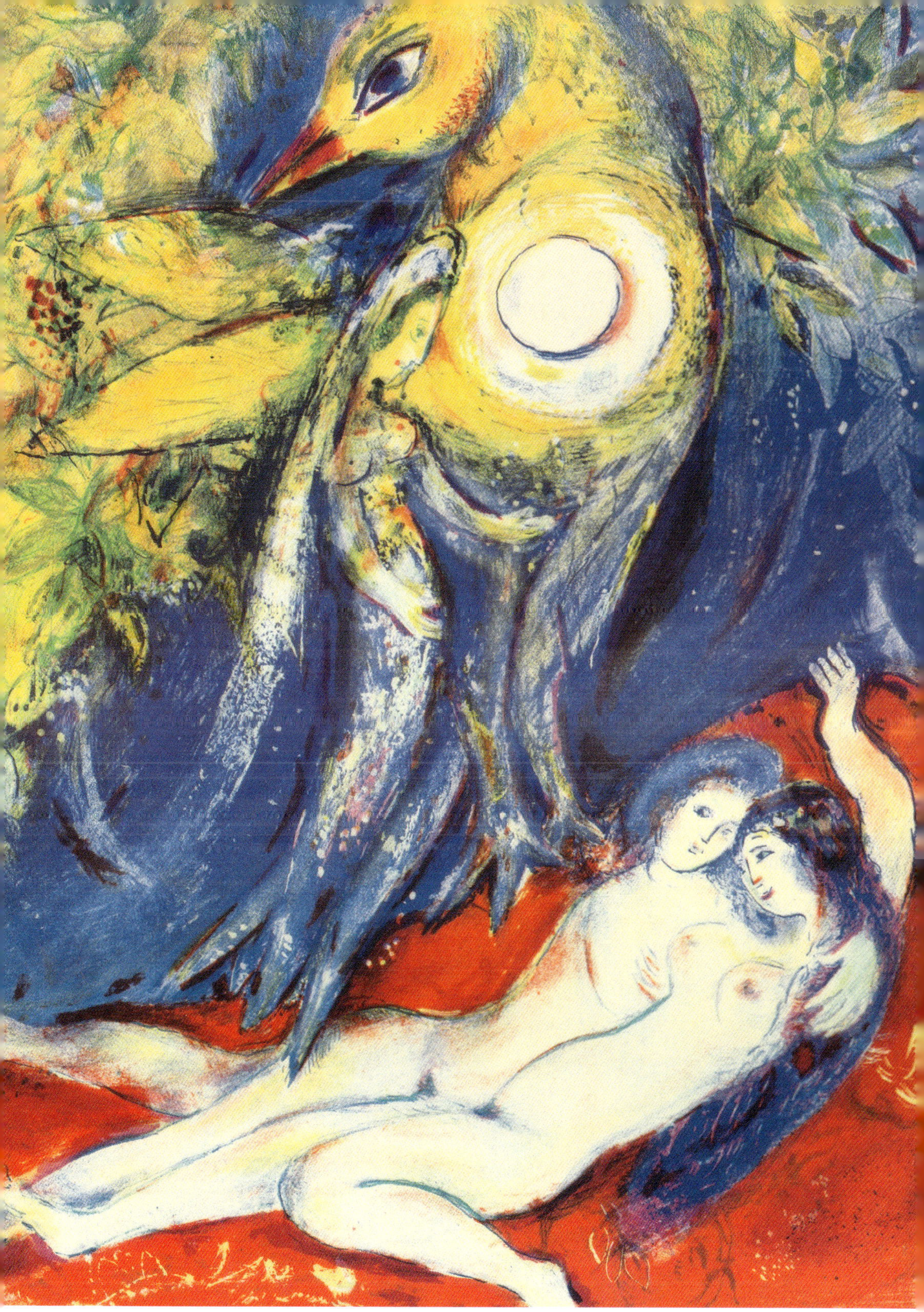

Die Nacht der Scheherezâde

genommen und sich auf die Pilgerfahrt begeben habe. Und alle Menschen freuten sich, daß Allah sie davon befreit hatte, jeden Freitag sich in die Moscheen und in die Häuser einsperren zu lassen. Da sagte einer von den Leuten: ›Allah lasse ihn nie wieder nach Basra zurückkehren, damit wir nicht mehr an jedem Freitag in die Moscheen und in die Häuser eingesperrt werden!‹ Denn dieser launische Befehl hatte unter dem Volk von Basra viel Ärgernis erregt. Und dann sagte ein andrer: ›Ich glaube, er wird nie von seiner Reise zurückkehren, da das Volk von Basra ihn so verwünscht!‹ Und ein dritter sprach: ›Wenn er zurückkommt, soll er nur als gebrochener Mann wiederkehren!‹ So freuten sich denn die Bewohner von Basra gar sehr über sein Fortgehen, nachdem sie vorher so geplagt gewesen waren, und auch ihre Katzen und ihre Hunde hatten nun Ruhe. Als aber der Freitag kam, rief der Herold doch wieder wie gewöhnlich in der Stadt aus, das Volk solle zwei Stunden vor dem Freitagsgebet in die Moscheen gehen oder sich in den Häusern verborgen halten, desgleichen auch die Katzen und die Hunde. Da ward den Leuten die Brust wieder beklommen, und sie rotteten sich alle zusammen und begaben sich zum Staatssaal, traten vor den König und sprachen: ›O größter König unserer Zeit, der Juwelier hat doch seine Frau genommen und ist auf die Pilgerfahrt zum heiligen Hause Allahs aufgebrochen; so hat auch der Grund, aus dem wir uns einsperren mußten, aufgehört zu bestehen. Weshalb sollen wir uns denn jetzt noch einschließen?‹ Der König rief: ›Wie konnte dieser Verräter abreisen, ohne es mich wissen zu lassen? Wenn er von seiner Reise zurückkehrt, so wird schon alles in gute Ordnung kommen. Also geht in eure Läden und verkauft und kauft; diese Plage ist jetzt von euch genommen!‹ So stand es um den König und das Volk von Basra.

Sehen wir nun, wie es Meister 'Obaid, dem Juwelier, erging. Er reiste zehn Tagereisen lang dahin, und da widerfuhr ihm dasselbe, was Kamar ez-Zamân widerfahren war, ehe er in Basra ankam; denn die Beduinen aus der Gegend von Baghdad fielen über ihn her, zogen ihn aus und nahmen ihm alles ab, was er bei sich hatte, und nur dadurch, daß er sich tot stellte, kam er mit dem Leben davon. Als aber die Beduinen fortgezogen waren, erhob er sich und ging, nackt wie er war, weiter, bis er in ein Dorf kam. Dort machte Allah ihm die Herzen gütiger Menschen geneigt, und sie bedeckten seine Blöße mit Stücken von alten Kleidern. Dann fragte er, bettelnd, seinen Weg weiter, von Ort zu Ort, bis er in Kairo, der Stadt, die Gott behüten möge, ankam, und da brennender Hunger ihn quälte, so zog er bettelnd in den Basaren umher. Ein Mann aus dem Volke von Kairo jedoch sprach zu ihm: ›Du Armer, geh doch in das Hochzeitshaus, iß und trink! Denn dort ist heute der Tisch für die Armen und Fremdlinge.‹ Da sagte er: ›Ich kenne den Weg zum Hochzeitshause nicht.‹ ›Folge mir, ich will ihn dir zeigen‹, sagte der andere und ging ihm voran, bis er zu dem Hause kam. Dort sprach er zu 'Obaid: ›Dies ist das Hochzeitshaus; geh hinein und fürchte dich nicht, denn an der Tür zum Hause der Hochzeitsfreude gibt es keine Torwächter.‹ Nachdem er eingetreten war, erblickte Kamar ez-Zamân ihn und erkannte ihn und sagte es seinem Vater. Der Kaufmann 'Abd er-Rahmân aber sprach zu seinem Sohne: ›Lieber Sohn, laß ihn jetzt allein; vielleicht ist er hungrig. Laß ihn essen, bis er gesättigt ist und sein Gemüt sich beruhigt hat; hernach wollen wir ihn rufen lassen!‹ Sie warteten also, bis jener sich satt gegessen und die Hände gewaschen und den Kaffee getrunken hatte sowie die Zuckerscherbette, die mit Moschus und Ambra vermischt waren, und nun wieder gehen wollte. Da sandte der Vater von Kamar ez-Zamân nach ihm, und der Bote sprach zu 'Obaid: ›Komm, Fremdling, folge dem Rufe des Kaufmanns 'Abd er-Rahmân!‹ ›Was ist das für ein Kaufmann?‹ fragte der Juwelier; und der Bote antwortete ihm: ›Er ist der Festgeber.‹ So kehrte er denn um, und er glaubte, jener wolle ihm ein Geschenk geben. Als er sich aber dem Kaufmann näherte, erblickte er seinen Freund Kamar ez-Zamân, und er verlor fast die Besinnung aus Scham vor ihm. Aber Kamar ez-Zamân sprang auf, schloß ihn in seine Arme und begrüßte ihn; und beide weinten bitterlich. Dann ließ er ihn an seiner Seite sitzen; doch sein Vater sprach zu ihm: ›O du Jüngling ohne Lebensart, auf solche Weise empfängt man die Freunde nicht! Schicke ihn zuerst in das Badehaus, dann sende ihm Gewänder, wie sie ihm gebühren, und danach setze dich mit ihm nieder und plaudere mit ihm!‹ Da rief er einige seiner Diener und befahl ihnen, sie sollten ihn ins Badehaus führen; auch sandte er ihm auserlesene Gewänder, die tausend Dinare wert waren oder noch mehr. Und die Diener wuschen seinen Leib und kleideten ihn in die Gewänder, so daß er nunmehr wie der Vorsteher der Kaufmannsgilde aussah. Inzwischen aber, während 'Obaid im Badehause war, fragten die Umstehenden Kamar ez-Zamân nach ihm, indem sie sprachen: ›Wer ist das? Und woher kennst du ihn?‹ Er gab zur Antwort: ›Das ist mein Freund, der mich in sein Haus aufgenommen hat und dem ich unzählige Wohltaten verdanke; ja, er hat mir die höchsten Ehren erwiesen. Er ist ein Mann von Pracht und Macht, und seines Berufes ist er ein Juwelier, dem niemand gleichkommt. Der König von Basra ist ihm in herzlicher Liebe zugetan; ja, er steht bei dem König in hohem Ansehn, und seinem Befehl wird Gehorsam geleistet.‹ So rühmte er ihn hoch vor ihnen; und er fuhr fort: ›Er hat soundso an mir gehandelt, und ich schäme mich vor ihm, da ich nicht weiß, wie ich ihm lohnen soll, um all die Ehrungen zu vergelten, die er mir erwiesen hat.‹ So pries er ihn in einem fort, bis sein Ansehen bei den Umstehenden sehr groß ward und er in ihren Augen verehrungswürdig war. Darauf sprachen sie: ›Wir alle wollen das tun, was ihm gebührt, und wollen ihn um deinetwillen ehren. Jedoch möchten wir wissen, aus welchem Grunde er nach Kairo gekommen ist, weshalb er seine Heimat verlassen hat, und was Allah mit ihm getan hat, daß er in solche Not geraten ist.‹ Darauf erwiderte er ihnen: ›Ihr Leute, wundert euch nicht; ein Menschenkind ist dem Schicksal und dem Verhängnis unterworfen, und solange es in dieser Welt lebt, ist es nie vor Unheil gefeit. Der Dichter dieser Verse schilderte die Wirklichkeit:

Das Schicksal stürzt sich auf die Menschen; drum vermeide
Daß dich die Sucht nach Würden und nach Rang betört.
Und hüte dich vor Fehltritt, halt dich fern dem Elend;
Bedenke, daß zum Schicksal Mißgeschick gehört!
Der Wechsel eines jeden Dings hat seine Ursach:
Durch kleinstes Unglück ward schon manches Glück zerstört!

Wisset, als ich damals in Basra einzog, war mein Zustand noch schlimmer, als der seine es jetzt ist, und mein Elend noch größer als das seine; denn als dieser Mann nach Kairo kam, war seine Blöße mit Lumpen bedeckt, aber ich zog in seine Stadt mit unverhüllter Blöße, die eine Hand hinten, die andere vorn; und niemand half mir als Allah und dieser hochherzige Mann. Die Ursache davon war, daß die Beduinen mich ausplünderten, mir meine Kamele und Maultiere und Lasten raubten und meine Diener und Mannen töteten; ich legte mich zwischen die Erschlagenen nieder, und die Räuber hielten mich für tot, so daß sie mich liegen ließen, als sie fortzogen. Dann machte ich mich auf und schritt nackend weiter, bis ich in Basra ankam; dort nahm dieser Mann mich auf, kleidete mich und gab mir eine Herberge in seinem Hause; auch versah er mich mit Geld, und alles, was ich mit mir gebracht habe, verdanke ich nur Allahs und seiner Güte. Als ich abreiste, gab er mir reiche Geschenke, und ich kehrte fröhlichen Sinnes in meine Heimatstadt zurück. Damals, als ich mich von ihm trennte, lebte er in Pracht und Macht; vielleicht mußte er seither einen Schicksalsschlag erleiden, der ihn zwang, von seinem Volke und seiner Heimat zu scheiden. Ihm mag unterwegs das gleiche widerfahren sein, was mir widerfuhr und darin liegt nichts Wunderbares. Aber jetzt geziemt es mir, ihm zu vergelten für seine hochherzige Tat, und nach dem Worte dessen zu handeln, der da gesprochen hat:

O der du gut denkst von der Zeit,
Bedenkst du, wie die Zeit verfährt?
In Güte tue, was du tust;
wie einer lohnt, wird ihm gewährt.

Während sie sich mit diesen und ähnlichen Worten unterhielten, trat Meister 'Obaid wieder zu ihnen ein, und er sah aus, als wenn er der Vorsteher der Kaufmannsgilde wäre. Alle erhoben sich vor ihm und begrüßten ihn und ließen ihn auf dem Ehrenplatze sitzen. Kamar ez-Zamân aber sprach zu ihm: ›Lieber Freund, dein Tag sei gesegnet und glücklich! Du brauchst mir nicht zu erzählen, was mir selbst früher als dir widerfahren ist; wenn die Beduinen dich ausgeplündert und dir Hab und Gut geraubt haben, so bedenke, daß Hab und

Gut das Lösegeld für das Leben sind, und gräme dich nicht! Siehe, ich bin nackt in deine Stadt gekommen, und du hast mich gekleidet und freundlich aufgenommen; und ich verdanke dir viel Güte.‹ «

NEUNHUNDERTACHTUNDSIEBENZIGSTE NACHT

»›Darum will ich dir vergelten und an dir handeln, wie du an mir gehandelt hast, ja, ich will noch mehr tun als das. Also hab Zuversicht und quäl dich nicht!‹ In dieser Weise beruhigte er ihn und hinderte ihn am Reden, damit jener nicht von seiner Frau spräche und erzählte, was sie ihm angetan hatte; unermüdlich sprach er ihm zu mit Ermahnungen, Sprichwörtern und Gedichten, mit Anekdoten, Erzählungen und Geschichten, und er suchte ihn zu trösten, bis der Juwelier verstand, daß Kamar ez-Zamân ihm andeuten wollte, er solle Schweigen bewahren. So schwieg denn 'Obaid von dem, was ihm das Herz beschwerte; die Erzählungen und lustigen Geschichten, die er vernahm, trösteten seinen Sinn. Darauf nahmen Kamar ez-Zamân und sein Vater, der Kaufmann 'Abd er-Rahmân, den Juwelier mit sich und führten ihn in den Saal des Frauenhauses; dort schlossen sie sich mit ihm ein, und der Kaufmann 'Abd er Rahmân sprach zu ihm: ›Wir haben dich nur deshalb am Sprechen gehindert, weil wir fürchteten, es könnte dich und uns ins Gerede bringen. Doch jetzt sind wir allein, und nun berichte uns, was zwischen dir und deiner Frau und meinem Sohne vorgegangen ist.‹ Da erzählte der Juwelier die Geschichte von Anfang bis zu Ende. Und als er seinen Bericht beendet hatte, fragte der Kaufmann ihn: ›Lag die Schuld an deiner Gattin oder an meinem Sohne?‹ ›Bei Allah‹, erwiderte jener, ›deinen Sohn trifft keine Schuld; denn die Männer gelüstet es nach den Frauen, aber es ist die Pflicht der Frauen, daß sie sich von den Männern fernhalten. Nur meine Frau ist zu tadeln, sie, die mich verraten und mir all dies angetan hat.‹ Da erhob sich der Kaufmann und ging mit seinem Sohn beiseite und sprach zu ihm: ›Mein Sohn, wir haben seine Frau geprüft und wissen, daß sie eine Verräterin ist; jetzt will ich ihn prüfen, um zu erfahren, ob er ein Mann von Ehre und Vornehmheit ist oder ein Lump.‹ ›Wie willst du das tun?‹ fragte der Jüngling; und sein Vater antwortete: ›Ich will ihm zureden, er solle sich mit seiner Frau aussöhnen, und wenn er in die Versöhnung einwilligt und ihr vergibt, so will ich ihn mit einem Schwerte totschlagen und dann auch die Frau und die Sklavin töten; denn am Leben eines Kupplers und einer Dirne ist nichts Gutes. Doch wenn er sich mit Grausen von ihr wendet, so will ich ihn mit deiner Schwester vermählen und ihm dazu noch mehr Geld geben, als jene ihm weggenommen hat.‹ Dann kehrte er zu 'Obaid zurück und sprach zu ihm: ›Meister, der Umgang mit Frauen erfordert Langmut, und wer sie liebt, dessen Herz sei weit; denn sie sind böswillig gegen die Männer und tun ihnen weh, da sie ihnen überlegen sind an Schönheit und Anmut. Sie kommen sich selber herrlich vor und sehen auf die Männer herab, vor allem, wenn ihnen von ihren Gatten Liebe bezeigt wird; dann vergelten sie ihnen mit Hoffart, Dreistigkeit und Abscheulichkeit in jeglicher Weise. Wird nun ein Mann jedesmal zornig, wenn er an seiner Frau etwas bemerkt, was ihn verletzt, so kann es zwischen ihm und ihr keine Gemeinschaft geben; nur der vermag mit den Frauen auszukommen, der ein weites Herz sein eigen nennt und die Langmut der Seele kennt. Wenn ein Mann nicht mit seiner Frau Geduld hat und ihre Bosheit in Milde verzeiht, so erblüht ihm aus dem Umgange mit ihr keine Zufriedenheit. Es heißt von ihnen mit Recht: Wären sie auch im Himmel, so würden sich die Hälse der Männer nach ihnen wenden. Und wer die Macht hat und vergibt, dessen Lohn steht bei Allah. Diese Frau ist deine Gattin und deine Gefährtin; sie hat lange mit dir zusammengelebt; deshalb geziemt es sich, daß sie bei dir Vergebung findet, denn dies ist ein Zeichen, daß der Erfolg sich mit dem Zusammensein verbindet. Den Frauen mangelt es ja an Verstand und an Glauben. Wenn sie gesündigt hat, hat sie schon bereut; so Gott will, wird sie es nie wieder so treiben, wie sie es früher getrieben hat. Darum ist es mein Rat, daß du dich mit ihr versöhnst; und ich will dir an Hab und Gut mehr geben, als du besessen hast. Wenn du noch bei mir bleiben willst, so heiße ich dich und sie willkommen; euch soll nur das zuteil werden, was euch Freude macht. Willst du aber in deine Heimat zurückkehren, so will ich dir geben, was du zu deiner Zufriedenheit brauchst; da steht die Sänfte bereit, laß deine Gattin und ihre Sklavin einsteigen und zieh in dein Land. Der Dinge, die zwischen dem Manne und seiner Frau geschehen, sind viele; und es ist deine Pflicht, milde zu handeln und nicht auf dem Wege der Härte zu wandeln.‹ Da fragte der Juwelier: ›Hoher Herr, wo ist denn meine Gattin?‹ Der Kaufmann erwiderte ihm: ›Sie ist hier im oberen Gemach. Geh zu ihr hinauf, sei freundlich zu ihr um meinetwillen und betrübe sie nicht. Als mein Sohn sie brachte und sich mit ihr vermählen wollte, habe ich ihn daran gehindert, und ich habe sie in dies Gemach geführt und die Tür hinter ihr verschlossen. Denn ich sagte mir: ›Vielleicht wird ihr Gatte kommen, und dann will ich sie ihm wohlbehalten übergeben; denn sie ist lieblich von Gestalt, und wenn eine Frau so schön ist wie sie, so ist es unmöglich, daß ihr Gatte sie verläßt. Das, was ich annahm, ist nun eingetroffen, und Preis sei Allah dem Erhabenen, daß du nun wieder mit deiner Gattin vereint bist! Was aber meinen Sohn betrifft, so habe ich um eine andere Frau für ihn geworben, und diese Feste und Gastmähler finden um seiner Hochzeit willen statt; heute nacht wird er zu seiner Gattin eingehen. Da ist der Schlüssel zu dem Obergemach, in dem deine Gattin weilt; nimm ihn, öffne die Tür und geh zu ihr und deiner Sklavin hinein. Sei guter Dinge mit ihr; Essen und Trinken soll euch gebracht werden, und du sollst nicht eher wieder herunterkommen, als bis du dein Genüge an ihr gehabt hast.‹ Nun sprach der Juwelier zu ihm: ›Allah belohne dich statt meiner mit allem Guten, lieber Herr!‹ Und er nahm den Schlüssel und ging fröhlich hinauf. Der Kaufmann glaubte, seine Worte hätten ihm gefallen, und er sei mit ihnen einverstanden;

deshalb nahm er das Schwert und ging hinter ihm her, doch so, daß jener ihn nicht sehen konnte. Dann blieb er an einer Stelle stehen, von wo er sehen konnte, was zwischen 'Obaid und seiner Gattin vorgehen würde.

Wenden wir uns nun von dem Kaufmann 'Abd er-Rahmân zu dem Juwelier! Als er zu seiner Gattin eintreten wollte, hörte er sie bitterlich klagen, weil Kamar ez-Zamân sich mit einer anderen vermählt hatte. Und dann hörte er, wie die Sklavin zu ihr sprach: ›Wie oft habe ich dich gewarnt, meine Gebieterin, und dir gesagt: Von diesem Jüngling wird dir nichts Gutes widerfahren; drum laß ab von dem Umgang mit ihm. Aber du hast nicht auf meine Worte gehört und hast sogar deinem Gatten all sein Hab und Gut geraubt und es dem Jüngling gegeben. Dann hast du dein Heim verlassen und dich nur an die Liebe zu ihm gehalten und bist mit ihm in dies Land gekommen. Er aber hat dich aus seinem Herzen verstoßen und sich mit einer anderen vermählt; und das Ende deiner Vernarrtheit in ihn ist das Gefängnis.‹ Da rief Halîma: ›Schweig, du Verruchte! Wenn er auch mit einer anderen vermählt ist, so muß ich doch ganz gewiß ihm eines Tages wieder in den Sinn kommen. Ich kann die Nächte des trauten Vereins mit ihm nie vergessen. Er wird ganz sicher einst wieder daran denken, wie wir in Freundschaft verbunden waren, und dann wird er nach mir fragen, darum will ich mich nicht von der Liebe zu ihm abwenden und will in meiner Neigung für ihn nicht wankend werden, müßte ich auch im Kerker umkommen! Er ist es, der mir im Herzen weilt und der meine Schmerzen heilt; und meine Hoffnung ruht auf ihm, daß er zu mir zurückkehrt und mir wieder Freude bringt.‹ Als ihr Gatte hörte, daß sie diese Worte sprach, stürzte er zu ihr hinein und schrie sie an: ›Du Verräterin, wahrlich, deine Hoffnung auf ihn ist wie die Hoffnung des Teufels auf das Paradies. Alle diese Laster lebten in dir, ohne daß ich es wußte. Hätte ich geahnt, daß auch nur eins von diesen Lastern in dir hause, ich hätte dich nicht eine Stunde lang bei mir behalten. Aber da ich jetzt sicher weiß, daß solches in dir steckt, muß ich dich töten, wenn man mich auch deinetwegen umbringt, du Verräterin!‹ Und mit beiden Händen packte er sie im Nu. Dann drückte er ihr die Gurgel zu und brach ihr das Genick, und die Sklavin schrie: ›Wehe, meine Herrin!‹ Doch er fuhr sie an: ›O du Dirne, du trägst an allem die Schuld, da du wußtest, daß diese böse Neigung in ihr lebte, und mir nichts davon sagtest!‹ Dann packte er auch die Sklavin und erdrosselte sie. All das geschah, während der Kaufmann mit dem Schwert in der Hand hinter der Tür stand und mit seinen Ohren hörte und mit seinen Augen zuschaute. Als nun 'Obaid, der Juwelier, die beiden im Hause des Kaufmanns erdrosselt hatte, ward er von Angst ergriffen, und er fürchtete den Ausgang der Sache; denn er sagte sich: ›Wenn der Kaufmann erfährt, daß ich die beiden in seinem Hause umgebracht habe, wird er mich ganz gewiß auch umbringen. Doch ich bitte Allah, daß er mich mein Leben aushauchen lasse, solange ich noch am rechten Glauben hänge.‹ Er war ratlos ob seiner Lage und wußte nicht, was er tun sollte.

Während er so dastand, trat plötzlich der Kaufmann 'Abd er-Rahmân zu ihm herein und sprach zu ihm: ›Dir soll kein Leid widerfahren! Du verdienst, daß es dir gut gehe. Sieh dies Schwert, das ich in meiner Hand halte; ich hatte die Absicht, dich zu töten, wenn du dich wieder mit ihr ausgesöhnt und vertragen hättest, und dann wollte ich auch das Weib töten. Da du aber diese Tat getan hast, so heiße ich dich willkommen, zwiefach willkommen. Und dein Lohn soll kein anderer sein, als daß ich dich mit meiner Tochter vermähle, mit der Schwester von Kamar ez-Zamân.‹ Dann nahm er ihn mit sich und führte ihn hinunter; darauf ließ er die Leichenwäscherin kommen, und es verbreitete sich die Kunde, daß die beiden Sklavinnen, die Kamar ez-Zamân, der Sohn des Kaufmanns 'Abd er-Rahmân, aus Basra mitgebracht habe, gestorben seien. Da kamen die Leute, um ihm ihre Teilnahme auszusprechen, und sagten zu ihm: ›Dein Haupt möge leben, und Allah möge dir Ersatz gewähren!‹ Nachdem die beiden gewaschen und in Totenlaken gehüllt waren, begrub man sie, und niemand erfuhr die Wahrheit über das, was geschehen war.

Hören wir nun, was der Kaufmann 'Abd er-Rahmân weiter tat! Er ließ den Scheich el-Islam und alle Vornehmen kommen und sprach: ›O Scheich el-Islam, schreib den Ehevertrag zwischen meinerTochter Kaukab es-Sabâh und Meister 'Obaid, dem Juwelier, und füge hinzu, daß ich die Brautgabe bereits voll und ganz erhalten habe.‹ Jener schrieb also den Vertrag, und dann wurden die Gäste mit Scherbetten bewirtet. Nun rüstete man ein gemeinsames Hochzeitsfest; während des Hochzeitszuges saßen die Tochter des Scheich el-Islam, die Gattin von Kamar ez-Zamân, und seine Schwester Kaukab es-Sabâh, die Gattin des Meisters 'Obaid, des Juweliers, in derselben Sänfte am gleichen Abend; und an demselben Abend geleitete man im Hochzeitszuge Kamar ez-Zamân und den Meister 'Obaid gemeinsam und führte Kamar ez-Zamân zur Tochter des Scheich el-Islam und den Meister 'Obaid zur Tochter des Kaufmanns 'Abd er-Rahmân. Als dieser zu ihr einging, fand er, daß sie noch tausendmal schöner und lieblicher war als seine erste Gattin; und er nahm ihr das Mädchentum. Am nächsten Morgen aber ging er mit Kamar ez-Zamân in das Badehaus; dann blieb er noch eine Weile bei ihnen in aller Freude, aber schließlich kam die Sehnsucht nach seiner Heimat über ihn. So trat er denn zu dem Kaufmann 'Abd er-Rahmân ein und sprach zu ihm: ›Lieber Oheim, ich habe Sehnsucht nach meiner Heimat, dort besitze ich noch allerlei Hab und Gut, über das ich einen meiner Gesellen als Verwalter an meiner Statt eingesetzt habe; ich gedenke deshalb heimzureisen, um meine Besitztümer zu verkaufen, und dann will ich zu dir zurückkehren. Willst du mir nun erlauben, daß ich mich zu diesem Zwecke in meine Heimat begebe?‹ Der Kaufmann erwiderte ihm: ›Mein Sohn, ich gebe dir die Erlaubnis; dich trifft kein Vorwurf, daß du so sprichst, denn die Liebe zur Heimat ist ein Teil des rechten Glaubens. Wer daheim nichts Gutes findet, der findet auch in den Ländern anderer Leute nichts Gutes. Aber es könnte sein, daß du, wenn du ohne deine Gattin reisest und

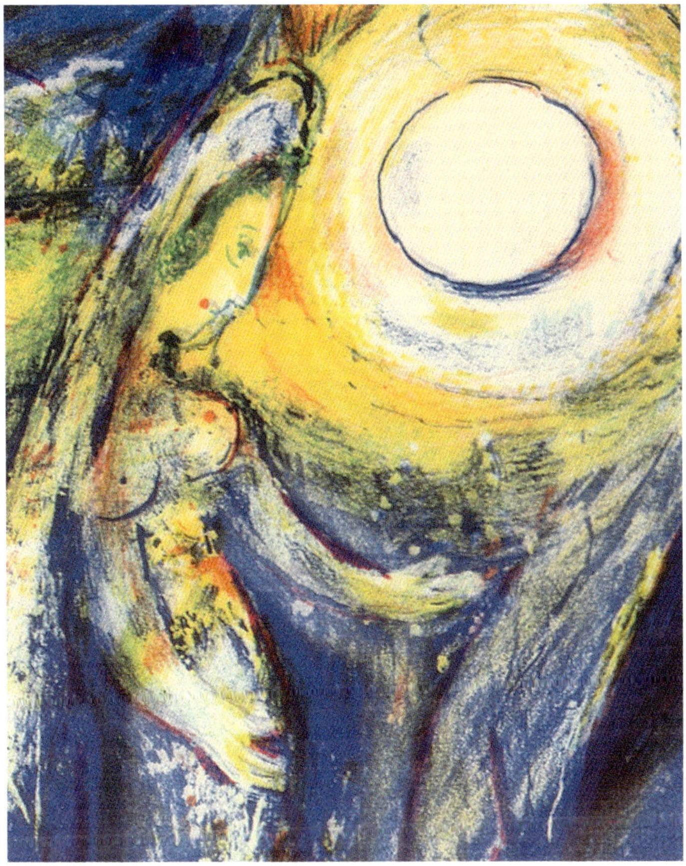

Detail
aus der Nacht der Scheherezâde

dann in deine Heimat kommst, Gefallen daran findest, dort zu bleiben, und dann würdest du dir keinen Rat wissen, ob du zu deiner Gattin zurückkehren oder in deiner Heimat bleiben sollst. Mir scheint es das beste zu sein, daß du deine Gattin mit dir nimmst; wenn du dann zu uns zurückkehren willst, so kehre mit deiner Gattin zurück, und ihr beide sollt uns willkommen sein. Denn wir sind Leute, die keine Ehescheidung kennen; bei uns vermählt eine Frau sich nie zum zweiten Male, auch sagen wir uns nicht leichtsinnig von einem Manne los.‹ Doch 'Obaid entgegnete: ›Lieber Oheim, ich fürchte, deine Tochter wird nicht darin einwilligen, mit mir in meine Heimat zu reisen.‹ ›Mein Sohn‹, sagte darauf der Kaufmann, ›bei uns gibt es keine Frauen, die ihrem Gatten widersprechen, und wir kennen auch keine Frau, die ihrem Manne zürnt.‹ Da rief der Juwelier: ›Allah segne euch und eure Frauen‹, und er ging alsbald zu seiner Gattin und sprach zu ihr: ›Ich will in meine Heimat reisen; was sagst du dazu?‹ Sie gab zur Antwort: ›Solange ich Jungfrau war, entschied mein

Vater stets über mich; seit ich aber vermählt bin, steht alle Entscheidung bei meinem Gatten, und ich widerspreche ihm nicht.‹ Darauf sagte 'Obaid: ›Allah segne dich und deinen Vater! Allah erbarme sich des Schoßes, der dich getragen hat, und der Lenden, die dich gezeugt haben!‹ Dann traf er alle Vorbereitungen und rüstete sich für die Reise, und sein Schwiegervater beschenkte ihn reichlich. Nachdem sie einander Lebewohl gesagt hatten, nahm 'Obaid seine Gattin mit sich und brach auf; immer weiter zog er dahin, bis er in Basra eintraf, und dort kamen ihm seine Anverwandten und seine Freunde entgegen, alle in dem Glauben, er sei an den heiligen Stätten gewesen. Manche freuten sich über seine Rückkehr, andere aber waren betrübt darüber, daß er wieder in Basra war; und die Leute sprachen untereinander: ›Jetzt wird er uns wie früher jeden Freitag belästigen, so daß wir in die Moscheen und Häuser eingesperrt werden, ja, auch unsere Katzen und Hunde wird man einsperren.‹ So redete man von ihm.

Hören wir aber, was der König von Basra tat! Als der vernahm, daß 'Obaid heimgekehrt war, ergrimmte er wider ihn und ließ ihn sofort vor sich bringen; und er schalt ihn und sprach zu ihm: ›Wie konntest du fortziehen, ohne mir von deiner Reise Kunde zu geben? Hätte ich dir nicht etwas geben können, um dich auf deiner Pilgerfahrt zum heiligen Hause Allahs zu unterstützen?‹ Der Juwelier gab ihm zur Antwort: ›Verzeihung, hoher Herr! Bei Allah, ich bin nicht auf die Pilgerfahrt gezogen; aber mir ist es soundso ergangen.‹ Und er berichtete ihm alles, was er mit seiner Gattin und mit dem Kaufmann 'Abd er-Rahmân in Kairo erlebt hatte, auch, wie dieser ihn mit seiner Tochter vermählt hatte, und er schloß mit den Worten: ›Schau, ich habe sie auch mit nach Basra gebracht.‹ Da rief der König: ›Bei Gott, fürchtete ich mich nicht vor Allah dem Erhabenen, so würde ich dich töten lassen und mich nach deinem Tode mit dieser edlen Frau vermählen, wenn ich auch Schätze Goldes für sie dahingeben müßte; denn sie gebührt nur Königen. Doch Allah hat sie dir zuteil werden lassen, und er gesegne sie dir, und du sei immer gut zu ihr!‹ Dann gab er dem Juwelier ein Geschenk; und der verließ ihn. Nachdem er fünf Jahre lang mit seiner Gattin gelebt hatte, ging er ein zur Barmherzigkeit Allahs des Erhabenen. Da warb der König um sie; doch sie willigte nicht ein, sondern sprach: ›O König, ich habe in meiner Sippe nie eine Frau gekannt, die sich nach dem Tode ihres Gatten wieder vermählt hätte. Drum will auch ich mich nach meines Gatten Hinscheiden nicht wieder vermählen; auch deine Gemahlin kann ich nicht werden, selbst wenn du mich töten wolltest.‹ Später sandte der König ihr einen Boten und ließ sie fragen: ›Möchtest du in deine Heimat ziehn?‹ Sie ließ ihm antworten: ›Wenn du Gutes tust, so wirst du dafür belohnt werden.‹ Dann ließ er für sie den ganzen Besitz des Juweliers zusammenbringen und fügte auch noch von seinem eigenen hinzu, nach dem Maße seines Standes. Und schließlich sandte er einen seiner Wesire mit ihr, einen Mann, der wegen seiner Güte und Frömmigkeit berühmt war, samt einem Gefolge von fünfhundert Reitern. So zog denn jener Wesir mit ihr, bis er sie zu ihrem Vater geleitet hatte. Dort lebte sie, ohne sich wieder zu vermählen, bis sie starb; und alle die anderen starben auch.

Wenn nun diese Frau nicht einwilligte, nach dem Tode ihres Gatten an seiner Statt sich mit einem Sultan zu vermählen, wie könnte sie dawohl verglichen werden mit einer, die ihrem Gatten noch zu seinen Lebzeiten einen Jüngling von unbekannter Herkunft und Sippe vorzog, zumal sie dabei verbotene Früchte genoß und keinen rechtmäßigen Ehebund schloß! Wer also glaubt, die Frauenart sei überall einerlei, der findet für seinen Wahnsinn keine Arznei. Preis sei dem Herrn der sichtbaren und unsichtbaren Welt, dem Lebendigen, der nie dem Tode verfällt!«

Verzeichnis der Tafeln

In der PEGASUS *Bibliothek* sind bereits folgende Bände erschienen:

Max Beckmann – Die Suche nach dem Ich von Wendy Beckett
Botticelli – Toskanischer Frühling von Frank Zöllner
Cézanne in der Provence von Evmarie Schmitt
Marc Chagall – Daphnis und Chloe Text von Longus
Dalís Begierden von Ralf Schiebler
Degas – Ballett und Boudoir von Lillian Schacherl
Paul Gauguin – Bilder aus der Südsee von Eckhard Hollmann
Vincent van Gogh – Das Drama von Arles von Alfred Nemeczek
Goya und die Herzogin von Alba von Susann Waldmann
Edward Hopper – Bilder aus Amerika von Wieland Schmied
Kandinsky und Gabriele Münter von Annegret Hoberg
Vom Klang der Bilder von Karin v. Maur
Paul Klee – Malerei und Musik von Hajo Düchting
Gustav Klimt – Maler der Frauen von Susanna Partsch
Kokoschka und Alma Mahler von Alfred Weidinger
Luxus des Lebens – Die ›Tres Riches Heures‹ des Duc de Berry von Lillian Schacherl
Manet – Pariser Leben von Hajo Düchting
Miró auf Mallorca von Barbara Catoir
Modigliani – Akte und Porträts von Anette Kruszynski
Monet in Giverny von Karin Sagner-Düchting
Picasso – Die Welt der Kinder von Werner Spies
Renoir – Augenblicke des Glücks von Karin Sagner-Düchting
Rodin und Camille Claudel von J. A. Schmoll gen Eisenwerth
Henri Rousseau – Träume vom Dschungel von Werner Schmalenbach
Egon Schiele – Eros und Passion von Klaus Albrecht Schröder
Tizian – Nymphe und Schäfer von John Berger und Katya Berger Andreadakis
Toulouse-Lautrec – Der Maler vom Montmartre von Reinhold Heller
Turner auf Reisen von Inge Herold